云南省"十二五"规划教材

中西医结合
急诊内科学

ZHONGXIYI JIEHE
JIZHEN NEIKEXUE

叶 勇
主编

云南出版集团

云南科技出版社

·昆明·

图书在版编目（ＣＩＰ）数据

中西医结合急诊内科学 / 叶勇主编. -- 昆明：云
南科技出版社, 2020.10（2023.8 重印）
ISBN 978-7-5587-1186-2

Ⅰ.①中… Ⅱ.①叶… Ⅲ.①内科—急性病—中西医
结合疗法—医学院校—教材 Ⅳ.①R505.97

中国版本图书馆CIP数据核字(2017)第324187号

中西医结合急诊内科学

ZHONGXIYI JIEHE JIZHEN NEIKEXUE

叶　勇　主编

责任编辑：叶佳林　陈明英
封面设计：晓　晴
责任校对：张舒园
责任印制：蒋丽芬

书　　　号：ISBN 978-7-5587-1186-2
印　　　刷：昆明瑆煜印务有限公司
开　　　本：787mm×1092mm　1/16
印　　　张：13
字　　　数：294千字
版　　　次：2020年10月第1版
印　　　次：2023年8月第5次印刷
定　　　价：38.00元

出版发行：云南出版集团　云南科技出版社
地　　址：昆明市环城西路609号
电　　话：0871-64192752

编委名单

序

云南省高等教育院校"十二五"规划教材之一《中西医结合急诊内科学》即将付梓，编委会诚邀本人作序，我乐见其成，欣然应允。

本书主编叶勇教授，知名中医、中西医结合急诊重症医学专家，现任云南中医药大学临床学院急诊医学教研室主任、硕士研究生导师；云南中医药大学第一附属医院/云南省中医医院急诊、重症医学科主任、主任医师。副主编、编委由云南中医药大学各附属医院及临床教学医院的部分专家教授及医疗、教学骨干担任，其中有云南省名中医段萍教授、李捷教授、柳克述教授等。编者诸君多年从事中医、中西医结合急诊重症医学、内科学的医疗、教学和科研工作，理论造诣深，技术水平高，临床能力强，教学经验多。

编著者根据"十二五"规划教材编写工作原则和要求，紧扣教学与临床实际，科学制定编写体例，精选素材，归纳总结，认真编写。本书力求充分体现教材的科学性、新颖性、先进性、启迪性和实用性；力求指导学生掌握好中西医结合急诊内科学的基本理论、基本知识和基本技能。全书共21章，第一章绪论阐明了中西医结合急诊医学概述、中医急诊辨证论治概要、中西医结合急诊急救临床思路与方法述要、危重症监护基础等内容；其余20章分别针对常见而重要的急危重症及各器官功能障碍或衰竭，以西医病名为纲，从概述、病因病理、主要临床表现、实验室及辅助检查、诊断与鉴别诊断、治疗等做了系统扼要的论述。治疗方面重点介绍了中医辨证论治、中西医结合治疗要点等内容，较好地反映出编著者对该病种的深刻认识、创新学术观点和独到的临床经验，对指导学生学经典、跟名师、做临床有重要意义。

本书主要作为高等医学教育中医、中西医结合专业本科生课堂及临床教学的教材之一，亦可供在校中医类各专业本科生、研究生研读；对从事中西医急诊、重症医学的医护人员和教育工作者也是一本好的参考书。

在此书即将出版之际，本人向付出辛勤劳动和心血的编者诸君表示衷心祝贺，希望各位不忘初心，牢记使命，再接再厉，为发展中医药事业做出更大的努力和新的贡献。

赵 淳

第三、四、五、六批全国老中医药专家学术经验继承工作指导老师

云南省荣誉名中医

云南中医药大学终身教授

2020年8月

目　录

第一章
绪　论

一、中西医结合急诊医学概述

中西医结合急诊学是在中医学和现代医学理论指导下，运用现代医学诊断、监护和治疗技术，结合应用中医四诊手段、辨证论治方法，研究临床疾病处于急、重、危、险阶段的发生、发展、变化规律和诊疗技术、救护措施的一门跨学科、跨专业、跨理论体系的临床学科。

急诊医学包括院前急救、复苏学、危重病医学、灾害医学、创伤学、毒理学和急性中毒、急诊医疗管理学等方面。在事故现场或发病之初即对伤病员进行初步急救，然后用配备急救器械的运输工具把他们安全快速护送到医院急诊科（室）接受进一步抢救和诊断，待其主要生命体征稳定后再转送到监护病房（ICU）或专科病房，这种把院前急救、院内急救和加强监护治疗这三部分有机联系起来，以更加有效地抢救急危重伤病员为目的的系统，叫作急诊医疗服务体系（EMSS）。EMSS系统是目前各国研究最多、发展最快的急诊医学领域之一，从急救通信工具的现代化，以及急救中心和各级医院急诊科（室）的电脑化和网络化，到院前多方位、立体（空中）救护，EMSS已发展成为非常高效发达的急救医疗系统。随着医学的发展，急诊医学已成为医学领域中一门独立的医学学科，越来越引起人们的高度重视。

中医急诊医学的形成和发展源远流长，早在春秋战国时期的《黄帝内经》就已建立起中医急诊医学的理论框架，东汉张仲景《伤寒杂病论》形成了急诊辨治的理论体系，后经金元四大家急症理论学术争鸣、隋代《诸病源候论》急症病因病机学说的建立以及明清时期温病学说的创立，逐渐形成了中医急诊医学较为完整的理论体系。在美国，早在20世纪70年代很多大学就把它列为一门必修课程。西欧各国和苏联的急救工作起步较早，在急诊医学上积累了不少成功的经验，尤其在加强急救培训工作方面成绩突出。1975年国际红十字会在西德召开急诊医疗会议时就提出了急救事业的国际化、国际互助和标准化方针，并指出了急救教育的必要性。中华人民共和国成立以来，我国的急救事业取得了一定的成绩，但发展较为缓慢。为此，卫生部于1980年和1984年先后颁发正式文件，明确指出了我国急救工作的重要性和具体措施，引起了各级卫生行政领导部门对急救工作的重视。1987年成立了全国性急诊学会（现命名为中华医学会急诊

1

医学专业委员会），并先后在各省、市、自治区成立了分会，为了顺应国内外急诊发展的需要，使我国急诊医学事业能持续稳步地发展，各级综合医院、中医院都相应成立了急诊科（室），医学院校开设了《急诊学》课程，涌现出了一批学术造诣精深的西医、中医、中西医结合急诊医学专家和专业队伍，使中国急诊急救医学事业得到快速发展。尤其是30余年来，我国中西医结合急诊急救医学在学术理论、诊疗和急救技术、剂型改革、危重症救治、临床疗效等方面都取得了令世界瞩目的成就，形成了中西医结合临床急救诊疗的标准化，抢救手段的多样化，研究手段的科学化，研制了许多速效、高效、稳效、低毒的中药新制剂。国家中医药管理局分别于1992年、1995年和1997年颁布了三批全国中医医院急诊必备中成药目录，1997年评选出的急诊必备中成药已达50种、53个批号，涉及11种剂型，这是中医药发展史上第一次以行政手段向全国推广急诊中成药，突出了中医特色。

二、中医急诊辨证论治概要

1. 临床特点与病因病机

急危重症起病急骤、变化迅速、证候复杂、合病并病多、病势危笃，但仍有规律可循。病因有外感六淫，疫疠邪毒，情志内伤，饮食失节，痰饮瘀血及物理、化学性损伤，各类中毒等。主要病机为邪正盛衰、阴阳失调、气血失常、津液代谢失常、气机失调、经络和脏腑功能紊乱、病证传变顺逆等。

2. 辨证要点与治疗原则

以注重病象、宏微结合，详析病机、辨明主次，详审病势、判逆险危为辨证要点。其治疗原则是顾命、救急、截断、调整、复原。

3. 中医急诊常用治法

（1）常用内治法

宣透法：宣肺透解，宣肺利水，宣毒透斑，宣表透里。

清解法：清热解毒，清解气热，清解血热，清解渗湿。

攻下法：通腑泻浊，泻下逐水。

活血化瘀法：解毒活血，凉血活血，通脉活血，化痰活血，活血止血。

醒神法：开窍醒神，强心提神。

吐洗法：吐法、洗法。

固脱法：回阳固脱、救阴固脱。

探病法：病在疑似之时，以相应之法试探或诊断性治疗。

（2）常用外治法

雾化吸入法、止血法、针灸治法、灌肠法、舌下给药法、冰熨、涤搽。

三、中西医结合急诊急救临床思路与方法述要

西医辨病与中医辨证相结合、宏观辨证与微观辨证相结合、功能辨证与形态辨证相结合等中西医结合的常用思路与方法，同样适用于中西医结合急诊急救领域，在实践中，临床救治思路与方法应重视以下方面：

（1）中西医融汇结合。中西医理论相互渗透，中西医方法彼此借鉴，融会贯通，有机结合，提高临床诊疗水平。这是一种建立在中西医结合研究成果基础上的高水平结合，其意义在于它提示了中西医结合由初步、局部的结合，逐步积累向较高层次结合的方向发展。

（2）中西医分阶段结合。分阶段结合是中西医结合临床急诊急救的重要诊疗思路。针对疾病过程具有阶段性的特征，抓住各阶段辨证发展的主要矛盾或矛盾的主要方面，分析中西医方法在不同阶段治疗上的实际效果以及中西医药配合的疗效优势，灵活运用中西医方法，彼此有机结合，以祈取得最佳的治疗效果。

（3）中西医理论互参共同指导结合。中西医理论方法各具优势和不足，在各自的医学理论指导下，中西医方法互用，优势互补；或从不同角度配合治疗，发挥协同作用提高临床疗效。

（4）把中医现代研究或中西医结合应用研究已取得的成果直接运用于临床。应吸收现代急诊急救医学先进的诊治技术和循证医学成果，尤其要重视应用国际和国内危重症新"诊治指南"及"专家共识"精髓，指导临床实践，拓宽、深化诊治视野，不断提高临床救治水平。

（5）中西医结合综合救治。在中医学"治未病"思想及"整体观念""辨证论治"理论指导下，对急危重症积极采取相应的中西医结合综合防治措施，既采用现代医学先进的诊断、监护、治疗方法和新技术，又注重发挥中医药诊治急症的优势，中西医方法有机结合，优势互补，进行整体调节，促使机体内环境恢复动态平衡，这样才能达到提高治愈率，降低病死率的目的。

（6）对急危重症要不断探索中西医结合救治关键环节，制定和完善优化救治方案，积极应用现代中药新制剂和西医新诊疗技术，达到提高疗效的目的。

（7）诊断疗效判定标准的制定，应在保持中医自身特点的基础上，借鉴西医之长，如《中风病中医诊断疗效评定标准》的制定，可参照西医《各类脑血管疾病诊断要点》来辨析脑血栓、脑出血等病，并对卒中（中风）分期标准、疗效判定标准互为参照补充，深化中医对"卒中"的认识。

四、危重症监护基础

重要监护参数如下：

1. 循环系统

循环系统的监护内容主要有：心泵收缩功能；血容量（前负荷）；周围血管阻力（后负荷）以及心率、心律和传导功能。

（1）尿量：成人每24小时尿量不应＜700mL，每小时不应＜30mL。小于此量说明低心输出量达到了临界点以下，可导致肾前性肾功能衰竭，此时必须开始治疗。

（2）血管压力监测：①中心静脉压（CVP），正常值为5～12cmH$_2$O，在无心功衰竭或心包填塞及其他应激的情况下，是衡量体内血容量最敏感的标志；②肺毛细血管楔压（PCWP）正常值为5～15mmHg，在肺循环通畅的情况下，它反映左房压（LAP），是左室前负荷的重要指标，在无左心衰竭时，它也反映体内血容量状态；③平均周围动脉压（MAP）是心排出量与周围血管阻力两者的函数。

（3）温度监测

临界温度：①低温的临界温度：中心温度下降至34℃以下时，温度调节功能受损，达33℃时意识丧失，30℃时温度调节功能丧尽，28℃时可发生心律失常甚至心室纤颤而死亡。②高温的临界温度：当中心温度高于41～42℃时，中枢神经系统功能损害，可发生惊厥，神经元受损。达43℃时，出汗与血管扩张的温度调节功能停止，此时若无有效的外部降温措施，体温会很快升高，神经元损伤范围更大，可能导致死亡。

（4）心电图监测：对缺血性胸痛患者的诊断和及时发现心律失常并给予纠正有重要意义。

（5）血气监测：动脉血，在心内、外无右向左分流的情况下，其血气分析所得的PaO$_2$及PaCO$_2$显示肺功能状态，在一定程度上它还反映酸碱平衡。

（6）血红蛋白及血细胞压积的监测：血红蛋白的含量代表血液的带氧力，血细胞压积代表血液黏滞度。在高代谢状态病人，尤应注意把血液血红蛋白的含量保持在高水平，因为它的含量对死亡率有很大的影响。

（7）心肌酶学的改变以及肌钙蛋白含量的测定：对缺血性胸痛患者的动态监测甚为重要。

2. 呼吸系统

在功能上，呼吸系统和循环系统是相辅相成的两个密切相关的系统，缺一不可。从理论上讲，一个完整的呼吸系统及其功能应包括：通气、灌注、弥散、运输和组织氧合作用（或细胞呼吸）5个部分。

（1）临床综合观察指标：包括呼吸频率、呼吸节律、呼吸动度、呼吸是否对称、有无反常呼吸运动等。

（2）通气功能

①潮气量大小：潮气量（Tv）代表肺泡通气量。潮气量的测定时间应在呼气期，其正常值介于350～500mL，也可按mL/kg计算，一般不应低于7mL/kg。这是机械通气病人能否撤除机械通气及拔除气管插管的基本指标之一，间断测量可看出通气功能的变化。

②每分钟通气量：潮气量×每分钟呼吸频率。其正常值为每分钟4～6L。

③峰流量：反映气道的通畅度，正常值为500mL。

（3）通气/灌注比例的参数：肺泡通气量必须有适当肺泡灌注血流量与之匹配（二

者之平均值为0.8），方可达到好的气体交换。

①动脉血氧张力（PaO_2）的下降：动脉血氧张力只要在50mmHg以上，多数内脏仍能继续维持功能，低于此数时，脑、肾及肝脏便会衰竭。

②动脉血二氧化碳张力（$PaCO_2$）及中心静脉血二氧化碳张力（$PcvCO_2$）应把 $PaCO_2$ 保持在35～45mmHg，中心静脉血氧张力（$PcvO_2$）在42～48mmHg。

（4）弥散功能障碍：多由于肺泡壁纤维化或肺泡壁水肿或有渗出形成屏障所致，也可发生于肺内淋巴恶性肿瘤转移或肺部酸性物吸入综合征后，其监测的主要参数是肺泡-动脉血氧张力阶差（$A-aDO_2$）的加大。

（5）氧输送功能的参数：①心输出量；②有无代谢性酸中毒；③中心混合静脉血氧饱和度。其中以②较易监测。

（6）组织氧合作用（即细胞呼吸的监测）：可从组织及细胞内pH和PaO_2的变化测知。

（7）肺顺应性：它代表肺内压力与容积改变间的关系，是肺的可膨胀性，是测量肺僵硬性的参数。它既可影响潮气量，又可影响吸入气体在肺内的分布，以及呼吸功的增减。

依据以上7项监测参数的变化，可判断病人是否需要机械通气治疗及其通气模式的选择。但实际上并不是上述所有指标均需要，可择其要者而行之。

3. 中枢神经系统

中枢神经系统是生命的中枢，对它的加强监护和治疗至关重要，且项目繁多，例如：神志、脉搏、呼吸、血压、瞳孔大小、眼球运动和所处位置、躯体及四肢反射、病理反射、感觉、运动、肌张力、脑电图和诱发电位改变、脑脊髓液检查、颅脑CT或MRI以及颅内压或脑室压的监测等。其中特别重要的是脑灌注血流量的改变趋势，若灌注血流量逐渐恢复正常，则预后良好，逐渐减少则预后较差。一般认为，脑灌注压介于65～80mmHg之间是可以接受的，介于50～65mmHg是处于边缘状态，低于50mmHg时可产生明显脑缺血。由此可见，对颅脑外伤或颅脑手术后病人，平均动脉压与颅内压连续监测有重大意义。

4. 肾 脏

监护液体摄入量、排泄量包括经排尿及胃肠、超滤和皮肤以及经肺的丢失量，血清及尿液内的电解质、血尿素氮、肌酐，血浆白蛋白含量及容积渗透克分子量。在疑有急性肾功衰竭者，必须首先排除及纠正低血容量、低心输出量和低血压。

5. 肝

监护内容包括：碱性磷酸酶，ALT、AST，胆红素，白蛋白及凝血酶原时间（PT）等。

6. 胃肠道

监护的目的为防胀、防溃疡、出血与穿孔。插鼻胃管把胃液的pH值用抗酸剂维持在＞3.5。另外，要特别注意观察胃肠道大出血的征象。

7. 凝血功能

对出凝血时间的监护对急危重患者及有凝血因子缺乏者特为重要。其监护内容有：凝血酶原时间、部分凝血激酶时间（PTT）、血小板计数及其功能测试、纤维蛋白原含量和纤维蛋白裂解产物。

8. 感染监测

虽然处在各种抗生素层出不穷的时代，但感染仍是ICU特别是外科ICU内发病和死亡的常见原因。导致感染的来源有：①自身所带的微生物散布在口腔、呼吸道、胃肠道、胆道、泌尿系统，其中厌氧菌占绝大多数。②医院获得者。这些微生物常具有耐药性。③ICU内获得者。来自ICU内的工作人员和其他伤病员。有人研究发现，ICU病人咽部不同细菌群的数目与停留时间成正比。④医源性来源是围术期的各种操作和治疗或内科治疗破坏了无菌操作技术。

加强医院感染管理，做好应对感染或可疑感染患者体液、分泌物、各种侵入性治疗导管进行病原微生物培养监测和做药物敏感试验以指导抗生素的合理应用。

第二章
心脏骤停与心肺脑复苏

心脏骤停是指各种原因引起的心脏突然停止搏动，丧失泵血功能，导致全身各组织器官严重缺血、缺氧，若不及时处理，会造成脑及全身各器官、组织的不可逆损害而导致死亡，是临床上最危急的情况。此时组织代谢尚未完全停止，细胞仍维持存活，如经及时有效的心肺脑复苏部分患者可存活。

心肺复苏（CPR）是抢救生命最基本的医疗技术和方法，包括开放气道、人工通气、胸外按压、电击除颤、药物治疗及延续生命支持等，尽快使患者自主循环和自主呼吸恢复，最终目的是使脑的功能及生命力恢复。

本病属于祖国医学"猝死"范畴。

一、病因病理

（一）西医病因病理

1. 病　因

引起心脏骤停的病因主要是心脏本身原因，也可由于非心脏的病因。

（1）心源性心脏骤停：心脏病中以冠心病最易引起心脏骤停。其他如瓣膜病变、心肌病、严重心律失常（尤其是高度房室传导阻滞），某些先天性心脏病等也可以引起心脏骤停。

（2）非心源性心脏骤停：非心脏病引起心脏骤停的原因如严重电解质紊乱和酸碱平衡失调、各种原因的休克、药物过敏反应、创伤、触电、雷击、溺水、急性中毒、手术麻醉意外等。

2. 病理生理

心脏骤停后机体组织细胞的代谢尚未完全停止，人体生命的基本单位——细胞仍维持着微弱的生命活动。在心搏和（或）呼吸停止后，组织血流中断而无灌注，随即产生酸碱平衡和电解质失调，尤其是细胞内酸中毒和细胞外钾浓度增高。当缺氧发生时，氧自由基产生增多，造成细胞膜功能障碍，影响膜的通透性和多种酶的活性，钙内流增加使细胞内钙离子增多，最终导致细胞死亡。此时可逆性的变化发展到不可逆的结局，进入生物学死亡。

7

人体各系统组织对缺氧的耐受性不一。最敏感的是中枢神经系统，尤其是脑组织，其次是心肌，再次是肝和肾，而骨骼肌、骨和软骨、结缔组织对缺氧的耐受性则较高。

在心脏骤停数分钟后，即可导致脑细胞的不可逆性损伤，受累部位依次为：大脑4～6分钟，小脑0～15分钟，延髓20～30分钟，脊髓45分钟，交感神经节60分钟。

心脏在缺氧和酸中毒的情况下，心肌收缩力受到严重抑制，心肌处于弛缓状态，周围血管张力也减低，两者对儿茶酚胺的反应性大为减弱。为此，由于室颤阈值的降低，室颤常呈顽固性，最终心肌细胞停止收缩。

肝脏和肾脏对缺氧也较敏感。前者首先发生小叶中心坏死，后者则产生肾小管坏死而致急性肾功能衰竭。

上述重要脏器在缺氧和酸中毒时发生的病理生理过程，尤其是心脑的病变，又可进一步加重缺氧和酸中毒，从而形成恶性循环。

（二）中医病因病机

祖国医学认为猝死是由宗气外泄，脏真外现，真气耗散，或邪气郁闭，升降否隔，气血暴不周流，阴阳不交，偏竭造成。

本病病位在心，与肺、脑、肾的关系密切。病情有虚实之分，虚者，宗气外泄，脏真外现，真气耗散；实者，邪实气闭，升降否隔，阴阳脱绝。

二、临床表现

心脏骤停后，最典型的表现是：意识突然丧失，大动脉搏动消失和呼吸停止。主要临床表现为：①意识突然丧失；②大动脉搏动消失。次要临床表现为：呼吸停止或开始叹息样呼吸，逐渐缓慢，继而停止；双侧瞳孔散大；面色可由苍白迅速呈现发绀；可伴有短暂抽搐和大小便失禁，伴有口眼歪斜，随即全身松软。

三、实验室及辅助检查

心电图表现有下列3种类型：

（1）心室颤动（VF）：心室肌发生极不规则的快速而又不协调的颤动。心电图上QRS波群消失，代之以不规则的连续的室颤波（f波）。在心脏骤停早期最常见，约占80%，复苏成功率最高。

（2）心室停顿：心室完全丧失了收缩活动，呈静止状态，心电图呈直线，无心室波或仅可见心房波，多在心脏骤停3～5分钟时出现。复苏成功率较VF者低。

（3）心电-机械分离：心室肌可断续出现慢而极微弱的不完整的收缩，心电图上有间断出现的，宽而畸形，振幅较低的QRS波群，频率<20～30次/分，但心脏听诊时听不到心音，周围动脉触诊也触不到脉搏。此型多为严重心肌损伤的后果，最后以心室

停顿告终，此型预后颇差，复苏困难。

四、诊　断

心脏骤停的诊断主要依据是患者突然意识丧失和大动脉搏动消失，据此即可以肯定心脏骤停的诊断成立，须立即施行心肺复苏处理。切勿依靠听诊器反复听诊，更不应用心电示波器来判断。因为心脏骤停后，复苏术开始的迟早与成活率的关系至关重要，必须分秒必争。

五、治　疗

（一）西医治疗

心搏骤停，是人类疾病中最危急的症候，因此，美国心脏协会在心血管急救中提出成人生存链的概念（图2-1），救治需要环环相扣，任何一环断裂，均可以导致救治失败。其环节包括五个步骤：

（1）立即识别心搏骤停并启动急救系统，院外呼叫120急救中心，院内呼叫急诊科医务人员。

（2）尽早进行心肺复苏，着重于胸外心脏按压。

（3）快速电击除颤。

（4）进一步实施有效的高级生命支持。

（5）综合多学科的心肺后治疗。

心肺脑复苏（CPCR）实施法可归纳为基本生命支持（BLS）、进一步生命抢救（ALS）及复苏后的延续生命支持治疗三个阶段。基本生命支持（BLS）主要是徒手胸外心脏按压和人工呼吸，目的是提供大脑最低限度的血液供应；进一步生命抢救（ALS），需用器械和药物，如气管插管，直流电非同步除颤，使用肾上腺素、阿托品等药物，以利心脏恢复搏动；延续生命支持主要是心肺复苏成功后，以脑复苏为重点的脏器功能维护及内环境的稳定。

1. 基本生命支持（BLS）

（1）如何判断病人是心脏骤停：心脏骤停有以下临床特征：①意识丧失，深昏迷，呼之不应；②大动脉搏动扪不到；③呼吸数秒或10数秒，或呼吸立即停止；④瞳孔散大，对光反射消失；⑤紫绀。

上述5点，以①、②两点最重要，凭这两个特征，即可判断心脏已骤停，并立即开始BLS和ALS。

（2）BLS的顺序及手法：BLS的顺序按照英文字母C、B、A等来进行。C为循环（circulation）；A为气道（airway）；B为呼吸（breathing）。

9

院外心脏骤停

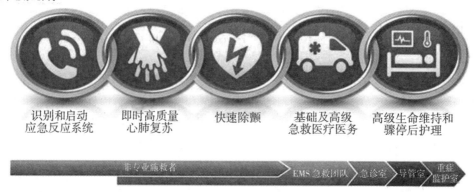

院内心脏骤停

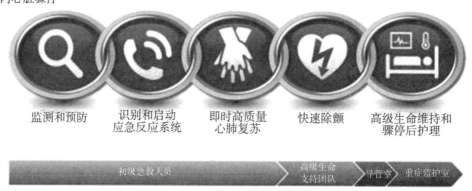

图2-1 成人生存链

①C（胸外按压）：抢救者的左手掌根部置于病人自胸骨角（除外剑突）以下至胸骨下端的下半部（或两乳头连线中点），再将右手掌压在左手背上，两手的手指均应翘起，不接触病人胸壁，或可将两手手指相互交叉，手指就不会接触病人胸壁。

胸外按压注意点：抢救者的两臂必须伸直，双肩向下压，肘关节不曲，每次将胸骨下压约5.0～6.0cm，按压一次后放松，使胸骨回复，但抢救者的手掌不离开病人胸骨部位，按压与放松的时间相等，每分钟按压100～120次。

在气管插管之前，无论是单人还是双人CPR，按压/通气比均为30：2（连续按压30次，然后吹气2次），气管插管以后，按压与通气可能不同步，此时可用5：1比率。

②A（开放气道）：病人平卧在平地或硬板上，应注意有无外伤，有外伤时，如骨折，搬动病人时，应注意不要加重伤情。立即保持气道通畅，使用仰头-抬颏法，使病人的口腔轴与咽喉轴约成直线，既可防止舌根、会厌阻塞气道口，又方便气管插管（图2-2）。操作者一般站在病人右侧，用左手掌根置于病人前额上，用力向后压，同时右手手指放在病人下颌骨下缘，将颏部向上、前抬起，这样就完成了仰头-抬颏法，达到保持气道通畅的目的。

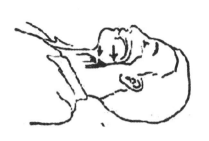
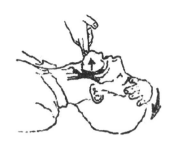

图2-2　仰头-抬颏法

③B（人工呼吸）：口对口人工呼吸是为病人提供空气最有效的手法。抢救人员将置于病人下颌的右手压其颏部向下，撑开病人的口，左手的拇指与食指捏紧病人的鼻孔，防止呼入的气逸出。抢救人员用自己的双唇包绕封住病人的口外部，形成不透气的密闭状态。然后以中等力量，约用1～1.5秒的速度呼入气体（图2-3），呼气后，抢救人员即抬起头，侧过一边，再做一次深呼吸，等待下一次呼气。一般通气频率应为10～12次/分，对口唇受伤或牙关紧闭者可用口对鼻人工呼吸，急救者稍用力上抬患者下颌，使口闭合，将口罩住患者鼻孔，将气体吹入患者鼻中。无论任何人工呼吸方法，急救者每次吹气时间均应持续1秒以上，应见胸廓起伏，潮气量约500～600mL（6～7mL/kg）。

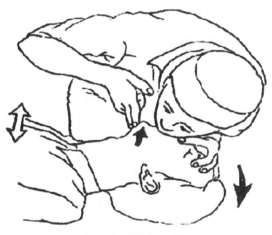

图2-3　口对口呼吸

2. 进一步生命支持（ALS）

ALS应尽可能早开始，如人力足够，BLS与ALS应同时分组进行，可取得较高的疗效。ALS包括运用辅助设备和特殊技术，以促使心搏和自主呼吸尽早恢复，包括气管插管、直流电非同步除颤、脑复苏以及使用各种抢救药物。

（1）气管内插管：应尽早进行，插管成功后，立即连接呼吸器或麻醉机或简易呼吸气囊。通气频率为每分钟12～15次即可。

11

（2）直流电非同步除颤：一经判定为心脏骤停，立即除颤。单相波电除颤电击量首次360J。双相波电除颤首次能量选择150J或200J。如室性颤动为细颤，应立即静注0.1%肾上腺素1mL，使变成粗颤，然后电击，方有可能收效。电击时要提示在场所有人员不要接触患者身体。

（3）尽快建立静脉通道，不仅可以使用药物复苏，还可尽快纠正和协调体内器官的功能和相互间的平衡，而且可以尽量避免再灌注损伤的发生。

（4）BLS-CPR时的第一线药

①肾上腺素：心脏骤停后，肾上腺素是第一个经静脉注射（或稀释后，由气管内注入）的药物。其剂量为1mg，静注，5分钟后，可以重复；如已做气管插管，可用10mL等渗盐液稀释后经气管注入。

②阿托品：用于心室停搏。剂量：静脉即注1.0mg，5分钟后可重复。亦可经气管注入。

③溴苄胺：由于它有明显的提高室颤阈值作用，因此在非同步除颤前，先静注溴苄胺，临床证明具有较高的转复率，并可以防止室颤复发。美国心脏病学会已把它列为治疗室颤的首选药。剂量：溴苄胺，5~10mg/kg体重，静注，不必稀释。注入后，即进行电击除颤。如未成功，可重复。每15~30分钟给10mg/kg体重，总量不超过30mg/kg体重。

④利多卡因：心脏骤停后发生室颤，利用溴苄胺在体内产生的最初作用，显著地提高心肌室颤阈值，可获较高的电击除颤成功率。如无溴苄胺，利多卡因也可用来提高除颤成功率。剂量：利多卡因1~2mg/kg体重，静注。也可由气管给药。继之以静脉滴注维持，防止室颤复发，滴速为2~4mg/min。

（5）ALS或CPR已获初步效果时的用药

①碳酸氢钠：如经过CPR、电除颤等以后，血气分析发现有严重的代谢性酸中毒，此时可考虑用适量的碳酸氢钠，以纠正因乳酸积聚所致的酸中毒。剂量：1.0mmol/kg体重（5%的碳酸氢钠溶液，1mL=0.6mmol），静脉滴注较好。

②多巴胺：目前常与间羟胺联合应用于CPR后心脏搏动已恢复，但尚不能保持正常血压时。剂量：2~20μg/（kg·min），静脉点滴。可用静脉输液泵调整剂量，从较小量开始，据血压调整泵入速度。

③间羟胺：常与多巴胺合用。剂量：20~100mg间羟胺加于5%葡萄糖500mL中静滴。

④去甲肾上腺素：CPR成功后，心搏恢复，在血压仍低，周围阻力不高的情况下，可小量使用。剂量：去甲肾上腺素1mg加入5%葡萄糖液250mL或低分子右旋糖酐液，配成16μg/mL的溶液，输液泵静脉给药。

⑤用于改善心脏功能的药物：心脏恢复搏动后，可能功能受到损害，可考虑使用下列药物：

a. 多巴酚丁胺：剂量：2.5~20μg/（kg·min），静脉点滴，用输液泵调整剂量，由较小剂量开始。多巴酚丁胺250mg加入5%葡萄糖液500mL，制成500μg/mL的溶液使用。

b. 硝普钠：剂量：0.5~1.0μg/（kg·min），静脉点滴，应该用输液泵，从小剂量开始，调整到所需剂量。硝普钠50mg加入5%葡萄糖液250mL，配制成200μg/mL的溶液使用。注意避光。

c. 硝酸甘油：剂量：10μg/min，静脉点滴，使用输液泵，每3~5分钟增加5μg/min，直至所需速度，最大剂量为200μg/min。

d. 利尿剂：速尿较适用于治疗肺水肿和脑水肿。同时速尿亦可通过血管扩张作用，降低心脏前负荷。剂量：静脉一次注入20~40mg，如无效，15分钟后可加大剂量再次静脉注入。

3. 脑复苏治疗

脑复苏是抢救心脏骤停成功的关键，脑复苏原则为：尽快恢复脑血流，缩短无灌注和低灌注的时间；维持合适的脑代谢；中断细胞损伤的级联反应，减少神经细胞丧失。脑复苏的治疗措施主要包括低温治疗、高压氧治疗、控制血糖、抗癫痫等。脑复苏虽然有多方面措施，但目前尚属实验室和临床观察阶段，还没有一种药物作为脑复苏的特效用药，临床常用的药物有甘露醇、糖皮质激素、钙拮抗剂、纳洛酮等。

脑复苏有效指标：

（1）瞳孔变化：由大变小、对光反射恢复。

（2）脑组织功能开始恢复的迹象：病人开始挣扎是脑细胞活动恢复的早期表现；肌张力增加；吞咽动作出现；自主呼吸恢复。

（3）心电图：示波屏上出现交界区、房性或窦性心律，即使是心房扑动或颤动都是心脏恢复的表征。

（4）紫绀消退。

复苏后最好的情况是：患者处于清醒状态，有意识和自主呼吸；有多导联心电监护提示恢复窦性心律和足够氧的供给。

4. 终止心肺复苏的指征

凡患者心脏骤停、呼吸停止行心肺复苏已历时30分钟者，而出现下列情形是终止心肺复苏的指征：①瞳孔散大或固定；②对光反射消失；③呼吸仍未恢复；④深反射活动消失；⑤心电图成直线。

（二）中西医结合治疗要点

辨证运用现代中药制剂如参附、参麦注射液缓慢静脉注射或静滴可回阳救阴固脱，提升并稳定血压，改善重要脏器灌注；脑复苏是抢救心脏骤停成功的关键，应用清开灵、醒脑静注射液静滴可醒神开窍，有较好的脑保护作用；选用血必净、川芎嗪、血塞通、灯盏细辛、丹参注射液等之一种静滴，这些化瘀通络中药制剂不仅具有改善脑循环和脑组织代谢的作用，还能扩张血管，增加冠状动脉及脑的血流量，改善微循环，又能促进纤维蛋白原降解，降低血黏度，有较好的改善重要脏器功能的作用。上述药物可综合用于心肺脑复苏的全过程。

第三章
休 克

休克是机体在各种致病因素作用下，引起神经、体液、细胞因子平衡失调，有效循环血容量急剧下降，导致全身微循环障碍，组织器官血液灌注严重不足，致使组织缺氧、细胞代谢紊乱和器官功能受损的综合征。休克恶化是一个从组织灌注不足发展为多器官功能障碍至衰竭的病理过程。

休克的分类，最常用的是按临床病因分为五类，即低血容量性、脓毒性、心源性、过敏性与神经源性休克。休克的分型是相对的，临床上往往表现为复合型休克。

本病属于中医学"脱证"范畴，是指邪毒内陷，或内伤脏器，或亡津失血所致的气血逆乱，正气耗脱的一类病证。

一、病因病理

（一）西医病因

1. 低血容量性休克

由于有效循环血量急骤减少，使回心血量不足，导致心排血量和动脉血压降低，外周阻力增高。常见病因有：①失血：大量失血引起的休克称为失血性休克。常见于严重创伤，如肝脾破裂、骨折、挤压伤、大手术等；消化道大出血，如消化性溃疡出血、食管曲张静脉破裂出血；动脉瘤破裂；妇科疾病，如异位妊娠破裂出血等；②脱水：中暑、肠梗阻引起的大量水电解质丢失、严重吐泻；③血浆丢失：大面积烧伤、烫伤、化学烧伤。

2. 心源性休克

当心脏损害发生心泵功能障碍时，心脏排血量急剧下降，导致急性组织灌注不足而引起的临床综合征称为心源性休克。常见于急性大面积心肌梗死、急性心肌炎、大块肺栓塞、乳头肌或腱索断裂、瓣叶穿孔、张力性气胸、心房黏液瘤、急性心包填塞、心肌病变、心室率持续过速等。

3. 脓毒性休克

是指病原微生物及其毒素侵入宿主血液循环，激活细胞和体液免疫系统，致使多种细胞因子和炎性介质的失控性释放，引起过度的全身炎症反应或致炎反应/抗炎反应

（SIRS/CARS）失衡，造成广泛血管内皮炎症、微循环及凝血障碍、免疫抑制、组织器官受损，以低血压为主要表现的临床综合征。脓毒性休克严重阶段可导致多器官功能障碍（MODS）甚至衰竭（MOF），病死率高达80%。

4. 过敏性休克

是由于已致敏机体接触相应的过敏物质后发生强烈的Ⅰ型变态反应，血管活性物质释放，导致弥散性的肺纤维蛋白血栓及多脏器受累，全身毛细血管扩张，通透性增加，血浆渗出到组织间隙，致使循环血量急剧减少称为过敏性休克，它是一种急性、危及生命的临床综合征。常见过敏源有：①药物：如抗生素（青霉素、头孢类），局部麻醉药（普鲁卡因、利多卡因），化学试剂（磺化X线造影剂、磺溴酞）；②异种蛋白：如内分泌激素（胰岛素、加压素），酶（糜蛋白酶、青霉素酶），抗血清（抗淋巴细胞血清或丙种球蛋白），食物（蛋清、牛奶、海产品），花粉浸液，蜂类毒素等；③多糖类：如葡聚糖铁。

5. 神经源性休克

由于剧烈的神经刺激引起血管活性物质释放，使动脉调节功能障碍，导致外周血管扩张，有效循环血量减少引发休克。脊髓损伤、剧痛、药物麻醉等为常见原因。

（二）病理生理机制

休克是多种因素互相作用的综合结果，发病机制复杂，其主要特点如下：

1. 体液因子在休克中的作用

各种有害因素侵袭机体时，立即引起神经体液反应，产生多种体液因子，包括细胞因子，如肿瘤坏死因子（TNF）、白细胞介素-1（IL-1）；激素，如儿茶酚胺（CA）、加压素（VP）、血管紧张素；脂质因子，如血小板活化因子（PAF）、前列腺素系统（PGs）、血栓素（TX）、白三烯（LT）；以及内源性阿片肽，心肌抑制因子（MDF）等。这些体液因子释放过高或过低，引起SIRS、SIRS/CARS失衡，使血管张力失常，内皮损伤，导致心肌抑制，心室扩张，从而影响循环以及心脏功能，导致急性心血管功能障碍引发休克。

2. 休克时的微循环变化

虽然休克时引起体内重要脏器微循环血液灌流减少的原因甚多，不同类型休克也有其一定特点，但总的来说分为三期：

（1）代偿期（缺血期）：休克早期，微循环变化的特点为微动脉和微静脉口径缩小，毛细血管前括约肌收缩，血液进入真毛细血管网减少，经直接通路或动静脉吻合支回流。这一现象主要是为了保证重要器官的供血，对维持有效循环血量、回心血量及血压有一定代偿意义。

（2）失代偿期（瘀滞期）：休克持续发展，血管对儿茶酚胺等缩血管物质，反应性降低，首先是微动脉及毛细血管前括约肌收缩减退，血液大量涌入毛细血管网，瘀滞在毛细血管中导致流体静压升高。另外，体液因子的作用又导致毛细血管通透性增高，均可引起血浆外渗、血液浓缩、有效循环血量显著减少；而血液浓缩，血细胞比积上升，又会促进红细胞集聚加重微循环瘀滞，形成恶性循环。

15

（3）难治期（不可逆期）：当失代偿期持续长时间后，休克进入难治期，微血管反应性显著下降，发生微循环衰竭，微血管松弛甚至麻痹扩张，毛细血管中血流停滞，血管内皮细胞肿胀，微血栓形成，合并弥漫性血管内凝血（DIC）等，导致微血管无复流现象发生。

3. 休克时细胞代谢及功能障碍

目前对休克认识的研究正从微循环障碍学说向细胞代谢障碍及分子水平的异常等方向深入，提出休克发生的细胞机制问题对阐明休克后期和重症不可逆休克机制具有重要理论与临床意义。

（1）休克时细胞功能障碍

①细胞膜的变化：细胞膜是休克时最早发生损伤的部位，膜的离子泵功能、膜的流动性、膜的受体功能等受损，从而不可避免地带来相应的代谢障碍和功能障碍。

②线粒体的变化：休克时线粒体出现功能及形态改变，甚至崩解。线粒体的破坏预示细胞的死亡。

③溶酶体的变化：休克时，溶酶体中水解酶释放，既能加重休克时循环的紊乱，也能带来细胞和器官功能衰竭，在休克发生发展和病程恶化中起着重要的作用。

④休克时由于微循环灌流量减少，营养物质不足，神经、内分泌调节紊乱，细胞代谢发生严重失调。

（2）休克时细胞损伤：由于自由基、补体、蛋白酶、离子代谢紊乱以及一些体液因子的作用介导了休克时的细胞损伤。

（3）病理性氧供依赖的出现：在休克后期局部氧消耗和氧释放不相适应，组织不能自动摄取氧，局部氧消耗必须依赖氧释放。而病理性氧供依赖的出现标志着全身组织氧合不足，是缺氧的表现。

（三）中医病因病机

"休克"其临床表现与中医学的"脱证"相似，其发生原因分为外感六淫之邪，疫疠温毒之气或一切可致厥脱的外来因素，导致津液大伤，阴阳离脱者；或五志过激，七情内伤，忧思恼怒，导致气机郁闭，阴阳不相顺接，或饮食不慎，误食毒馊，或劳倦过度，气不续接者；或跌打损伤，交通事故，虫兽咬伤者，导致脏腑功能紊乱，气血津液失调，使得维持人体正常生命活动的阴阳之气受阻，即可发生脱证。心窍被蒙，气血逆乱，肾气衰颓为其主要病理，病标在孙络毛脉，病本在五脏。

二、主要临床表现

1. 休克早期

在原发病症状基础上出现轻度兴奋征象：如意识尚清，但烦躁焦虑，精神紧张，面色、皮肤苍白，口唇甲床轻度发绀，同时伴恶心呕吐，心率加快，呼吸频率增加，脉搏细速，血压尚正常甚至稍高或稍低，脉压缩小，尿量减少。部分病人表现肢暖、出汗等暖休克特点。

2. 休克中期

患者烦躁，意识不清，呼吸表浅，四肢温度下降，心音低钝，脉数而弱，收缩压低于80mmHg或测不出，脉压小于20mmHg，皮肤湿冷发花，尿少或无尿。如原有高热病人体温骤降，大汗，血压骤降，意识由清晰转为模糊，亦提示休克直接进入中期。

3. 休克晚期

晚期表现为急性弥漫性血管内凝血（DIC）和器官功能衰竭。

（1）DIC：顽固性低血压，皮肤紫绀或广泛出血，甲皱微循环瘀血，血管活性药物疗效不显，常与器官衰竭并存。

（2）急性肾功能衰竭：尿量减少或无尿，血尿素氮和血肌酐、血钾明显升高。

（3）急性心功能衰竭：呼吸急促，发绀，心率加快，心音低钝，可有奔马律、心律不齐。如出现心率缓慢，面色灰暗，肢端发凉，亦属心功能衰竭征象，中心静脉压升高，肺动脉压升高，严重者可有肺水肿表现。

（4）急性呼吸功能衰竭：吸氧难以纠正的进行性呼吸困难，呼吸频率加快，紫绀，肺底可有细湿啰音，呼吸音减低。

（5）其他表现：意识障碍程度常反映脑供血情况，如脑水肿时呕吐、颈强、瞳孔及眼底改变；肝功能衰竭者可出现昏迷、谵语、扑翼样震颤、黄疸及肝口臭等。

三、实验室及辅助检查

（一）实验室检查

1. 血常规

白细胞计数及分类是脓毒性休克诊断的重要依据之一；红细胞计数及血红蛋白是失血性休克的诊断依据之一，还是休克过程中血液浓缩和治疗效果的判断依据。

2. 尿液分析

有助于了解休克对肾功能的影响及病因判定。

3. 粪便常规及潜血

对脓毒性或失血性休克的判定有一定帮助。

4. 血生化检查

丙酮酸、乳酸、血pH值及二氧化碳结合力有助于了解休克时酸中毒的程度；尿素氮及肌酐则有助于了解休克时肾功能的情况，判断是否有上消化道出血；肝功能检查有助于了解休克对肝功能的影响；心肌坏死标记物检测有助于判断休克对心肌代谢的影响及心源性休克的诊断；电解质检测有助于了解休克时电解质平衡紊乱。

5. 出、凝血功能检测

血小板计数、出凝血时间、凝血酶原时间、纤维蛋白原及纤维蛋白降解产物（FDP）的测定有助于判断休克的进展及DIC的发生。

（二）辅助检查

（1）X线检查对休克的病因判断有一定意义。

（2）心电图有利于心源性休克的诊断，并能了解休克时心肌供血及心律失常情况。

（3）血流动力学检查

①中心静脉压（CVP）：有助于鉴别休克病因，低血容量性休克时CVP降低，心源性休克时通常是增高的。

②肺动脉楔压（PAWP）：有助于了解左室充盈压并指导补液。心源性休克患者常升高。

③心排出量（CO）及心脏指数（CI）：有助于了解心脏功能状态。CO正常值为4～8L/min，CI正常值为2.5～4.1L/（min·m²）。CI＜2.0L/（min·m²）提示心功能不全，CI＜1.3L/（min·m²）同时伴有周围循环血容量不足提示为心源性休克。

（4）微循环检查：眼底镜检查可见小动脉痉挛和小静脉扩张，严重时出现视网膜水肿。甲皱微血管的管袢数目明显减少，排列紊乱，袢内血流状况由正常的线形持续运动变为缓慢流动，微血栓形成，血细胞聚集成小颗粒或絮状物；压迫指甲后放松时，血管充盈时间延长大于2秒，皮肤与肛门温差增大，常大于1.5℃。

四、诊断与鉴别诊断

（一）诊断标准

（1）有诱发休克的原因。

（2）意识障碍。

（3）脉搏细速超过100次/分或不能触知。

（4）四肢湿冷，胸骨部位皮肤指压阳性（压迫后再充盈时间超过2秒），皮肤有花纹，黏膜苍白或发绀，尿量少于30mL/h或尿闭。

（5）收缩压低于80mmHg。

（6）脉压差小于20mmHg。

（7）原有高血压，收缩血压较原水平下降30%以上。

凡符合上述第（1）项以及第（2）、（3）、（4）项中的两项和第（5）、（6）、（7）项中的一项，可诊断为休克。

（二）鉴别诊断

（1）需与低血压及晕厥相鉴别。

（2）不同类型休克的鉴别

①低血容量性休克：有明确的大量出血或失液因素（包括严重呕吐、腹泻、肠梗阻和各种原因的内出血等），失血量占总血容量的15%（约750mL）以上，有明显的脱水征，$CVP<5cmH_2O$，血常规可见红细胞比容升高，大量出血时可见红细胞及血红蛋白迅速下降。

②脓毒性休克：有感染的证据，包括急性感染、近期手术、创伤、传染病等。有感染中毒征象，如发热、恶寒等及毒素损害心、脑、肾等器官的表现。血常规白细胞总数及中性粒细胞升高；病原体检查有助于诊断。

③心源性休克：有心脏疾病的症状和体征。如急性心肌梗死患者有明显心绞痛，有典型的心电图及心肌坏死标记物改变。心脏压塞时可有心电图低电压，$CVP>12cmH_2O$等。临床可见心泵功能衰竭表现。

④过敏性休克：有明确的致敏因素，如易致敏的药物、生物制品或毒虫叮咬等。起病急骤，二分之一的患者在5分钟内发病。除血压骤降外，可有呼吸系统症状（如喉头水肿、支气管哮喘、呼吸困难等），及过敏性皮肤表现，病情凶险。

⑤神经源性休克：有强刺激因素（如创伤、疼痛）或有脑、脊髓损伤病史或腰麻平面过高，查体有相应神经系统定位体征及其他可导致机体强烈应激反应的原因。

五、治　疗

（一）西医治疗

休克的治疗原则首先是稳定生命体征，保持重要器官的微循环灌注和改善细胞代谢，然后进行病因治疗。

1. 一般治疗措施

①吸氧；②持续心电、血压、血氧饱和度及呼吸监测；③减少搬动，患者取平卧位或仰卧头低位，下肢抬高30°，有心衰或肺水肿者半卧位或端坐位；④留置尿管，监测24小时尿量；⑤血常规、血气分析、血生化、心电图、胸片、病原体及CVP等检查；⑥注意保暖，但切勿体表加温。高热者可据病情予物理降温。

2. 原发病治疗

是治疗的关键，应尽快针对病因进行治疗。

3. 液体复苏

（1）补液原则是按需补液，补液量依原发病和患者的心、肾功能而定。除心源性休克外，补液是抗休克的基本治疗。

（2）尽快建立静脉通道或双通路补液；必要时行深静脉穿刺甚至静脉切开，以保证补液顺利进行。

（3）补液量：休克越重，休克的时间越长，需要扩容的液体量越多，可能与大量血液淤积在微循环有关；补液量根据患者的病情决定，要考虑休克发生的时间、严重程度和性质，同时兼顾患者的心、肾功能来决定。输血与输液的比例可用血细胞比容做参考，使之保持在35%～40%。在心源性休克或疑有肺水肿、肺瘀血时，应根据PCWP进行补液。在PCWP小于15mmHg时，每10～15分钟补充100mL液体，若微循环灌注改善，而PCWP仍低于15mmHg时，则继续补液直至PCWP上升至15～20mmHg；若微循环无改善甚至恶化，或PCWP骤升至20mmHg时，或出现肺水肿体征，则停止补液。若无条件监测PCWP，可参考CVP，在CVP小于12cmH$_2$O时则补液扩容至动脉压和微循环恢复，当CVP＞12cmH$_2$O时，应警惕肺水肿的发生。

可根据以下指标判断补液量是否足够：

液体量不足的指征：病人仍有口渴，精神差，面色苍白，皮肤弹性差，呈花纹状，胸骨部位皮肤指压后再充盈恢复时间长＞2秒，四肢末梢紫绀、四肢湿冷，脉搏细速，血压＜80mmHg，脉压＜20mmHg，休克指数＞0.8，尿量＜30mL/h，尿比重＞1.020，血细胞比容＞40%，中心静脉压（CVP）＜8cmH$_2$O。

液体量补足的指征：口渴感消除，颈静脉充盈良好，指甲和口唇转为红润，四肢由湿冷转为温暖，脉搏有力而不快，患者神志由淡漠、迟钝或烦躁转为清醒、安静，血压≥90mmHg，脉压＞30mmHg，休克指数≤0.8，尿量＞30mL/h，尿比重＜1.020，血细胞比容＜30%，CVP为8～12cmH$_2$O。

（4）液体的种类：快速补充等渗晶体液及胶体液，必要时成分输血或输红细胞。关于补液种类、盐与糖液、胶体与晶体液的比例，应按休克类型和临床表现不同而有所不同，血细胞比容低应输红细胞，血液浓缩宜补等渗晶体液，血液稀释宜补胶体液。①晶体溶液：包括葡萄糖氯化钠、生理盐水、乳酸林格液、高渗盐水。晶体液可增加血管内液、组织间液和细胞内液，有助于扩充血容量。②胶体溶液：包括全血、血浆、血清白蛋白、右旋糖酐、706代血浆、贺斯（羟乙基淀粉）等。一般血容量减少30%应使用胶体液，可根据血红蛋白浓度、血细胞比容以及血小板量而使用成分输血，同时增加血浆。

4. 纠正酸中毒

休克时常合并代谢性酸中毒，当液体复苏后仍无效时，可给予碳酸氢钠100～250mL，静脉滴注，并根据血气分析调整。pH≥7.15时不推荐应用碳酸氢钠治疗。pH＜7.15时可用1.25%碳酸氢钠液500mL静脉滴注治疗。

5. 改善低氧血症

①保持呼吸道通畅；②宜选用可携氧面罩或无创正压通气给氧，保持血氧饱和度＞95%，必要时行气管插管和机械通气。

6. 血管活性药物的应用

适用于经补充血容量后血压仍不稳定，或休克症状未见缓解，血压仍继续下降的严重休克。常用药物有：

（1）多巴胺：5～20μg/（kg·min）静滴，多用于轻、中度休克；重度休克20～50μg/（kg·min）。

（2）多巴酚丁胺：常用于心源性休克，2.5～10μg/（kg·min）静脉滴注。

（3）异丙肾上腺素：0.5～1mg加5%葡萄糖液200～300mL静滴，速度为2～4μg/

min。适用于脉搏细弱、少尿、四肢厥冷的患者，还用于心率缓慢（心动过缓、房室阻滞）或尖端扭转型室性心动过速的急诊治疗。

（4）去甲肾上腺素：适用于重度、极重度脓毒性休克，用5%葡萄糖或葡萄糖氯化钠注射液稀释，4~8μg/min静滴。

（5）间羟胺（阿拉明）：作用特点同去甲肾上腺素，但相对较弱。由于该药对心率影响不明显，并可以增加休克患者心输出量，升压作用可靠，维持时间长，而且很少引起心律失常，是目前缩血管药物中的首选药。常用10~100mg加入250~500mL液体中静脉滴注，给药浓度根据病情需要进行调节。

（6）肾上腺素：应用于过敏性休克，0.5~1mg/次，皮下或肌注，随后0.0025~0.05mg静脉注射，据病情可重复使用。

（7）酚妥拉明：主要用于长时间使用缩血管药物所致的内脏血液灌流不良或休克引起的微循环障碍，最好根据血流动力学变化选择用药。以5~20mg加入5%葡萄糖液中稀释后静脉滴注，并依血压及全身状况调整给药速度。

（8）硝普钠：用量多从0.5μg/min开始，5~10分钟递增一次剂量，直至取得最好的血流动力学效果。

（9）硝酸甘油：从3~5μg/min开始，每5~10分钟递增5μg/min，达到有效剂量后维持治疗。

7. 其他药物治疗

（1）胆碱能受体阻滞剂：如阿托品、山莨菪碱、东莨菪碱等，有利于改善休克时的微循环状态。在休克治疗中多采用大剂量、短疗程、莨菪化、个体化、静脉给药的原则。

（2）糖皮质激素：有抗休克、抗毒素、抗炎症反应、抗过敏、扩血管、稳定细胞膜、抑制炎性介质等作用。氢化可的松300~500mg/d，疗程不超过3~5天，或地塞米松2~20mg/次，静滴或稀释后静注，可用1~3天。

（3）纳洛酮：阿片受体拮抗剂，具有阻断β-内腓肽的作用。首剂0.4~0.8mg静注，2~4小时可重复，继以1.6mg加入500mL液体中静滴。

（4）乌司他丁、注射用胸腺肽α-1：近年研究发现该二药有调理免疫功能，改善休克的作用，可作为各种类型休克的辅助治疗。乌司他丁常用20万U/次，静脉滴注，每日3次，连续7天；注射用胸腺肽α-1常用1.6mg，皮下注射，每日2次，连续7天。

8. 防治并发症和重要器官功能障碍

（1）弥散性血管内凝血（DIC）的治疗：积极治疗原发病，注意改善微循环，合理应用抗凝药，补充凝血因子和血小板。

（2）急性肾功能衰竭：①纠正水、电解质及酸碱平衡紊乱，保持有效肾灌注；②在补充容量的前提下使用利尿剂，如呋塞米40~120mg或丁脲胺1~4mg静注，无效可重复，合并有脑水肿时可使用20%甘露醇250mL或甘油果糖250mL快速静滴；③必要时采用血液透析治疗。

（3）急性呼吸衰竭：①保持呼吸道通畅，持续吸氧；②适当应用呼吸兴奋剂尼可刹米、洛贝林等；③必要时呼吸机辅助通气。

21

（4）脑水肿治疗：①降低颅内压：可应用甘露醇、利尿剂、糖皮质激素；②昏迷患者酌情使用呼吸兴奋剂，如尼可刹米；烦躁、抽搐者使用安定、苯巴比妥；③应用脑代谢活化剂：ATP、辅酶A、脑活素等；④加强支持疗法。

（二）中医治疗

目前多以回阳救逆固脱，益气养阴固脱，理气活血固脱，温阳通痹固脱，清热解毒固脱等为治疗大法。辨证时，有正胜邪实，本虚标实之别，需审因论治，合理使用中药制剂，可以提高休克的抢救成功率。

1. 中药针剂

阳脱者，可用参附注射液60～100mL加入0.9%生理盐水250mL静脉滴注；阴脱者，可用生脉注射液50～100mL加入0.9%生理盐水250mL静脉滴注，或参麦注射液100～200mL加入0.9%生理盐水250mL静脉滴注或直接静脉注射；气脱者，可用黄芪注射液40～60mL加入0.9%生理盐水250mL静脉滴注；邪毒内陷、败血损络者，可用血必净注射液50～100mL加入0.9%生理盐水250mL静脉滴注，2～3次/日；神昏者，可用清开灵注射液40～60mL或醒脑静注射液20mL加入0.9%生理盐水250mL静脉滴注；血瘀者，宜用血必净注射用静滴，亦可用注射血塞通0.4g或丹红注射液20mL或疏血通注射液4mL加入0.9%生理盐水250mL静脉滴注。

2. 针灸治疗

（1）体针：人中、素髎、内关、涌泉、合谷、百会、膻中等穴，强刺激，间断行针。

（2）耳针：心、升压区、肾上腺、皮质下、内分泌等两耳交叉取穴，间歇留针1～2小时。

（3）艾灸：关元、气海、膻中隔姜灸或艾条回旋灸30分钟。

3. 辨证治疗

（1）气脱证

证候：面色苍白，大汗淋漓，精神萎靡，气短不续，目合口开，二便自遗，舌淡胖，脉细微无力等。本证多因外感风热之邪，邪热滞留，消烁津液；或胸阳不振，阴寒内闭，阳气外脱；或阳气素虚，元气旷乏，气不摄血；或"崩中"、出血，气随血脱等所致，气不摄血，亦可以出现亡阳，或津伤耗气脱液阴阳俱亡之危象。

治法：益气固脱。

方药：独参汤或参附龙牡汤。

（2）血脱证

证候：面色苍白，天然不泽，头晕眼花，心悸怔忡，气微而短，四肢青冷，甚则昏厥不省人事，舌淡白，脉芤或脉微欲绝等。本证多因突然大量吐血、咳血、便血、崩下所为。血为气母，气为血帅，亡血必然导致气无所附，则现气随血脱之虞，是严重阴血亏耗，阳气衰少的证候。

治法：补气益血，培元固脱。

方药：当归补血汤。如血热者，当用犀角地黄汤；肝不藏血者，宜用丹栀逍遥散；心脾两虚，心失所主，脾失所摄，可用归脾汤；若有气随血脱之虞，当首选参附汤、四逆汤以回阳固脱。俟血止后再审因论治，在原方的基础上，酌加凉血、收敛、活血、止血的相应药物。

（3）阴脱证

证候：面色潮红，汗出身热，口渴喜冷饮，呼有气短，甚或昏迷谵语，烦躁不安，皮肤皱褶，唇干齿燥，小便短赤，舌质干红，脉细数无力等。本证多为高热大汗，剧烈吐泻，失血过多等因素，导致阴液大量耗损所致，为津液亏损之重证。由于阴阳互根，共阴耗竭，阳无所附而败散，乃亡阳之渐也。

治法：滋阴增液，养阴固脱。

方药：生脉散加味，在救阴的同时，以防阴竭阳无所附而散越，酌加制附子、干姜，以达滋阴增液，养阴固脱之目的。在"阳明病，发汗者多，可急下之"，用大承气汤以急下存阴，制阳盛于内，而阴液脱于外之危候。因亡血致亡阴，可参见血脱证的证治。因吐泻津液暴脱，可用四逆汤之类，以回阳救逆，待阳回后宜急用大剂生脉散之属，以养阴益气。

（4）阳脱证

证候：面色苍白，大汗淋漓，畏寒肢冷，倦怠神疲，或精神恍惚，呼吸微弱，小便遗溺，舌质淡润，脉微欲绝等，系阳气突然衰竭，阳气欲脱之危候。多因大汗不止，剧吐峻泻致阳气突然衰微竭极，或由亡阴证发展而来。

治法：益气回阳，扶正固脱。

方药：参附汤。由气随血脱致阳气将绝得，选独参汤益气固脱，回阳救逆。

阳脱与阴脱有共同特点，都可因汗、吐、下过剧发展而来，阴脱继而出现阳脱，阳脱又伴有阴液的耗伤，最终表现为阴阳俱脱，治以回阳救阴，方用阴阳两救汤。除以上辨证治疗外，尚有热病、烧伤、内外出血、暴吐暴泻等，需辨明病因而综合治之。

六、各类休克的特点和中西医结合治疗要点

（一）脓毒性休克

1. 临床特点

脓毒性休克是指严重脓毒症患者在给予足量液体复苏后仍无法纠正的持续性低血压，常伴有低灌流状态（包括：乳酸酸中毒、少尿或急性意识状态改变等）或器官功能障碍。所谓脓毒症引起的低血压是指收缩压<90mmHg；或在无明确造成低血压原因（如心源性休克、失血性休克等）情况下血压下降>40mmHg。

2. 中西医结合治疗要点

（1）液体复苏

液体复苏是脓毒性休克治疗最重要的措施，6小时内达到复苏目标：①中心静脉压（CVP）8~12cmH$_2$O；②平均动脉压（MAP）≥65mmHg；③尿量≥0.5mL/（kg·h）；

④中心静脉或混合静脉血氧饱和度（$ScvO_2$或SvO_2）≥0.70。具体方法：在30分钟内输入500~1000mL晶体液或300~500mL胶体液，根据血压、心率、尿量及肢体末梢温度的监测调整补液量。

若液体复苏后CVP达8~12cmH$_2$O，而$ScvO_2$或SvO_2仍未达到0.70，需输注红细胞使血细胞比容达到0.30以上；或输注多巴酚丁胺，最大剂量至20μg/（kg·min）以达到复苏目标。

（2）血管活性药物的应用

如果充分的液体复苏仍不能恢复动脉血压和组织灌注，应使用血管活性药物。一般认为，血管活性药物的应用指征是经积极液体复苏，而平均动脉压仍然低于60mmHg。去甲肾上腺素和多巴胺是纠正脓毒性休克低血压的首选升压药。莨菪类药物能改善微循环，当血乳酸＞4mmol/L，指压试验＞3秒，皮肤发花，四肢厥冷，提示严重组织缺氧，给予山莨菪碱10mg静脉注射，酌情每30分钟1次，连用4次。

中医辨证属气脱者应用参麦注射液或生脉注射液静脉给药；阳气暴脱者应用参附注射液静脉给药。生脉注射液与参附注射液的合理应用可有效地提高血压，提高心排血量、调节机体免疫功能，保护机体器官组织及内皮损伤，协同血管活性药物稳定血压，并可减少血管活性药物用量，降低血管活性药物毒副作用，提高临床疗效。

（3）糖皮质激素的应用：例如静脉给予氢化可的松200~300mg/d，连用7日。

（4）纠正代谢性酸中毒：代谢性酸中毒pH≥7.15时不推荐应用碳酸氢钠治疗，pH＜7.15时可用1.25%碳酸氢钠500mL静脉滴注治疗。脓毒性休克时常伴有低镁血症，应注意补镁。

（5）控制血糖：无论有无糖尿病史，都应通过持续静脉输注胰岛素和葡萄糖来维持血糖水平＜8.3mmol/L。

（6）防治并发症，维护重要脏器的功能：包括强心药物的应用、维护呼吸功能，防治ARDS、维护肾功能，防治脑水肿及DIC等。

（7）截断脓毒性休克的重要病理环节

①积极控制感染：是救治脓毒性休克的重要环节。使用抗生素前先留取病原学标本，并在1小时内开始抗生素治疗，一般疗程为7~10天，但用药时间长短应取决于临床反应。

针对严重细菌感染患者正确采用抗生素降阶梯疗法。其理念包括：a. 起始阶段即用适当的广谱抗生素（如亚胺培南）进行"重锤猛击"；b. 根据临床疗效和微生物检查结果进行再评价；c. 根据评价结果调整抗感染方案，降级换用窄谱抗生素，免疫正常患者可使用一种广谱抗生素，免疫力减退患者常用有叠加覆盖的两种广谱抗生素。

②积极治疗原发病：去除病因是从源头防治脓毒性休克的关键。凡原发病未能去除或未获得有效控制者，预后均差，尤以严重感染及大块组织坏死者更为明显。对一些需紧急处理的特定感染如急性弥漫性腹膜炎、急性化脓性胆管炎、急性肠梗阻等要尽快寻找病因并确定或排除诊断，在症状体征出现6小时以内完成治疗。

③"细菌/内毒素/炎性介质/器官受损并治"：针对脓毒性休克某一发病环节的单靶点治疗，均难以奏效，国内实验和临床研究证实现代中药制剂如血必净、痰热清、参麦

（生脉）、参附、醒脑静、清开灵注射液等具有清除内毒素、多靶点拮抗多种炎性介质、促进SIRS/CARS恢复平衡、修复血管内皮损伤、纠正微循环及凝血障碍、调理免疫功能，全面保护重要器官功能等多种药理作用，体现出独特的多系统、多环节、整体调节的特点，可有效截断或控制脓毒性休克发生发展、恶化的多个病理环节，显著降低病死率。因此及时采取中西医结合综合治疗措施是救治脓毒性休克的重要策略。王今达教授创造性提出的"细菌/内毒素/炎性介质并治"的中西医结合新理论、新疗法就是上述疗法的杰出代表。编者在此理论基础上进一步提出"细菌/内毒素/炎性介质/器官受损并治"的观点和方法，旨在强调器官保护的重要性，主张及时辨证选用上述现代中药制剂，静脉给药，以求速效，尽快截断脓毒性休克的病理环节，防治重要器官功能障碍。

（二）心源性休克

1. 临床特点

心源性休克的临床表现与其他类型休克相似，但需要注意的是，原有高血压患者，虽收缩压可能在正常范围，但却比原有血压降低30%以上，并伴有脉压缩小时，可能发生心源性休克。心泵衰竭指标为：CI低于2L/（min·m^2），PCWP<20mmHg。肺栓塞所致心源性休克表现为起病急剧、剧烈胸痛、咯血、呼吸困难等。

急性大面积心肌梗死（AMI）是心源性休克最常见的原因，故本部分主要介绍AMI并心源性休克的救治。目前AMI所致心源性休克有5种常用治疗方法，即：药物升压、主动脉内气囊反搏术（IABP）、急诊冠状动脉内成形及支架植入术（PCI）和冠状动脉旁路移植术（CABG）。第一、第二种方法是改善血流动力学的暂时性应急措施，而只有早期血管再通术可减少病死率。

2. 中西医结合治疗要点

（1）一般治疗：绝对卧床休息，监护，有效止痛，由急性心肌梗死所致者予吗啡3~5mg或杜冷丁50mg，静注或皮下注射，同时予安定、苯巴比妥（鲁米那）。

（2）抗心律失常：针对不同的心律失常选用相对应的药物治疗，快速心律失常使用胺碘酮、利多卡因等；缓慢心律失常使用阿托品、异丙肾上腺素等。必要时安装临时心脏起搏器。

（3）血管活性药物的应用

正性肌力药如多巴胺、多巴酚丁胺、间羟胺等均可升高血压、恢复器官灌注；而血管扩张剂如硝酸甘油、硝普钠、酚妥拉明能增加心输出量，并降低PCWP；若将正性肌力药与血管扩张剂联合应用，则有利于减轻心脏前、后负荷，防止肺水肿。首选多巴胺或与间羟胺（阿拉明）联用，从2~5μg/（kg·min）开始渐增剂量，在此基础上根据血流动力学资料选择血管扩张剂。①肺充血而心输出量正常，PAWP>18mmHg，而CI>2.2L/（min·m^2）时，宜选用静脉扩张剂，如硝酸甘油15~30μg/min静滴或泵入，并可适当利尿。②心输出量低且周围灌注不足，但无肺瘀血，即CI<2.2L/（min·m^2），PAWP<18mmHg，而肢端湿冷时，宜选用动脉扩张剂，如酚妥拉明0.3~0.5mg/min静滴或泵入。③心输出量低且有肺瘀血及外周血管痉挛，即CI<2.2L/（min·m^2），PAWP>18mmHg而肢端湿冷时，宜选用硝普钠，20~100μg/min。

25

据编者的救治经验，在严重低血压时，若能尽早应用中西医结合的升压疗法，会取得优于单纯血管活性药物治疗的效果。其方法是：开放两条静脉通路，其中一条通路顺序应用参附、参麦注射液及络泰粉针（三七总皂苷）；另一条通路静滴多巴胺、多巴酚丁胺，常规剂量见前，一般无须使用大剂量。具体用法是：首先缓慢静脉推注参附注射液，每次20mL，间隔10分钟可重复1次，连用3次，继之再用50～100mL泵入，每日1次。接着予参麦注射液100mL/d泵入；再予络泰0.4/d溶解于100mL等渗液中缓慢静滴。此疗法可更好地发挥中西药各自的药理效应，以提高疗效。据现代药理研究，参附注射液所含人参皂苷有抗心肌缺血、缺氧的作用，使血压回升；所含附片的有效成分去甲基乌药碱是β受体激动剂，与异丙肾上腺素作用相似。故该药有增强心肌收缩力，提高心输出量及冠脉血流量，改善心肌缺血，降低心肌耗氧量，提高心功能和一定的升压、稳压作用。本品与多巴胺同用，可加强升压效果及减少对升压西药的依赖，使血压恢复正常并保持稳定。参麦注射液具有强心、扩张冠脉、抗心肌缺血、减轻再灌注损伤、保护内皮细胞、防止血栓形成、增强组织供氧、提高机体应急能力、抑制钙通道、减轻钙超载等作用。络泰具有明显的抗心肌缺血及再灌注损伤作用，亦有一定的血管舒张作用，能抗血小板集聚和血栓形成，有改善血液流变学和改善微循环的作用，总之此疗法能较好地维持重要器官血流灌注，防治细胞损伤，维护重要器官的功能。

（4）适当补充血容量：广泛大面积心肌梗死或高龄患者应避免过度扩容，诱发急性左心衰竭。如CVP≥10cmH$_2$O或PCWP＞12mmHg时补液速度应适当减慢。

（5）机械性辅助循环：经上述处理后休克无法纠正者，可考虑主动脉内球囊反搏（IABP）、左室辅助泵等机械性辅助循环。

（6）溶栓、介入、外科治疗：应用静脉溶栓治疗AMI病人可防止心源性休克，但已发生了休克，溶栓疗效甚微。AMI并心源性休克病人急诊PCI或急诊CABG术可提高生存率。

（7）洋地黄制剂：一般在急性心肌梗死开始的24小时，尤其是6小时内应尽量避免使用洋地黄制剂。其他原因引起的心源性休克，在经上述处理后病情无改善时可酌情使用西地兰0.2～0.4mg，静注。

（三）低血容量性休克

1. 临床特点

低血容量性休克是由于大量失血、失水、严重灼伤或创伤，有效循环血量急剧减少，外周循环衰竭，组织灌注不足，导致缺氧和酸中毒，最终造成多器官功能衰竭甚至死亡。当总血容量突然减少30%～40%以上，静脉压下降、回心血量减少，心排量下降。若减少超过总血量的50%，会很快死亡。失血量估计如下：休克指数（脉率/收缩压）为0.5，正常或失血量为10%；休克指数为1.0，失血量约为20%～30%；休克指数为1.5，失血量约为30%～50%；收缩压＜80mmHg，失血量约在1500mL以上。出现以下任一情况，失血量约在1500mL以上：①苍白、口渴；②颈外静脉塌陷；③快速输入平衡液1000mL，血压不回升；④一侧股骨开放性骨折或骨盆骨折。

2. 中西结合治疗要点

（1）立即止血：各种原因引起的内出血或外出血，都造成绝对血容量的丧失，所以在大量补充血容量的同时，应尽快进行止血，如局部的加压包扎、填塞，若为内脏破裂出血，则应尽早手术治疗。

（2）迅速扩充血容量：救治的目标要针对恢复组织氧合，纠正机体酸碱、水电解质和内环境的紊乱。如能在低血容量休克早期阶段就及时有效地开始液体复苏，则救治成功率会显著提高。

①补液量：在低血容量性休克早期，针对细胞外液的明显减少，通常补液量是失液量的2~4倍，晶体液与胶体液的比例为3∶1。

②补液种类：详见前述内容。新一代羟乙基淀粉（万汶）扩容效果保持贺斯的理想特性，100%初始容量效应，从血中完全清除，对凝血功能影响最小，长期大剂量使用可完全从肾脏清除，无组织蓄积，肾功能不全患者可以安全使用，用量增至50mL/（kg·d），在失血性休克抢救时，用量可以不加限制。

失血性休克扩容液体的选择，晶体液主要补充细胞外液，胶体液主要补充血管内容量。不同种类的胶体溶液其扩容效力和持续时间不同。当血细胞比容<0.25或血红蛋白<60g/L时，应补充红细胞。

③补液速度：原则是先快后慢，第一个半小时输入1500mL平衡液，500mL右旋糖酐或500mL羟乙基淀粉，如休克缓解可减慢补液速度，如血压不回升，可再快速输注平衡液1000mL，如仍无反应可输红细胞600~800mL，或用5%~7%氯化钠注射液200mL，其余液体可在6~8小时内输入。输液速度和量必须根据临床监测结果及时调整。

④监测方法：临床补液的量主要根据监测血压、心率、尿量、中心静脉压、血细胞比容来判断。循环恢复灌注良好指标为：尿量>0.5mL/（kg·h）；收缩压>90mmHg；脉压>30mmHg；中心静脉压为5~12cmH$_2$O。

（3）失血性休克属中医气随血脱证，在迅速扩充血容量的基础上可予参麦（生脉）注射液、参附注射液，静脉给药，可根据病情重复应用，达到救阴回阳的目的；神昏者可用醒脑静注射液静滴，以醒神开窍。

（四）过敏性休克

1. 临床特点

本病大都猝然发生，约半数患者在5分钟内发生症状，多见于注射药物后（如青霉素等），仅10%患者症状起于半小时以后，极少数患者在连续用药的过程中出现本症。

过敏性休克有两大特点：

（1）血压急剧下降到80/50mmHg以下，病人出现意识障碍。

（2）在休克出现之前或同时，出现与过敏相关的症状如下：①皮肤潮红、瘙痒，继以广泛的荨麻疹和（或）血管神经性水肿；皮肤黏膜表现往往是过敏性休克最早且最常出现的征兆，还可出现喷嚏、水样鼻涕、声哑，甚而影响呼吸。②患者出现喉头堵塞感、胸闷、气急、喘鸣、憋气、发绀，严重者可窒息死亡。呼吸道阻塞症状是本症最多见的表现，也是最主要的死因。③心悸、出汗、面色、苍白、肢冷、发绀、脉速而弱甚

27

至脉搏消失，血压迅速下降，乃至测不到血压，最终导致心跳骤停等循环衰竭表现。④先出现恐惧感，烦躁不安和头晕，随着脑缺氧和脑水肿加剧，可发生意识不清或完全丧失等意识方面的改变。

2. 中西结合治疗要点

（1）一般处理：①立即脱离可疑的过敏物质。在注射或虫咬部位以上的肢体进行结扎（必须10～15分钟放松1次，以免组织缺血），也可在注射或叮咬的局部用0.1%肾上腺素0.1mL皮下注射以减缓过敏物质的吸收。②保持呼吸道通畅，面罩或鼻导管给氧，如有明显支气管痉挛，可以喷雾吸入0.5%沙丁胺醇溶液0.5mL，以缓解喘息症状，如发生喉头水肿时立即做气管切开或行环甲膜穿刺术。③对神志、血压、心率及血氧饱和度等生命体征进行密切监测。

（2）肾上腺素是救治本症的首选药物。立即给0.1%肾上腺素0.3～0.5mL，如果病情需要可以间隔15～20分钟再注射2～3次。一般经过1～2次肾上腺素注射，多数病人休克症状在半小时内均可逐渐恢复。

（3）静脉滴注地塞米松10～20mg或琥珀酸氢化可的松200～400mg或甲基泼尼龙120～240mg。

（4）及时补充血容量，以恢复有效循环。首剂补充晶体液500mL快速滴入，成人首日补液量一般可达3000mL。

（5）对于顽固性低血压，也可选用如去甲肾上腺素、间羟胺等，以维持血压稳定。

（6）抗过敏药物如异丙嗪25～50mg，肌内注射，必要时可以使用H_2受体阻滞药，如雷尼替丁、法莫替丁、西咪替丁等。还可用赛庚啶和钙剂等。

第四章
严重心律失常

心律失常是由心脏的激动起源异常和激动传导异常所致的心率、节律、传导顺序发生异常变化，引起心悸、胸闷甚至产生血流动力学改变。它可以是一个独立疾病，也可以是其他疾病的表现。

某些心律失常因心电的严重紊乱可致血流动力学严重恶化，从而引起重要脏器（心、脑、肾）缺血，表现为心源性休克、心绞痛、心源性脑缺氧综合征、急性肾功能不全甚至猝死，故称为严重心律失常或恶性心律失常。

严重心律失常具有高度的危险性和致死性，常使临床症状恶化甚至危及生命，应及时诊断、救治。

本病属于祖国医学"心动悸""心悸""怔忡""眩晕""昏厥""脱证"等病范畴。

一、病因病理

（一）西医病因病理（从略）

（二）中医病因病机

中医学认为，严重心律失常多因外邪侵袭、情志所伤、体虚劳倦、饮食不节、药物过量或误服所致。本病病位在心，与肝、脾、肾、肺四脏的关系密切。病性有虚实之分。虚者，气血阴阳亏损，脏腑经络不足，心失所养；实者，痰饮、瘀血、气滞、邪毒等有余，致使气血运行不畅。病久不愈，多属虚实夹杂之病。

二、西医诊断与治疗

（一）快速性心律失常

1. 危险性室性早搏

（1）临床特点

危险性室性早搏是指易转变为危重的致命性心律失常（室速、室颤）、增加猝死危险性的室性早搏。出现下列情况提示危险性室性早搏如R-on-T型室性早搏、频发室性早搏形成室早二联律、三联律（图4-1）、多源性室性早搏、成对的室性早搏（图4-2）、两次连续发生的室性早搏、短阵室速（图4-3）等，需积极治疗以防猝死。

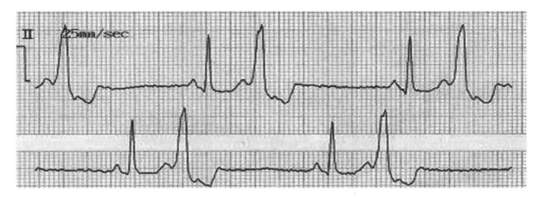

图4-1　室早二联律

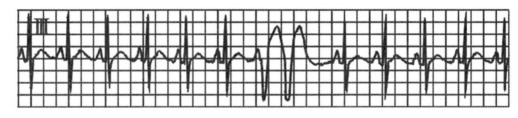

图4-2　成对的室性早搏

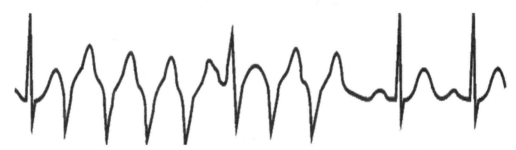

图4-3　短阵室速

（2）治　疗

对危险性室性早搏，首先应控制基本病因及纠治诱因，如改善心肌缺血、改善心功能、纠正电解质紊乱、停用相关药物，这样，不但减少室性早搏的形成，而且也降低了室早的危险程度。

危险性室性早搏首选利多卡因50mg稀释于25%GS 40mL中静脉注射，之后1～4mg/min持续静脉滴注。病情好转后可口服美西律普罗帕酮。

2. 阵发性室上性心动过速

（1）临床特点

突然发作并突然终止，发作可持续数秒、数小时或数日，部分病人发作时可伴有晕厥先兆或晕厥。

心电图特点为房性与交界区性，但因P′波常不易明辨，故将两者统称之为室上性，心律绝对规则，频率多在150～240次/分，QRS波与窦性者相同，但若有束支传导阻滞或因差异性传导时可宽大畸形，ST-T可有继发性改变（图4-4）。

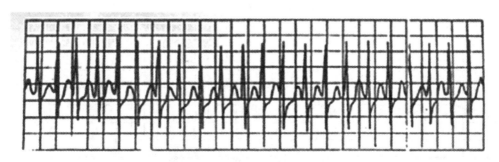

图4-4　阵发性室上性心动过速

（2）治　疗

可先用迷走神经刺激法，但此种方法在急危重症抢救中受到一定限制，对于无效或效果不良者可采用药物治疗。用药原则是切忌多种抗心律失常药物同时使用。

①机械刺激迷走神经方法：采用压舌板刺激悬雍垂，诱发恶心呕吐；深吸气后屏气再用力做呼气动作（Valsava法）、颈动脉按摩（病人取仰卧位，先按摩右侧约5～10秒，如无效再按摩左侧，切忌两侧同时按摩，以防引起脑部缺血）、压迫眼球（嘱病员眼球向下，用拇指压迫一侧眼球上部10～15秒，如无效可试另一侧，此法老人不宜，有青光眼或高度近视者禁忌）。操作时应监测心率和心律，一旦心动过速终止，立即停止刺激。

②抗心律失常药物的应用

a. 维拉帕米（异搏定）：5mg稀释后静注（5分钟），发作中止即停止注射，15分钟后未能转复可重复1次。

b. 普罗帕酮（心律平）：70mg稀释后静注（5分钟），10～20分钟后无效可重复70mg；30分钟后无效可再重复70mg。极量210mg。

c. 三磷酸腺苷（ATP）：为一种强迷走神经兴奋剂，常用ATP10～20mg稀释后快速静注，5～10秒内注射完毕，3～5分钟后未复律者可重复1次。

d. 洋地黄：西地兰0.4mg稀释后缓慢静注，2小时后无效可再给0.2～0.4mg，室上速伴有心功能不全者首选，不能排除预激综合征者禁用。

e. 胺碘酮：150mg稀释后静注10分钟以上。

③电复律：药物无效且发生明显血流动力学障碍者，可考虑同步直流电复律，能量不超过30J，但洋地黄中毒者禁忌。

3. 阵发性室性心动过速

（1）临床特点

为突发突止的心动过速，发作时心排血量减少，症状取决于心室率及持续时间，短暂者（小于30秒）症状不明显，持续30秒以上者有心排血量不足表现，包括气急、少尿、低血压、心绞痛或晕厥。

心电图特点为连续3个或3个以上的室性异位搏动（期前收缩），QRS波群宽大畸形，QRS时限大于0.12秒，心室律基本匀齐，频率多为100～200次/分（图4-5），可有继发性ST-T改变，有时可以见到保持固有节律的窦性P波融合于QRS波的不同部位，遇合适机会可发生心室夺获（图4-5）。

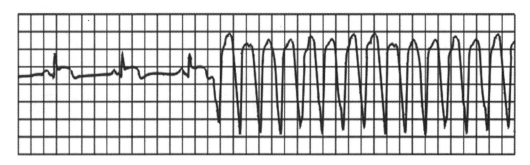

图4-5 阵发性室性心动过速

（2）治 疗

应做紧急处理，争取在最短时间内控制发作，在选用抗心律失常药物的同时，应做好直流电同步复律的准备，伴有休克者应予抗休克及必要的病因治疗。

①利多卡因：50～100mg静注，1～2分钟注完，必要时5～10分钟后再给50mg，直至心律转复或在总量达300mg为止，有效后以1～4mg/min的速度静脉滴注24～48小时。

②普罗帕酮（心律平）：以1.0～1.5mg/min静脉滴注维持。禁忌证有重度心衰、严重心动过缓、窦房、房室、室内传导阻滞等。

③普鲁卡因酰胺：100mg静注（3～5分钟内），每隔5～10分钟重复1次，直至心律失常被控制或总量达1000mg，有效后以1～4mg静脉滴注维持。在静脉应用过程中，如出现血压下降应立即停止注射。

④胺碘酮：3mg/kg稀释后缓慢静注，或以5～10mg/kg加入液体100mL中于30分钟内静脉滴注或至发作停止，一般一日量不超过300～450mg。主要禁忌证有严重心动过缓、高度房室传导阻滞等。

⑤电复律：对室速伴有明显血流动力学障碍、药物治疗无效以及室速持续时间超过2小时者有应用同步直流电复律指征，初次能量为50J，转复不成再加大能量至100～200J，或先静注利多卡因再加大电击能量，转复成功后尚需抗心律失常药物静滴维持预防复发；洋地黄中毒者禁用。

4. 尖端扭转型室速

（1）临床特点：尖端扭转型室速发作时呈室性心动过速特征，QRS波的尖端围绕基线扭转，典型者多伴有QT间期延长，易致昏厥，可发展为室颤致死。常见病因为各种原因所致的QT间期延长综合征、严重的心肌缺血或其他心肌病变、使用延长心肌复极药物（如奎尼丁、普鲁卡因酰胺、胺碘酮等）以及电解质紊乱（如低钾、低镁）。

（2）心电图特点：基础心律时QT延长、T波宽大、U波明显、TU融合。室速常由长间歇后舒张早期室早（Ron-T）诱发。室速发作时心室率多在200次/分，宽大畸形、振幅不一的QRS波群围绕基线不断扭转其主波的正负方向，每连续出现3～10个同类的波之后就会发生扭转，翻向对侧（图4-6）。

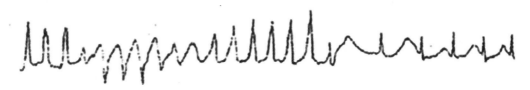

图4-6　尖端扭转型室速

（3）治　疗

①对属于获得性病因者

a. 静脉补钾和补镁：根据缺钾程度通常用氯化钾静脉滴注；镁可激活细胞膜上ATP酶而使复极均匀化以及改善心肌代谢等，予1～2g硫酸镁用50～100mL液体稀释后缓慢静注，继以1～8mg/min持续静滴，即使血镁正常亦无妨。

b. 异丙肾上腺素：1～4μg/min静脉滴注，注意调节剂量，使心室率维持在90～110次/分之间。应用异丙肾上腺素可缩短QT间期及提高基础心率，使心室复极差异缩小，有利于控制尖端扭转型室速的发作。

②对属于先天性病因者（肾上腺素能依赖性）

首选药物为β受体阻滞剂，常用美托洛尔25～50mg，每日2～3次口服或普萘洛尔10～30mg，每日3次口服。β受体阻滞剂可使心率减慢，QT间期因此延长，但QTc可能缩短。

对上述药物治疗无效的持续性发作者可采用直流电复律或安装永久性起搏器。

5. 心室扑动与颤动

（1）临床特点

心室扑动与颤动是急诊急救中最危重的心律失常，如处理不及时或处理不当可使患者在短时间内致命，故又称为临终心律。发生室扑与室颤时，心脏失去排血功能，患者有晕厥及阿斯综合征表现。

心电图特点为：

①心室扑动无正常QRS-T波群，代之以连续快速而相对规则的大振幅波动，频率多在200~250次/分，室扑常为暂时性，大多数转为室颤，是室颤的前奏。室扑与室速的辨认在于后者QRS与T波能分开，波间有等电位线且QRS时限不如室扑宽（图4-7）。

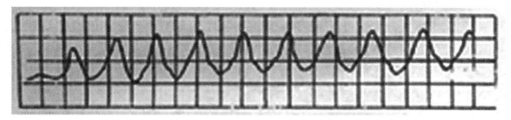

图4-7　心室扑动

②心室颤动：心电图特点为QRS-T波完全消失，出现形状不同、大小各异、极不匀齐的快速频率波形，频率多在250~500次/分。根据室颤波振幅可分为粗颤型（室颤波幅≥0.5mV）和细颤型（室颤波幅<0.2mV），预示病人存活机会极小，往往是临终前改变。室颤与室扑的识别在于前者波形及节律完全不规则，且电压较小（图4-8）。

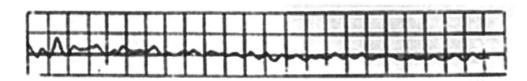

图4-8　心室颤动

（2）治　疗

①紧急非同步直流电转复为唯一的治疗手段，单相波电除颤电击量首次360J；双相波电除颤首次能量选择150J或200J。如室性颤动为细颤，应立即静注0.1%肾上腺素1mL，使变成粗颤，然后电击，方有可能收效。电击时要提示在场所有人员不要接触患者身体。

②在没有除颤设备的情况下，如发生在目击下或1分钟之内，应立即单手叩击心前区，并实施心肺复苏术；同时也可使用药物除颤，但效果不及电转复快捷和确切，用药方法同室速的处理。

6. 快速心房颤动

（1）临床特点

快速房颤可引起血流动力学障碍，多见于二尖瓣病、高心病、心肌病等，亦可见于房间隔缺损、肺梗塞、三尖瓣病变和慢性心衰。

心电图特点为P波消失，代之以小而不规则的振幅、形态均不一致的基线波动（房颤波f），频率350~650次/分，心室率不规则，心室率>100次/分，QRS波宽度一般正常（图4-9）。

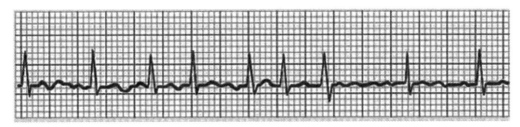

图4-9 心房颤动

（2）治 疗

①首先控制心室率，予β受体阻滞剂，如口服美托洛尔片，50mg/12h；有器质性心脏病尤其是心功能欠佳的患者，首选静脉毛花苷丙，控制心室率在100次/分以下后改为口服维持。

②药物转复：可用胺碘酮5mg/kg，静脉滴注，持续1小时以上；900mg滴注24小时以上，或口服胺碘酮200mg/8h，持续1周；200mg/12h持续1周，100～200mg/d维持。

③电复律：择期复律宜为首次发作已知病因引起的房颤；紧急且危及患者生命，可试用同步直流电复律，能量为100J。

（二）缓慢性心律失常

1. 临床特点

严重的缓慢性心律失常主要包括急性窦房结功能不全、窦房阻滞、Ⅱ度Ⅱ型房室传导阻滞、高度房室传导阻滞及Ⅲ度房室传导阻滞等。这类心律失常往往对患者血流动力学产生严重影响，病人可感头晕、乏力、胸闷、心悸、黑蒙，有可能发生阿-斯综合征，甚至猝死。

2. 心电图特点

（1）窦房阻滞：Ⅲ度窦房阻滞表现为较正常P-P间期，显著长的间期内无P波发生，或P-QRS均不出现，长的P-P间期与基本的窦性P-P间期无倍数关系，其与窦性静止较难鉴别（图4-10）。

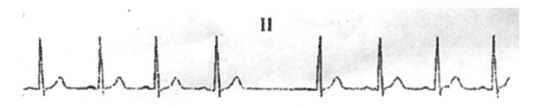

图4-10 Ⅲ度窦房阻滞

（2）Ⅱ度Ⅱ型房室传导阻滞：又称Morbiz Ⅱ型，表现为P-R间期恒定（正常或延长），几个P波之后脱落一个QRS波，呈3∶2、4∶3等传导阻滞。Ⅱ度Ⅱ型易发展成Ⅲ度（图4-11）。

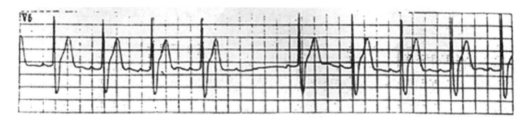

图4-11　Ⅱ度Ⅱ型房室传导阻滞

（3）高度房室传导阻滞：连续出现两次或两次以上的QRS波群脱漏者称之，例如3：1、4：1房室传导阻滞（图4-12）。

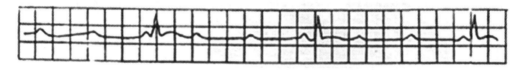

图4-12　高度房室传导阻滞

（4）Ⅲ度房室传导阻滞：又称完全性房室传导阻滞，P波与QRS波无固定关系，P-P间期相等，房率高于室率，QRS波群形态取决于起搏点部位，频率20～40次/分。心房颤动时，如果心室律慢而绝对规则，即为房颤合并Ⅲ度房室传导阻滞（图4-13）。

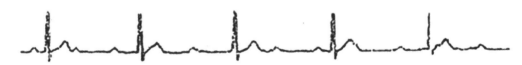

图4-13　Ⅲ度房室传导阻滞

3. 治　疗

救治原则是尽量提高过于缓慢的心率，促进传导，以改善或保证重要器官的血供；同时还要针对病因治疗及消除诱因，包括停用致心动过缓及传导阻滞的有关药物、纠正电解质紊乱等。

（1）药物治疗

①异丙肾上腺素：1～4μg/min静脉滴注，控制滴速使心室率维持在60次/分左右。对心绞痛、急性心肌梗死或心衰者慎用或禁用。

②阿托品：1～2mg加入250～500mL液体中静脉滴注，也可以0.5～1mg皮下注射或静脉注射。对前列腺肥大的老年人慎用，青光眼者禁用。

③糖皮质激素：地塞米松10～20mg静脉滴注，用于急性窦房结功能不全或急性房室传导阻滞，有利于病变的恢复。

④碱性药物（碳酸氢钠或乳酸钠）：有改善心肌细胞应激性、促进传导、增强心

肌细胞对拟交感药物反应的作用，尤其适用于高血钾或伴酸中毒时。

（2）心脏起搏器治疗

对急性窦房结功能不全、Ⅱ度Ⅱ型、Ⅲ度房室传导阻滞伴晕厥或心源性休克者，应首选临时人工心脏起搏。对于经药物治疗无效的各种严重缓慢型心律失常应考虑植入永久性起搏器治疗。

三、中医治疗

（一）辨证治疗

其辨证治疗应分虚实，虚证分别予以补气、养血、滋阴、温阳；实证则应祛痰、化饮、清火、行瘀。但本病以虚实错杂为多见，且虚实的主次、缓急各有不同。应"急则治其标"，先予宁心定悸，而后分别采取"虚则补之""实则泻之"或标本兼治的治法。

1. 心虚胆怯

证候：心悸不宁，善惊易恐，坐卧不安，不寐多梦而易惊醒，恶闻声响，食少纳呆，苔薄白，脉细略数或细弦。

治法：镇惊定志，养心安神。

方药：安神定志丸加减。

2. 心脾两虚

证候：心悸气短，头晕目眩，失眠健忘，面色无华，倦怠乏力，纳呆食少，舌淡红，脉细弱。

治法：健脾养心，益气安神。

方药：归脾汤加减。

3. 气阴两虚

证候：心悸不宁，气短懒言，神疲乏力，夜寐不安，自汗盗汗，口燥咽干，舌红少苔，脉细，或见数、疾、促、代或雀琢。

治法：益气养阴，宁心复脉。

方药：炙甘草汤加减。

4. 心阳不振

证候：心悸不安，胸闷气短，动则尤甚，面色苍白，形寒肢冷，舌淡苔白，脉象虚弱或沉细无力。

治法：温补心阳，安神定悸。

方药：参附汤和桂枝甘草汤加减。

5. 心脉瘀阻

证候：心悸不安，胸闷不舒，心痛时作，痛如针刺，入夜尤甚，唇甲青紫，舌质紫暗或有瘀斑，脉涩或结代。

治法：活血化瘀，理气通络。

方药：血府逐瘀汤加减。

6. 痰火扰心

证候：心悸胸闷，时作时止，烦躁易惊，失眠多梦，口干苦，大便秘结，小便短赤，舌红，苔黄腻，脉弦滑。

治法：清热化痰，宁心安神。

方药：黄连温胆汤加减。

（二）常用中药制剂的应用

1. 中药针剂

（1）生脉注射液：每次50～100mL加入5%葡萄糖注射液200mL内，每日1～3次，静脉滴注。或参麦注射液50～100mL，静脉注射或静脉滴注。适用于气阴两虚、阴脱证。

（2）参附注射液：每次20～60mL加入5%葡萄糖注射液250mL内，每日1～2次，静脉滴注。适用于阳气衰微、心阳不振、阳脱证。

（3）注射用益气复脉粉针：每次1.3g加入5%葡萄糖注射液250mL内，每日1～2次，静脉滴注。适用于气阴耗伤、气脱、血脱证。

（4）丹参注射液：每次20mL加入5%葡萄糖注射液250mL内，每日1次，静脉滴注。适用于血热血瘀证。

（5）注射用血塞通粉针：每次0.4g加入5%葡萄糖注射液250mL内，每日1次，静脉滴注。适用于气虚血瘀证。

2. 中成药

（1）参松养心胶囊：每次4粒，每日3次，口服。

（2）稳心颗粒：每次15g，每日3次，口服。

（3）心宝丸：每次1～2粒，每日3次，口服或舌下含服。

四、中西医结合治疗要点

（一）治疗原则

严重心律失常发作时应立即急救顾命，继之重视预防发作和病因治疗。

（二）治疗措施

严重心律失常发作时常可危及生命，故应分秒必争，及时正确采取药物或非药物治疗措施，以挽救患者生命。

1. 药物治疗

宜中西药有机配合，抗心律失常西药的应用详见前述。中医药治疗心律失常是从患者整体出发，辨证施治，具有整体整合调节作用。严重心律失常一旦发生，应据辨证立即运用现代中药制剂，发挥中药多系统、多靶点、多环节整体调节作用的优势。中药抗心律失常疗效确切，不良反应少，长期服药，还能起到巩固疗效、预防复发的作用。例如，参松养心胶囊是经国内循证医学临床研究证实疗效卓越的抗心律失常中成药，具有多离子通道与非离子通道整合调节作用，治疗室性早搏优于美西律；治疗阵发性房颤与普罗帕酮相当；治疗缓慢性心律失常（SSS、房室传导阻滞）疗效确切，用药安全性高，特色优势明显。另外，还可据辨证选用稳心颗粒、心宝丸、生脉、参附、丹参注射液、注射用益气复脉粉针、注射用血塞通粉针（三七总皂苷）等，用法详见前述。

2. 非药物治疗

心脏起搏器多用于治疗缓慢心律失常；同步直流电复律适用于心房扑动、心房颤动、室性心动过速和室上性心动过速的转复，治疗心室扑动或心室颤动时则用非同步直流电除颤。电除颤和电复律疗效迅速、可靠而安全，是尽快终止快速心律失常的主要方法，但并无预防发作的作用。近年来非药物治疗发展迅速，导管消融术是无器质性心脏病基础的阵发室上性心动过速、预激综合征、单一形室性心动过速患者的首选治疗方法之一。植入式心律转复除颤器（ICD）集电复律、除颤与双腔起搏功能为一体，不仅可在出现缓慢心律失常时维持心脏活动，还能鉴别室上性心动过速与室性心动过速，避免ICD误判而进行不必要的电击，对心脏骤停和（或）持续发作室性心动过速的二级预防疗效以及长期生存率明显优于抗心律失常药，被公认为不可逆病因所致心脏骤停患者的首选治疗。

（三）预防发作和病因治疗

包括纠正心脏的病理改变、调整异常病理生理功能（如冠状动脉狭窄、泵功能不全、自主神经张力失衡等）以及去除导致心律失常发作的其他诱因（如电解质紊乱、药物副作用等）。前述中药制剂有标本兼治的作用，可以改善心肌供血，从而治疗心律失常的病理基础，通过调节心肌细胞自律性，改善心脏传导，调节心脏自主神经功能，改善心肌细胞代谢，发挥广谱抗心律失常作用，对缓慢性、快速性心律失常均有较好的疗效，并可明显改善患者心慌、气短、失眠、乏力等症状。

第五章
发　热

发热是指机体在致热源（内源性、外源性）作用下或各种原因引起体温调节中枢的功能障碍时，体温升高超出正常范围。它是内科急诊中最常见的症状。

引起发热的原因很多，最常见的是感染（包括各种传染病），其次是结缔组织病（胶原病）、恶性肿瘤等。发热对人体有利也有害，发热时人体免疫功能明显增强，这有利于清除病原体和促进疾病的痊愈，而且发热也是疾病的一个标志，因此，体温不太高时不必用退热药。但如体温超过40℃（小儿超过39℃）则可能引起惊厥、昏迷，甚至脑损伤等严重后遗症，故应及时处理。

感染性发热属祖国医学外感热病范畴。外感热病是指感受六淫之邪或温热疫毒之气，使体温升高，并持续不降，伴有恶寒、面赤、烦渴、脉数等为主要临床表现的一种病症。

一、病因病理

（一）西医病因病理

发热是由于发热激活物作用于机体，导致内生致热原（EP）的产生并入脑作用于体温调节中枢，引起发热中枢介质的释放继而引起调定点的改变，最终引起发热。常见的发热激活物有来自体外的外致热原：细菌、病毒、真菌、螺旋体、疟原虫等；来自体内的：抗原抗体复合物、类固醇等。内生致热原（EP）来自体内的产EP细胞，其种类主要有：白细胞介素-1（IL-1）、肿瘤坏死因子（TNF）、干扰素（IFN）、白细胞介素-6（IL-6）等。EP作用于体温调节中枢，致使正、负调节介质的产生。后者可引起调定点的改变并导致发热的产生。

发热本身不是疾病，而是一种症状，它是体内抵抗感染的机制之一。发热甚至可能有它的用途，如缩短疾病时间、增强抗生素的效果等。

不明原因发热（FUO）的病因是一个世界性难题，有近10%的FUO病例始终不能明确病因。发热本身可由多类疾病，如感染、肿瘤、自身免疫病和血液病等疾病引起，无法明确归类。FUO有准确的定义，其包含3个要点：①发热时间持续≥3周；②体温多次＞38.3℃；③经1周以上完整的病史询问、体格检查和常规实验室检查后仍不能确诊者。

另外，临床还可见一些非致热源性发热，如：体温调节中枢直接受损（如颅脑外伤、出血、炎症等）；引起产热过多的疾病（如癫痫持续状态、甲状腺功能亢进症等）；引起散热减少的疾病（如广泛性皮肤病、心力衰竭等）。

（二）中医病因病机

外感高热以卒感六淫邪毒、疫疠之气为致病因素；卫气虚弱、卫外失固为发病之内因，所谓"邪之所凑，其气必虚"。"正邪交争"为根本病机。其病因病机特点为外感邪毒内侵，正邪交争，阴阳失衡，导致热感急候，易于伤阴耗气，易致昏谵、痉、闭、脱各种出血等脏真受伤的危候，形成邪实或正虚邪实复杂证候。故临证时要详察热型、辨口渴、汗出、腹满、黄疸、斑疹、白蓓、神志等征象，以辨明病邪性质及病位。本证病位多在三阳经、卫气营血与其相关的脏腑，如肺、胃、大肠、肝、胆、肾、膀胱。其病初起多属热证、实证；中期虽可见虚象，但仍以邪实为主，后期或发生逆变证时，则虚损之象较著，以气阴亏损或阳气衰微为常见。本证不分年龄、性别，一年四季皆可罹患，病程一般较短。

二、诊　断

发热临床表现复杂，大多数患者根据临床特点与全面检查后可明确诊断。根据热程热型与临床特点，可分为急性发热（热程小于2周）、长期发热（热程超过2周且多次体温在38℃以上）和反复发热（周期热）。一般认为急性发热病因中感染占首位，其次为肿瘤、血管–结缔组织病。这三类病因概括了90%发热的诊断。而感染性发热，以细菌引起的全身性感染、局限性脓肿泌尿系感染、胆道感染为多见，结核病居第二位，其中肺外结核远多于肺结核。恶性肿瘤以发热为主要表现者，依次为淋巴瘤恶性组织细胞瘤和各种实质性肿瘤，在原因不明发热中所占比例较高。

发热的诊断原则是对临床资料要综合分析，以明确发热原因。判断热程长短对诊断具有较大的参考价值，感染性疾病热程相对较短；呈渐进性消耗衰竭者，则以肿瘤为多见；热程长无中毒症状，发作与缓解交替出现者，则有利于血管–结缔组织病的诊断。在原因不明发热诊治过程中，要密切观察病情，重视新出现的症状和体征并据此做进一步检查，对明确诊断很有意义。

（一）病史与体格检查

详细询问病史（包括流行病学资料），认真系统的体格检查非常重要。如对起病缓急、发热期限与体温曲线变化规律要认真分析，伴有恶寒者多提示感染性疾病，然而淋巴瘤、恶性组织细胞瘤等约三分之二也有恶寒，说明恶寒并非感染性疾病所特有。但有明显寒战则常见于严重的细菌感染（肺炎双球菌性肺炎、败血症、急性肾盂肾炎、急性化脓性胆管炎等），疟疾，输血或输液反应等，在结核病、伤寒、立克次体病与病毒感染则少见，一般不见于风湿热。如发热伴有神经系统症状，如剧烈头痛呕吐、意识障碍及惊厥、脑膜刺激征等则提示病变在中枢神经系统，应考虑脑炎、脑膜炎；老年患者有严重感染时，常有神志变化，而体温不一定高，值得注意。

询问流行病学史如发病地区、季节、年龄职业、生活习惯、旅游史与同样病者密切接触史、手术史、输血及血制品史、外伤史、牛羊接触史等，在诊断上均有重要意义，有时一点的发现即可提供重要的诊断线索。

（二）分析热型

临床上各种感染性疾病具有不同的热型，在病程进展过程中热型也会发生变化。因此了解热型对于诊断、判断病情、评价疗效和预后均有一定的参考意义。

（1）按温度高低（腋窝温度）分为低热型（<38℃）、中热型（38～39℃）、高热型（39～40℃）、超高热型（>40℃）。

（2）按体温曲线形态分型为稽留热、弛张热、间歇热、回归热、波状热、不规则热等热型。大多认为热型与病变性质有关。决定病变性质的因素为内生致热原产生的速度数量和释放入血的速度，这些均影响体温调定点上移的高度和速度。

（三）区别感染性发热与非感染性发热

1. 感染性发热

感染性发热多具有以下特点：①起病急，伴或不伴寒战的发热；②全身及局部症状和体征；③血象：白细胞计数高于$12×10^9$/L，或低于$4×10^9$/L；④四唑氮蓝试验（NBT）：如中性粒细胞还原NBT超过20%，提示有细菌性感染，有助于与病毒感染及非感染性发热的鉴别（正常值<10%），应用激素后可呈假阴性；⑤C反应蛋白测定（CRP）：阳性提示有细菌性感染及风湿热，阴性多为病毒感染；⑥中性粒细胞碱性磷酸酶积分增高：正常值为0～37，增高愈高愈有利于细菌性感染的诊断，当除外妊娠癌肿、恶性淋巴瘤者更有意义，应用激素后可使之升高或呈假阳性。

2. 非感染性发热

非感染性发热具有下列特点：①热程长，超过2个月，热程越长，可能性越大；②长期发热一般情况好，无明显中毒症状；③贫血、无痛性多部位淋巴结肿大、肝脾肿大。

三、鉴别诊断

（一）急性发热

1. 呼吸道病毒性感染

占急性呼吸道疾病的70%～80%。由鼻病毒、流感病毒、腺病毒、呼吸道合胞病毒、柯萨奇病毒等引起。其临床特点为多种表现，上呼吸道感染症状大多较轻而细支气管炎和肺炎的症状较重。诊断主要依据临床表现、白细胞计数和X线检查及对抗生素的治疗反应等。近年由于诊断技术的进展，可用免疫荧光法和酶联免疫吸附试验（ELISA）快速诊断方法确定病原。常见有流行性感冒、普通感冒、腺咽结膜热、疱疹性咽峡炎、细支气管炎、肺炎等。须与呼吸道细菌性感染鉴别。

2. 严重急性呼吸综合征（SARS）

该病是一种由冠状病毒引起的以发热呼吸道症状为主要表现的具有明显传染性的肺炎，重症患者易迅速进展为ARDS而死亡。对于有SARS流行病学依据，有发热、呼吸道症状和肺部体征，并有肺部X线CT等异常影像改变，能排除其他疾病诊断者，可以做出SARS临床诊断，在临床诊断的基础上，若分泌物SARS冠状病毒RNA检测阳性，或血清SARS-CoV抗体阳转或抗体滴度4倍及以上增高，则可确定诊断。具备以下3项中的任何一项，均可诊断为重症SARS：①呼吸困难，成人休息状态下呼吸频率≥30次/分且伴有下列情况之一：胸片显示多叶病变或病灶总面积在正位胸片上占双肺总面积的三分之一以上；48小时内病灶面积增大＞50%且在正位胸片上占双肺总面积的四分之一以上。②出现明显的低氧血症，氧合指数＜300mmHg。③出现休克或多器官功能障碍综合征（MODS）。

3. 肾综合征出血热（HFRS）

主要诊断依据：①流行病学资料：除新疆、西藏、青海、台湾省及自治区外，其他省市均有报告；高度散发有明显季节性；多数地区（野鼠型）在10～12月为大流行高峰，部分地区在5～7月小流行；有直接或间接与鼠类及其排泄物接触史。②临床特点：具有发热、出血、肾损害三大主症及五期经过（发热期、休克期、少尿期、多尿期、恢复期）。③白细胞计数增高可有类白血病反应，病后1～2天出现异型淋巴细胞（≥7%），血小板减少，蛋白尿且短期急剧增加，若有膜状物可明确诊断。④HFRS抗体IgM 1：20阳性，用于早期诊断，病后1～2天出现阳性，4～5天阳性率达89%～98%。双份血清HFRS抗体IgG恢复期比早期有4倍以上增长也可确诊。

4. 传染性单核细胞增多症

由EB病毒引起，全年均可散发，见于青少年，特点是发热、咽峡炎、颈后淋巴结肿大、肝脾肿大。白细胞计数正常或稍低，单核细胞增高并伴有异型淋巴细胞（＞10%），嗜异性凝集试验1：64阳性，抗EBV-IgM阳性，可明确诊断。

5. 流行性乙型脑炎

有严格季节性，绝大多数病例集中在7～9月。以10岁以下儿童为主，近年成人和老年人发病率较前增高可能与儿童普遍接受预防接种有关。特点为起病急、高热、意识障碍、惊厥、脑膜刺激征、脑脊液异常等。结合流行季节，一般诊断较易，不典型者依靠脑脊液检查、流行性乙型脑炎特异性抗体、流行性乙型脑炎病毒抗原检测进行诊断。

6. 急性病毒性肝炎

甲型、戊型肝炎在黄疸前期，可出现恶寒发热，伴有上呼吸道感染症状，类似流行性感冒，易于误诊。特点是具有明显消化道症状和乏力，如食欲缺乏、恶心、呕吐、厌油腹胀、肝区痛、尿黄、肝功能明显异常，以助鉴别。

7. 斑疹伤寒

轻型流行性斑疹伤寒与地方性斑疹伤寒须与其他发热疾病鉴别。主要表现是起病

43

急，稽留型高热，剧烈头痛，病后3～5天出现皮疹等。肥达试验、外斐试验或恢复期较早期滴度上升4倍以上可确诊。

8. 急性局灶性细菌性感染

此类疾病共同特点是高热、恶寒或寒战，伴有定位性症状。急性肾盂肾炎：常见于生育期女性患者，有腰痛、尿频及尿痛，如尿检查有脓尿，可以成立诊断，病原学诊断有待细菌培养证实。症状严重者，应注意与肾周围蜂窝织炎、肾周脓肿相鉴别，及时进行B型超声或CT检查，必要时肾区诊断性穿刺可明确诊断。急性胆道感染：可伴有胆绞痛，体检胆囊区有明显压痛有助诊断。细菌性肝脓肿：通常并发于腹腔手术后或有腹腔化脓性感染、急性阑尾炎、十二指肠溃疡穿孔、胆囊或脾切除术后，当出现寒战、高热、白细胞增高，又未找到其他感染灶时，应想到此病，以肝右叶多见，右上腹部有显著的搏动性疼痛，在深呼吸或转位时加重，右季肋部有压痛、叩击痛与局部皮肤水肿，听诊呼吸音减弱或消失，X线检查发现右侧膈肌上升且活动受限，反应性胸膜炎等，及时进行B超、CT或核磁共振等检查可早期明确诊断。腹腔内脓肿可位于膈下结肠旁、阑尾周围、腹膜后等部位形成包裹性脓肿。

9. 脓毒症

专指由感染引起的全身炎症反应综合征（SIRS），有细菌存在或有高度可疑感染灶，是严重创伤、烧伤、休克、外科大手术后常见的并发症之一，进一步发展可导致脓毒性休克、多器官功能障碍综合征（MODS）等。在患有原发性感染灶，出现全身性脓毒症症状，并有多发性、迁徙性脓肿时有助于诊断。应警惕的是原发感染灶可很轻微或已愈合，故当遇到原因不明的急性高热，伴有恶寒或寒战出汗，全身中毒症状重，白细胞增高与核左移血中无寄生虫发现，无特殊症状体征，应考虑脓毒症，及时做血培养，找感染灶与迁徙性病灶（肺、皮肤等）。其致病菌以金黄色葡萄球菌、大肠杆菌及其他肠道革兰阴性杆菌为多见，近年真菌所致者有所增加。诊断根据1992年及2001年华盛顿国际脓毒症会议确定的定义和标准。

（二）长期高热

1. 感染性疾病

（1）结核病：以发热起病者有急性血行播散型肺结核、结核性脑膜炎、浸润型肺结核等原因不明的长期发热，如白细胞计数正常或轻度增高，甚至减少者应考虑到结核病。原发病变大多在肺部，及时做X线检查有助诊断。成人特点是起病急，热型呈稽留热或弛张热，持续数周数月，伴有恶寒、盗汗、咳嗽、痰少或痰中带血、气短、呼吸困难、发绀等；婴幼儿及老年人症状常不典型，患者多表现衰弱，部分病例有皮疹（结核疹），胸部检查常无阳性体征，可有肝脾轻度肿大，此病早期（2周内）诊断困难的原因是肺部X线检查常无异常，结核菌素试验也可阴性（约50%），尤其老年及体质差者多为阴性，痰结核杆菌（聚合酶链反应，PCR）及血结核抗体测定有助诊断。

（2）伤寒副伤寒：以夏秋季多见，遇持续性发热1周以上者，应注意伤寒的可能。近年伤寒不断发生变化，由轻症化、非典型化转变为病情重，热程长，并发症多等，在鉴别诊断中须注意。多次血培养或骨髓培养阳性是诊断的依据，肥达反应可供参考。

（3）细菌性心内膜炎：患者在抗生素治疗过程中突然出现心脏器质性杂音或原有杂音改变，或不断出现瘀斑或栓塞现象，应考虑到本病可能。

（4）肝脓肿：细菌性肝脓肿主要由胆道感染引起，特点是寒战高热，肝区疼痛，肝肿大压痛叩击痛，典型者诊断较易，长期发热而局部体征不明显时诊断较难，近年肝脏B超检查，诊断符合率达96%。阿米巴肝脓肿是阿米巴痢疾最常见的重要并发症，表现为间歇性或持续性发热，肝区疼痛、肝肿大压痛、消瘦和贫血等，肝穿刺抽出巧克力色脓液，脓液中找到阿米巴滋养体，免疫血清学检查阳性，抗阿米巴治疗有效可确诊。

2. 非感染性疾病

（1）原发性肝癌：临床特点是起病隐袭，早期缺乏特异症状，一旦出现典型症状则多属晚期。以发热为主诉者诊断较难，表现为持续性发热或弛张热，或不规则低热，少数可有高热（如炎症型或弥漫性肝癌）易误诊为肝脓肿或感染性疾病，及时检测甲胎蛋白（AFP），有利于早期诊断；凡ALT正常，排除妊娠和生殖腺胚胎癌如AFP阳性持续3周，或AFP＞200ng/mL持续2月即可确诊。此外，γ-谷氨酰转肽酶（γ-GT）、碱性磷酸酶（AKP）增高也有辅助诊断价值，B超、CT、放射性核素显像均有助于定位诊断；选择性肝动脉造影（或数字减影肝动脉造影）可发现1cm的癌灶，是目前较好的小肝癌定位的方法。

（2）恶性淋巴瘤：包括霍杰金病和非霍杰金淋巴瘤。多见于20～40岁，以男性多见。临床多无症状或有进行性淋巴结肿大、盗汗、消瘦、皮疹或皮肤瘙痒等。凡遇到未明原因的淋巴结肿大，按炎症或结核治疗1个月无效者，不明原因的发热，均应考虑本病的可能。确诊主要依靠病理检查，可做淋巴结活检、骨髓穿刺、肝穿、B超、CT等检查，并与传染性单核细胞增多症、淋巴结结核、慢性淋巴结炎、癌症淋巴结转移、风湿病及结缔组织病等鉴别。

（3）恶性组织细胞病：本病临床表现复杂，发热是常见的症状。有的病例似伤寒、结核病、胆道感染等，但经过临床系统检查治疗均无效，至晚期才确诊。与其他急性感染性疾病鉴别要点是：①临床似感染性疾病但找不到感染灶，病原学与血清学检查均为阴性；②进行性贫血、全血细胞减少显著；③肝脾、淋巴结肿大的程度显著；④随病程进展进行性恶病质；⑤抗生素治疗无效。对有长期发热原因不明，伴有肝脾肿大，淋巴结肿大，而流行病学资料、症状体征不支持急性感染且有造血功能障碍者，须想到本病的可能。如骨髓涂片或其他组织活检材料中找到典型的恶性组织细胞和大量血细胞被吞噬现象并排除其他疾病，则诊断基本可以成立。

（4）急性白血病：可有发热，经血涂片、骨髓检查可以确诊。不典型白血病仅表现为原因不明的贫血与白细胞减少，易误诊为急性再生障碍性贫血，骨髓涂片有异常改变可以诊断。故临床遇有发热、贫血乏力、齿龈肿痛、出血、粒细胞减少者，应及时进行骨髓涂片检查。

（5）血管-结缔组织病：①SLE：长期发热伴有两个以上器官损害，血象白细胞减少者应考虑到本病。多见于青年女性，临床特点首先以不规则发热伴关节痛，多形性皮疹（典型者为对称性面颊鼻梁部蝶形红斑）多见，伴日光过敏、雷诺现象、浆膜炎等，血沉增快，丙种球蛋白升高，尿蛋白阳性，血狼疮细胞阳性，抗核抗体（ANA）阳性，抗双链去氧核糖核酸（抗ds-DNA）抗体阳性，抗Sm（Smith抗原）抗体阳性。应注意SLE在病程中可始终无典型皮疹，仅以高热表现的特点。②类风湿性关节炎：典型病例较易诊断。少年型类风湿性关节炎（Still病），可有恶寒、发热、一过性皮疹，关节痛不明显，淋巴结肿大，肝脾肿大，虹膜睫状体炎，心肌炎，白细胞增高，血沉增快，但类风湿因子阴性，抗核抗体与狼疮细胞均阴性。

（三）长期低热

腋窝温度达37.5～38℃持续4周以上为长期低热。常见病因为结核病、慢性肾盂肾炎、慢性病灶感染（如副鼻窦炎、牙龈脓肿、前列腺炎、胆道感染、慢性盆腔炎等）；艾滋病、巨细胞病毒感染、甲状腺功能亢进、恶性肿瘤等。

（四）反复发热

常见疾病有布氏杆菌病，其流行病学资料是诊断的重要依据，如发病地区、职业与病畜（羊、牛、猪）接触史，饮用未消毒牛、羊奶，进食未煮熟的畜肉史。临床表现为反复发作的发热，伴有多汗，游走性关节痛、神经痛、睾丸炎、肝脾及淋巴结肿大等。血、骨髓培养阳性，血清凝集试验1：100以上，免疫吸附试验1：320以上，可助诊断；疟疾以间日疟、三日疟较常见，临床表现为阵发性寒战高热、大汗，及时查血涂片找疟原虫可确诊；淋巴瘤，及时进行骨髓涂片检查找到Reed-Sternberg细胞或骨髓活检均有助诊断；回归热，临床表现为周期性发热、起病急、寒战高热持续2～9天后体温骤降，大汗，无热期持续7～9天又突然高热，症状再出现，反复2～3次，全身酸痛、肝脾肿大，重者有出血倾向黄疸，结合发病季节，有体虱存在或有野外生活蜱叮咬史，须考虑到本病，血、骨髓涂片找到回归热螺旋体即可确诊。

（五）超高热

当体温调节中枢功能衰竭时可发生超高热（>40℃），对人体各组织器官，尤其脑组织损伤严重，可引起脑细胞变性、广泛出血、深度昏迷，于数小时内死亡，需要积极抢救。常见病因有中暑或热射病；中枢神经系统疾病，如病毒性脑炎、脑出血及下丘脑前部严重脑外伤等；细菌污染血液的输血反应等。

四、实验室及辅助检查

要据病情选择检查项目，并结合临床表现分析判断检查结果。如血常规、尿常规、病原体检测、X线、B型超声、CT、MRI、组织活检、骨髓穿刺等。

对大多数发热患者诊断性治疗并无诊断价值，对长期发热原因不明者，除肿瘤外可以进行诊断性治疗，但必须持慎重态度，应选择特异性强、疗效确切、副作用小的药物。常用于诊断性治疗药物有抗生素、抗原虫药、抗风湿药等，上述药物均有副作用（如药热、皮疹肝功能损害、造血器官损害等），如应用不当反而延误病情。

五、治　疗

（一）西医治疗

对大部分发热患者来说，即使不能立刻明确病因，也要及时进行对症处理，尤其对于体温大于40℃的患者或儿童更需要即刻降温处理。

当患者体温高于39℃时，应立即给予积极的退热治疗。常采用物理降温，如冰袋、酒精擦浴、冰水浴等；非甾体抗炎药物常采用阿司匹林以及对乙酰氨基酚。对于高热伴惊厥、谵妄的，还可以给冬眠疗法（氯丙嗪和异丙嗪各50mg，盐酸哌替啶100mg加入5%葡萄糖注射液250mL中静滴）。

在很多感染病例中，早期经验性抗生素的使用是有益的；如果有明确的病原菌感染，则选择覆盖特定病原菌感染的窄谱抗生素；如果不明确，可选择覆盖革兰阳性和革兰阴性需氧菌、厌氧菌的广谱抗生素。

（二）中医治疗

外感时邪，其高热必由毒邪所致。因而治疗必须及时、准确、迅速地祛除毒邪，保存正气，毒去热自退，热退病自愈。因而本证中医治疗的基本原则是祛邪以泄热。根据病邪在表、在里、在气、在营、在血之变化，把握病机，辨证论治。即"在卫汗之可也，到气才可清气，入营犹可透热转气……入血就恐耗血动血，直须凉血散血……"。根据证型分别给予辛凉解表、辛温解表、清暑除湿解表、清热平喘、清热生津、通腑泄热、清利湿热、宣透募原、清气凉营、清营泄热、清心开窍、清热凉血、凉血散瘀、熄风止痉等治法及方药施治。治疗外感高热要时时注意顾护津液，"存得一分津液，便有一分生机"。要把好气分关，防止传变。正确运用辛凉解表、清气泄热、清热生津、清营凉血、养阴扶正诸法及方药，以防止发生痉、厥、闭、脱、出血等危证。

在全国热病协作组南京会议修订的《外感高热诊疗规范》基础上，结合云南地区实际，提出三期双类证的方案。

1. 表证期

为热病的初起阶段，外邪初犯人体，病在浅表，多见肺卫症状。

（1）表寒证

证候：恶寒，发热，头痛，无汗，肢节酸痛，鼻塞，流清涕，或咳嗽，音哑，舌苔薄白，脉浮紧。

治法：疏风散寒，辛温解表。

方药：苏羌达表汤加味（《重订通俗伤寒论》）。

（2）表热证

证候：发热，微恶风寒，或短暂恶寒，或不恶风寒，口渴，头痛，咽痛，咳嗽，痰黄，舌苔薄白而干，或舌苔微黄，舌质边尖红，脉浮数。

治法：疏风清热，辛凉解表。

方药：方银翘散、桑菊饮，应注意升散透达与清泄并施。

（3）表湿证

证候：头身重痛为主，微恶寒，发热，无汗或少汗，口不渴，胸闷，苔白腻，脉濡缓。

治法：清暑除湿，解表清热。

方药：香薷饮合六一散。

（4）肺燥证

证候：鼻咽干燥，干咳少痰，皮肤干燥，口干，苔薄白或黄而少津，舌质红，脉浮滑数。

治法：疏风清热，润燥止咳。

方药：加减桑菊饮。

2. 表里证期

本为外感热病，病邪向里进入半表半里直接侵犯少阳，在六经辨证中称之为少阳病。少阳病，寒热往来，口苦，胸胁苦闷，干呕，头眩，不思饮食，舌苔腻，脉弦数。兼太阳表证则症见发热微恶寒，肢节烦疼，微呕，心下支结；兼阳明里证则症见呕不止，心下急，郁郁微烦，不大便或下利，往来寒热。用辛开苦泄佐以化湿如蒿芩清胆汤，半夏泻心汤加藿朴等，主小柴胡汤。湿热郁伏三焦，宜柴胡达原饮。

3. 里证期

此时外感热病已完全入里，病情较重，甚至危重。

（1）气分炽热证

证候：壮热，大渴，大汗出，面赤气促，汗出热不减，苔黄燥少津，脉洪大。

治法：清气生津。

方药：白虎汤。

（2）热结胃肠证

证候：腹痛胀满，便秘，日晡潮热，口渴唇干，或谵语，苔黄燥或灰黑，脉沉实或沉细。

治法：泻下实热。

方药：大承气汤。

（3）湿热困脾证

证候：发热时高时低，午后为甚，口黏或甜，口不渴或渴不喜饮，胸闷，肢体倦怠，嗜卧，舌苔白腻或黄腻，脉濡数。

治法：宣化湿热。

方药：偏湿重以三仁汤，偏热重以王氏连朴饮。

（4）肝胆湿热证

证候：发热，口苦，午后热甚，心烦口渴，脘痞腹胀，胁痛，甚或绞痛，呕吐，便秘，小便艳黄，或身目俱黄，舌苔黄腻，脉弦滑数。

治法：疏利肝胆、清热除湿。

方药：龙胆泻肝汤，热重合用黄连解毒汤，五味消毒饮等。

（5）膀胱湿热证

证候：身热，口渴，尿频急而痛，淋漓不畅，溲短赤，甚则带血，舌苔黄腻而干，脉滑数。

治法：清热利湿。

方药：八正散。

（6）气营两燔证

证候：壮热心烦，口渴，汗出，不眠，神蒙，苔黄而干，舌绛，脉洪数或细数。

治法：清热解毒、凉血救阴。

方药：清瘟败毒饮。

（7）邪热入营证

证候：身灼热夜甚，心烦躁扰，夜不能寐，口渴不甚，或斑疹隐隐，甚或谵语神昏，舌绛而干，脉细数。营分热甚、阴液已伤。

治法：清营解毒，泄热救阴。

方药：清营汤。

（8）邪热入心证

证候：神昏谵语，身热灼手，烦躁不安，痰壅气阻，舌强缩短，舌质红绛，苔黄燥，脉细滑而数。

治法：清心开窍，凉血活血。

方药：犀地清络饮（犀地、赤芍、丹皮、桃仁、连翘、菖蒲、竹沥、生姜）送服安宫牛黄丸。

（9）热极生风证

证候：壮热神昏，躁扰昏狂，手足抽搐，颈项强直，角弓反张，牙关紧闭，直视，甚则厥逆，舌绛，苔黄少津，脉弦急而数。

治法：凉肝息风，增液舒筋。

方药：羚羊钩藤汤、神昏加紫雪丹、安宫牛黄丸。

（10）阴虚风动证

证候：神昏嗜睡，手足蠕动，口渴齿燥，目陷睛迷，撮空理线或循衣摸床，舌绛少苔或光绛无苔，脉数无力或细促。

治法：当滋阴养血、潜阳息风。

方药：大定风珠。

（11）阴竭阳脱证

证候：口干咽燥，目陷，神昏，手足蠕动或躁动不安，四肢厥冷，冷汗出，呼吸急促或呃逆，舌光红少津，脉微细欲绝。

治法：益气救阴、回阳固脱。

方药：生脉饮合参附龙牡汤。

六、中西医结合诊断与治疗要点

（一）诊断重视辨病与辨证相结合

注重运用中西医两法采集临床资料，做好"双重诊断"，常先辨病后辨证，这样不仅有利于扩大思路，为患者选择最佳治疗方案，而且对于把握病情变化和转归、判断预后都十分有益。

（二）治疗强调中西医有机结合，优势互补

外感高热（感染性发热）具有病因多源性、证候多样性、病势多变性及病情复杂性等特点，在其病情的演变过程中极易邪毒内传，营血耗伤，耗气伤津，发生闭证、痉证、血证、脱证等，处理颇为棘手，故在急救外感高热并发神昏、抽搐、出血、厥脱等危重证候时，应注意以下几点：

1. 顿挫高热是预防所致惊厥的关键

（1）酒剂擦浴：用医用消毒酒精5000mL加入荆芥100g，薄荷50g，或麻黄30g，柴胡50g，葛根100g浸泡15日。用时，取适量酒剂兑适量温水，温度在37℃左右为宜，用柔软的布擦患者的双侧颈部大血管、腋下、手心、足心、腹股沟等处。药液擦浴，时间宜短，并迅速擦干身体、穿好衣服，以防再次着凉，加重病情。

（2）针刺：即应用刺血疗法。以三棱针，分别选少商、风池、大椎、曲池、合谷等穴，刺破后放出少量血液，亦可应用针刺疗法。上肢取手三里、曲池、合谷、内关；下肢取足三里、阳陵泉、三阴交，均用泻法。或用柴胡注射液、银黄注射液进行穴位注射，常取曲池（双）、足三里（双）每穴注射0.5~1mL，每4~6小时1次，至高热降退为止。

（3）灌肠：凡病人神志昏蒙，见阳明经证者，可用白虎汤灌肠。阳明腑证者，用承气类灌肠。

（4）针剂：可选用以下针剂。

①柴胡注射液，每次2~4mL，肌注，每日3~4次。

②血必净注射液60mL兑入0.9%NS 250mL中静脉滴注，每日1~2次。

③清开灵冻干粉针剂600~800mg溶于0.9%NS 500mL中静脉滴注，每日1次。

④痰热清注射液，每次20~40mL，加入等渗液500mL中静脉滴注，每日1~2次。

⑤炎琥宁注射液，每次400~600mg，加入等渗液500mL中静脉滴注，每日1~2次。

2. 开闭止痉

（1）针刺：主穴为百会、人中、大椎；备穴为少商、委中，均用泻法。

（2）中成药：对高烧不退、神志昏迷、中医辨证属热闭心包者，可用安宫牛黄丸每日1丸，用清宫汤煎汤送服，可以加强清心解毒之力；脉虚的人要用人参汤送服，脉实的人用银花薄荷汤送服，痰多昏睡的人用竹沥水研磨后鼻饲；对高热昏迷伴身热痰

盛，中医辨证属痰热内闭心包者，可用至宝丹鼻饲；对高热神昏伴有惊厥、四肢抽动，中医辨证属热闭心包及热盛动风者，可用紫雪丹每日1丸鼻饲；或醒脑静20mL加入5%葡萄糖注射液250mL中静脉滴注，每日1次；也可用清开灵冻干针粉剂600～800mg溶于0.9%NS 500mL中静脉滴注，每日1次。

3. 固　脱

（1）针灸：阴脱可用灸法，阳脱宜用针刺。取神阙、关元、气海，每穴灸15～20分钟，刺素髎、内关，配少冲、少泽、中冲、涌泉，中度刺激，补法，留针。

（2）药物：详见"第三章　休克"。

4. "细菌/内毒素/炎性介质/器官损害并治"，截断脓毒症向严重脓毒症、MODS方向发展

针对严重感染患者早期采用抗生素降阶梯治疗策略，同时应用中药血必净、痰热清注射液等；神昏者可用醒脑静或清开灵注射液静滴；扶正可用生脉注射液或黄芪注射液40mL兑入0.9%NS 250mL中静滴，每日1次。上述中药制剂能强效拮抗内毒素、强效拮抗炎性介质、增强机体免疫功能，对机体器官组织及内皮损伤有良好的治疗和保护作用，是预防脱证（脓毒性休克）和血证（DIC）及脏竭证（MODS）的有效方法。

第六章
昏　迷

　　昏迷是脑功能的严重障碍，患者意识遗失，运动、感觉、反射和自主神经功能障碍，给予任何刺激（如语言、疼痛等）均不能将患者唤醒，但生命征尚可存在，主要是大脑皮层和皮层下网状结构发生高度抑制的一种状态。昏迷可以由原发于网状结构功能的损害，或由大脑皮层损害而影响网状结构的功能而引起。"昏迷"属中医学"神昏"范畴。神昏指心脑受邪，窍络不通，神明被蒙，导致神志不清为特征的急危重症。

一、病因病理

（一）西医病因病理

　　引起昏迷的原因很多，概括言之，各种原因引起大脑半球的广泛病变，均能造成不同程度的昏迷。上述病变既可能是炎症性的、代谢性的、外伤性的，也可能是占位性的、血管性的、中毒性的。既可以由颅内病变引起，也可以由全身性疾病引起。

　　1. 颅内病变

　　（1）脑血管病：脑出血、大面积脑梗死、蛛网膜下腔出血等。

　　（2）颅脑损伤：脑震荡、脑挫裂伤及颅内血肿。

　　（3）颅内占位性病变：脑肿瘤、脑囊肿等。

　　（4）颅内感染：脑炎、脑脓肿、脑膜炎、脑寄生虫病、脑型疟疾等。

　　（5）颅内异常放电：癫痫大发作或癫痫持续状态。

　　2. 全身性疾病

　　（1）重症感染：肺炎、伤寒、中毒性菌痢、败血症等。

　　（2）内分泌与代谢障碍：血糖、肝、肺、肾、甲状腺、垂体异常和水、电解质严重失衡。

　　（3）心血管病：急性心肌梗死、严重心律失常、高血压危象等。

　　（4）急性中毒：一氧化碳、酒精、农药、镇静安眠药中毒等。

　　（5）物理性损害：高温中暑、触电、溺水等。

（二）中医病因病机

外感五疫之邪，热毒内攻，亦有痰瘀火毒，浊邪上扰，阴阳气血逆乱，皆可导致心脏受邪，窍络闭塞，神失所司，发生神昏。神昏病位本在心脑，标在五脏，本病病性有虚实之分，但以实证居多。

二、临床表现

（一）症　状

不论是何种原因导致的昏迷均表现为对任何强大的刺激无意识反应，不能被唤醒。

（二）体　征

除了血压、呼吸、脉搏、体温外，皮肤、气味、瞳孔、瘫痪和脑膜刺激征等方面的表现，有助于诊断。

三、实验室及辅助检查

对于昏迷患者，血常规、肝功、肾功、电解质、血糖、血氨是必查项目。此外还要根据病史和体格检查的提示，选择做颅脑CT和（或）MRI检查、眼底检查、血气分析、心电图等。怀疑中枢神经系统感染或蛛网膜下腔出血时，应谨慎穿刺，做脑脊液检查；怀疑有机磷农药中毒时，检测全血胆碱酯酶。

四、诊断与鉴别诊断

（一）西医诊断

1. 昏迷诊断的标准
主要是指高级神经活动抑制的状态，表现为对声音、光线、疼痛以及其他刺激的意识反应均消失。

2. 昏迷程度的区分
根据昏迷的程度可分为轻度昏迷、中度昏迷和深度昏迷。
（1）轻度昏迷：也称浅昏迷。患者随意运动丧失，对周围事物以及声、光等刺激全无反应，但强烈的疼痛刺激（如压迫眶上神经）可见患者有痛苦表情、呻吟和下肢的防御反射；吞咽反射、咳嗽反射、角膜反射以及瞳孔对光反射仍然存在；呼吸、脉搏、血压一般无明显改变。有些患者伴有谵妄和躁动。

（2）中度昏迷：对周围事物无反应，对于剧烈刺激可出现防御反射；角膜反射减弱，瞳孔对光反射迟钝，眼球无转动；呼吸、脉搏、血压已有改变。

（3）深度昏迷：全身肌肉松弛，对各种刺激全无反应；腱反射、吞咽反射、咳嗽反射、角膜反射和瞳孔对光反射均消失；呼吸、脉搏、血压不稳定。为了及时和正确地对昏迷病人做出诊断，必须在采取抢救措施的同时，详细地询问昏迷前后的有关病史，进行全面体格检查，尤其要注意各种原因及各系统损害的特征性的体征；并根据病史及所发现的异常体征，有目的地进行必要的实验室检查，以进一步明确诊断。对在短时间内明确诊断有困难的病例，应密切观察病情及体征的变化，从而找出明确诊断的线索。

昏迷病人的病史应着重以下几方面：①昏迷发生的形式；②昏迷的伴发症状；③过去病史。

（二）西医鉴别诊断要点

（1）嗜睡与昏睡是程度较轻的意识障碍，与昏迷有所区别。嗜睡是患者陷入一种很容易入睡状态，任何事物均不能引起注意，很少有主动运动，可以被唤醒，也能缓慢地做些不完整的应答。昏睡也是一种睡眠状态，患者经常处于入睡状态，仅有很少的刻板动作如咂嘴及吸吮等。需经大声呼唤才能醒转，但不能准确回答，因患者的定向力已有部分缺损。

（2）昏迷与晕厥的鉴别要点是前者意识丧失时间较长，不易迅速逆转；后者则为短暂的意识丧失。

（3）去皮层状态与昏迷有时易于混淆。去皮层状态，又叫植物人。是指双侧大脑皮层广泛性损害，引起皮层机能丧失，而皮层下机能保存的一种特殊的意识状态。主要表现为病人无任何意识活动，不言，不语，不动，无表情，大小便失禁，对呼唤、触压均无反应，无任何自主动作，靠人工进食。对光反射存在，角膜反射存在，咳嗽反射存在。但病人常睁眼凝视，知觉大多丧失，对周围和自身事物毫无所知。可有无意识的哭闹和防御反应，四肢肌张力增高，双上肢屈曲内收，双下肢伸直内旋，呈去皮层强直状态。有明显的睡眠——觉醒周期，而不同于昏迷，或可称为"去皮层性睁眼昏迷"。

（4）发作性睡病与昏迷不同，前者是睡眠的障碍，病者在正常人不易入睡的场合下，如行走、骑车、工作、进食时均出现难以抗拒的睡眠，其性质与生理睡眠无异，持续数分钟至数小时，但可唤醒。

（5）临床上有时将癔病发作所表现的意识障碍误认为昏迷，实际上癔病的意识障碍仅为意识范围的缩窄而非意识丧失。患者在发作时仍有情感反应（如眼角噙泪）以及主动抗拒（在扒开病者的双眼时，病者的眼睛反而闭合更紧）等。

（6）某些昏迷呈阵发性发生，这种情况可见于肝硬变、胰岛细胞瘤、脑部中线肿瘤、间脑病变（感染、肿瘤、外伤等）。

了解昏迷发生的全过程，对昏迷的鉴别诊断有重要意义。昏迷发生急骤并成为疾病的首发病症者，常见于颅脑外伤、脑血管病、外源性中毒、热射病、日射病以及某些

54

中枢神经系统的急性感染，如暴发型流脑；在疾病发展过程中较为缓慢发生的昏迷，可见于代谢障碍疾病，如肝昏迷和尿毒症昏迷、脑肿瘤和结缔组织疾病等。

急性颅内或颅外感染性疾病引起的昏迷，其规律是昏迷前先有发烧。发病于冬春者多见于流脑、斑疹伤寒、大叶性肺炎等；夏季者多见于乙型脑炎、脑型疟疾、中毒性菌痢、伤寒等。在高温或烈日下工作而昏迷者，多考虑热射病和日射病。昏迷前经常有头痛，或伴有呕吐者，应考虑颅内占位病变的可能。患高血压动脉硬化的老年人突然发生昏迷时，应想到脑卒中的可能。

脑外伤后昏迷时间的长短以及中间有无清醒期，可协助诊断有无继发颅内血肿，甚至有助于提示硬膜外或硬膜下血肿。

病史中尤应注意既往有无肝脏病、肾脏病、高血压、动脉硬化、心脏病、糖尿病、癫痫等情况。昏迷前的用药史也有助于鉴别诊断，如使用过量胰岛素所致的低血糖昏迷，慢性肝脏病者。

五、治　疗

（一）西医治疗

1. 昏迷的最初处理

昏迷患者的最初处理是指防止一些最基本的有害因素继续使脑及其他生命器官遭受损害而危及生命，其常规措施如下：

（1）保持呼吸道通畅：窒息常是昏迷患者致死的常见原因之一。通常引起缺氧窒息的原因有头部位置不当，咽部、气管分泌物填塞，舌后坠及各种原因引起的呼吸麻痹等。因此，必须保持呼吸道通畅。立即松解病人的衣领，去掉枕头，托颈或托下颌，将患者头部转向一侧，为有利于分泌物的排出，应将患者脸部卧向一侧，或置病人于侧卧位。用棉签将口腔和鼻腔内分泌物除去。舌后坠经改变头部位置仍不能解除气道阻塞者，应使用口咽通气管防止舌后坠。如果下部气道被痰、血液或呕吐物填塞，则应使用吸引器吸出，同时应给予吸氧。轻度昏迷而自主呼吸尚好者，仅需安置鼻导管低流量（2~4L/mim）给氧；深昏迷可行气管插管。

（2）维持循环功能：脑血液灌注不足直接影响对糖和氧等能源物质的摄取与利用，加重脑损害。因此，应尽早为患者开通静脉通道，建立输液通路（1~3个），以利输液抢救药物和提供维持生命的能量。有休克者应迅速扩充血容量，防治酸中毒，使用血管活性药物，尽快使收缩压稳定在100mmHg左右。有心律失常者应予以纠正；有心肌收缩力减弱者应给予强心剂；心跳骤停时应立即行心肺复苏。

（3）供给葡萄糖：糖是脑能量代谢的主要来源，因此，除外糖尿病昏迷或存在高渗血症，应常规给予50%葡萄糖液40~60mL或每次1mL/kg静脉注射（成人），但须在采血测定血糖之后给药。由于硫胺（维生素B_1）是糖代谢过程中一种最重要的辅酶，当硫胺缺乏或不足时，尤其是营养不良的酗酒者，糖负荷可能引起急性韦尼克（Wernicke）

55

脑病而加重昏迷，甚至有发生循环骤停的可能。因此，在补给葡萄糖之前，应先考虑给予硫胺肌肉注射，剂量每次1~2mg/kg，必要时可重复用药。

（4）纳洛酮的应用：纳洛酮（Naloxone）是吗啡受体拮抗剂，能有效地拮抗β-内啡肽对机体产生的不利影响。在麻醉药过量、酒精中毒等应激情况下，常伴有β-内啡肽释放增加，使用纳洛酮后可使昏迷和呼吸抑制减轻。常用剂量每次0.4~0.8mg，静脉注射或肌注，无反应可隔5分钟重复用药，直达预期效果；亦可用大剂量纳洛酮加入5%葡萄糖液缓慢静滴。静脉给药2~3分钟（肌肉注射15分钟）开始起作用，持续45~90分钟。

2. 病因治疗

针对病因采取及时果断措施是抢救成功的关键。若昏迷的病因已明确，则应迅速针对病因治疗。如由于颅内占位性病变引起者，若条件许可应尽早做开颅手术，摘除肿瘤；细菌性脑膜脑炎引起者，应迅速给予大量而有效的抗菌素治疗；因脑型疟疾而引起的昏迷，则给予盐酸奎宁0.5g兑入5%葡萄糖液250~500mL中静滴；由于低血糖引起者应立即给予高渗葡萄糖液静脉注射或静滴；若为有机磷农药中毒所致者，应立即用胆碱酯酶复能剂和阿托品等药物，糖尿病昏迷应予胰岛素治疗等。

3. 对症支持疗法

包括控制脑水肿、降低颅内压，维持水电解质平衡，镇静止痛，防治各种并发症（如急性心力衰竭、急性呼吸衰竭、消化道出血、急性肾功能衰竭等）等。

4. 脑保护剂与代谢活化剂的应用

脑保护剂有巴比妥类、苯妥英钠、甘露醇、肾上腺皮质激素、纳洛酮等，脑代谢活化剂有脑活素、胞二磷胆碱、细胞色素C、三磷酸腺苷、辅酶A等。

（二）中医证治

神昏的治疗原则总以开透醒神为大法。依据病机不同，神昏分为实证与虚证。实证，当开窍启闭；虚证，当回阳固脱。

1. 急救处理

（1）针　灸

神昏救治，针灸是重要的治疗手段。闭证常选人中、合谷、十宣、十二井穴、太冲、丰隆、涌泉等穴，采用泻法，强刺激、强捻转，或三棱针点刺出血；脱证常灸百会、神阙、丹田、关元、足三里、三阴交等穴；或根据不同情况选穴配方。

（2）针　剂

①清开灵注射液：40~60mL加入等渗注射液250~500mL内，每日1~2次，静脉滴注。

②醒脑静注射液：20mL加入等渗注射液250mL内，每日1次，静脉滴注。

（3）中成药

①安宫牛黄丸（《温病条辨》），1丸，每日3次，口服。

②紫雪丹（《外台秘要》），3~6g，每日3次，口服。

③犀角散（《千金要方》），1g，每日2~3次，口服。

④至宝丹（《太平惠民和剂局方》《苏沈良方》），1粒，每日2~3次，口服。

56

⑤牛麝散（中国科学院首都医院中医科），每次0.8g，每日2次，口服。

⑥红灵丹（《霍乱论》），0.5～1g，每日2～3次，口服。

⑦通关散（《丹溪心法附余》），少许，搐鼻取嚏。

以上药物除通关散外，均可鼻饲给药。

2．辨证治疗

（1）热陷心包

证候：神昏谵语，高热烦躁，甚则昏聩不语，身热夜甚，心烦不寐，舌质红绛少津，苔黄干，脉滑数或细数。

治疗：清心开窍。

药方：清宫汤（《温病条辨》）。药用玄参心、莲子心、竹叶卷、连翘心、水牛角、莲心、麦冬。方中以玄参心、水牛角为主药以清心热，佐以竹叶卷心、连翘心泄心热；以莲子心、麦冬清心滋液。诸药合用，共奏清心开窍之功。

若痰热盛，加竹沥、石菖蒲、天竺黄、胆南星以清热化痰；烦躁甚、抽搐者，加服紫雪丹（《太平惠民和剂局方》）；肌肤斑疹、谵语者，加服安宫牛黄丸；神昏较深，加服至宝丹。

（2）腑实熏蒸

证候：神昏谵语，躁扰不宁，循衣摸床，日晡潮热，大便秘结，腹部胀满，舌质深红，苔黄燥起芒刺，脉沉实有力。

治法：通腑泄热。

方药：大承气汤（《伤寒论》）。药用大黄、芒硝（冲）、枳实、厚朴。方中以大黄为主，清热通便，荡涤胃肠；芒硝助大黄泻热通便，软坚润燥，以厚朴、枳实行气散结，消痞除满，助芒硝、大黄推荡积滞，加速热结之排泄。四药共用，以达通腑泄热之功。

若阳明腑实兼邪闭心包者，改用牛黄承气汤（《温病条辨》）；见高热昏狂、烦渴大汗等气分证明显者，改用白虎承气汤（《通俗伤寒论》）；若兼见神倦少气、口舌干燥、脉虚者，加甘草、人参、当归、玄参、生地、麦冬以补气阴；若津枯便燥者，用增液承气汤（《温病条辨》）；若见神昏谵语、狂躁不安者，配用紫雪丹。

（3）湿浊蒙窍

证候：神志昏蒙，或昏而时醒，身热不扬，胸闷恶心，舌苔白或黄而腻垢浊，脉濡。

治法：清化湿蚀，豁痰开窍。

方药：菖蒲郁金汤（《温病条辨》）。药用石菖蒲、郁金、栀子、连翘、牛蒡子，鲜竹沥、姜汁（冲）、玉枢丹（研冲）、滑石（包煎）、淡竹叶、丹皮、菊花。方中以石菖蒲、郁金香芳香开窍；山栀、连翘、菊花、丹皮、牛蒡子、竹叶清泄郁热；滑石分利湿邪，竹沥清化痰热；姜汁、玉枢丹化浊开闭。

若偏于热重者，可送服至宝丹；如湿浊较甚者，可加用苏合香丸；兼动风抽搐者，加服止痉散。

（4）痰热扰心

证候：神昏谵语，壮热不退，咳逆喘促，痰涎壅盛，小便量少或无。面色晦滞，胸闷烦躁，恶心呕吐，口中尿臭，舌质红苔黄腻，脉滑数。

治法：清热化痰，开窍醒神。

方药：黄连温胆汤（《千金要方》）送服安宫牛黄丸（《温病条辨》）。药用黄连、半夏、陈皮、茯苓、甘草、枳实、竹茹、大枣、生姜。方中黄连、竹茹清痰热；半夏、生姜降逆止呕；枳实、陈皮行气导滞；茯苓、大枣、甘草益气和中，安宫牛黄丸清热开窍醒神。

（5）瘀血阻窍

证候：昏迷谵语，或发热，口唇、爪甲青紫，舌质深绛、紫暗，脉弦数。

治法：活血通窍。

方药：通窍活血汤（《医林改错》）。药用麝香（冲）、赤芍、桃仁、红花、川芎、老葱、生姜、红枣、黄酒。方中麝香活血通窍；桃仁、红花、川芎、赤芍活血化瘀；生姜、葱白温通脉络。本方可酌加石菖蒲、郁金以理气开窍，或加服紫雪丹或安宫牛黄丸。

（6）亡　阴

证候：神志昏迷，皮肤干皱，口唇无华、干燥，面色苍白，或面红身热，目陷睛迷，自汗肤冷，气息低微，舌淡或绛、少苔，脉芤或细数或结代。

治法：救阴益气固脱。

方药：全真一气汤（《冯氏锦囊》）。药用人参、麦冬、五味子、熟地、白术、附子、牛膝。方中以人参为主，大补元气；白术补气健脾；麦冬、牛膝、熟地养阴生津，清虚热而除烦；五味子酸收敛汗；阴阳互根，阴竭则阳无所依而散越，故用附子回阳固脱。若口干少津，则去附子、白术，加沙参、黄精、石斛等养阴生津。

（7）亡　阳

证候：昏聩不语，面色苍白，口唇青紫，呼吸微弱，冷汗淋漓，四肢厥逆，二便失禁，唇舌淡润，脉微细欲绝。

治法：回阳固脱。

方药：陶氏回阳急救汤（《重订广温热论》）。药用附子、肉桂、人参、麦冬、陈皮、干姜、半夏、白术、五味子、麝香、炙甘草。方中以附子、干姜、肉桂、炙甘草补气回阳；人参、麦冬、五味子益气生脉；白术、陈皮健脾和胃；麝香助上药之奏速效之功。

六、中西医结合治疗要点

（1）昏迷诊断一旦成立，应立即采用综合措施救治。包括西医的基本生命支持和病因治疗，以及中医开窍醒神治法及方药。

（2）对于昏迷病人应及时留置胃管，以便鼻饲给药。

（3）始终强调"针药并用，综合救治"，如石学敏教授的醒神开窍法已取得很好的临床效果。

第七章
呼吸衰竭

呼吸衰竭是指各种原因引起的肺通气和（或）换气功能严重障碍，以致在静息状态下亦不能维持足够的气体交换，导致低氧血症伴（或不伴）高碳酸血症，进而引起一系列病理生理改变和相应临床表现的综合征。

按呼吸衰竭发生的快慢不同和持续时间长短分为：急性呼吸衰竭和慢性呼吸衰竭；根据血气分析的结果分为：Ⅰ型呼吸衰竭（单纯低氧血症：$PaO_2<60mmHg$）和Ⅱ型呼吸衰竭（低氧血症伴高碳酸血症：$PaO_2<60mmHg$并且$PaCO_2>50mmHg$）。

呼吸衰竭属于中医学"肺衰"范畴，肺衰病名见于《医参》，曰"肺主皮毛，皱纹多且深则肺衰矣"，亦见于《备急千金要方》称"肺气衰"。但在喘证、哮证等病证中均可见气息喘促、张口抬肩、口唇青紫爪甲紫绀等"呼吸衰竭"的类似病象。肺衰病位在肺，与心、脑、肾相关。病性多虚实夹杂，虚者，以肺气虚为著，实者，以邪气壅实为甚。

一、病因病理

（一）西医病因病理

1. 呼吸系统疾病

严重呼吸系统感染、急性呼吸道阻塞性病变、重度哮喘、各种原因引起的急性肺水肿、肺血管疾病、胸廓外伤或手术损伤、自发性气胸和急剧增加的胸腔积液。主要导致肺通气或（和）换气障碍。

2. 呼吸中枢抑制

急性颅内感染、颅脑外伤、脑血管病变（脑出血、脑梗死等）。

3. 神经-肌肉传导系统损伤

脊髓灰质炎、脑脊髓炎、重症肌无力、有机磷中毒及颈椎外伤等。

由于多种原因，肺泡通气不足，通气量小于每分钟4L，导致缺氧和二氧化碳潴留；弥散功能障碍，主要导致低氧血症；通气/血流比（V/Q比例）失调，若V/Q>0.8，呼吸死腔增加，若V/Q<0.8，会形成静-动脉分流，或肺内动-静脉解剖学分流增加，均可导致缺氧和二氧化碳潴留，对全身各大系统器官有很大影响。

59

（1）对中枢神经系统的影响

中枢神经尤其是大脑皮层对缺氧十分敏感，重度缺氧可出现各种精神和意识障碍、脑组织水肿。二氧化碳潴留可引起二氧化碳麻醉，也可引起各种意识障碍及精神症状。

（2）对循环系统的影响

缺氧可导致各种心律失常，甚至心跳骤停、心肌梗死等，缺氧和二氧化碳潴留都可引起肺小动脉收缩，增加肺循环阻力。

（3）对肝、肾功能的影响

缺氧可直接或间接损害肝细胞，使转氨酶升高，重度缺氧和二氧化碳潴留时，可使肾血管收缩，肾血流量减少，发生肾功能障碍，甚至衰竭。

（4）对细胞代谢和电解质的影响

组织细胞有氧代谢在$PaO_2>50mmHg$以上才能进行，当$PaO_2<20mmHg$时脑细胞不能摄氧，线粒体内不能进行生物氧化，造成脑细胞死亡，因此临床上把$PaO_2<20mmHg$定为死亡线。

缺氧抑制三羧酸循环及氧化磷酸化过程，这样无氧代谢增强，使乳酸堆积造成代谢性酸中毒，血钾升高等，导致血压下降、心律失常、心跳停搏。

（5）对消化系统的影响

缺氧可造成应激性溃疡，消化道出血。

（6）对血液系统的影响

多发生贫血与血小板减少，在ARDS患者急性叶酸缺乏是贫血的原因之一。

以上各系统并发症常同时或先后发生，呈多脏器功能衰竭状态。

（二）中医病因病机

由于肺气虚衰，感受外邪，创伤瘀毒，致肺失主气，宣发肃降失调，肺气壅塞，升而不降，气不得出，呼吸错乱。肺失主气之功，上不能助心行血，以致心脉瘀阻；中焦脾胃升降不利，运化失常，痰浊上壅于肺，肺叶举张。甚则清浊相混，上犯于脑而致神昏不醒。

二、临床表现

（一）症　状

1. 呼吸困难、紫绀

呼吸困难为最早出现的临床症状，随呼吸功能减退而加重，当$PaO_2<50mmHg$时，口唇和口腔黏膜、甲床可出现紫绀。

2. 神经精神症状

可出现精神错乱、昏迷、抽搐等症状。严重者可出现肺性脑病，表现为神志淡漠、肌肉震颤、间隙抽搐、昏睡、甚至昏迷等。

3. 心血管系统症状

可有心跳加快，血压升高，脉洪大，搏动性头痛；严重缺氧，酸中毒引起心肌损害，可出现血压下降、心律失常、甚至心跳停止等。

4. 其他系统症状

消化系统可出现呕血、黑便等消化道出血症状及黄疸、谷丙转氨酶升高等肝功能障碍症状。肾功能损害可见少尿、蛋白尿、血肌酐升高等表现；并可出现水、电解质紊乱，酸碱失衡。

（二）体　征

由于基础疾病不同，所以有相应疾病的体征。急性呼吸衰竭呼吸困难可表现为呼吸频率、节律和幅度的改变，如三凹征、潮式呼吸、比奥呼吸等，还可见口唇、指甲发绀。若发生肺性脑病，可见嗜睡、扑翼样震颤等体征。

三、实验室及辅助检查

（一）动脉血气分析

根据pH、PaO_2、$PaCO_2$、HCO_3^-、BE等值，可以判断呼吸衰竭和酸碱失衡的严重程度、呼吸衰竭的类型，对临床治疗有指导意义。

（二）肺功能检测

测定通气和换气功能，有助于对病情的严重程度及通气障碍的性质进行判断。

（三）影像学检查

X线胸片、胸部CT、放射性核素扫描、肺血管造影等检查有助于疾病的诊断及判断病情的严重程度。

（四）支气管镜检查

可以明确大气道情况，进行深部取痰进行细菌培养，必要时钳取部分肺组织行病理学检查。

四、诊　断

（一）西医诊断

呼吸衰竭根据病因不同，病史、症状、体征和实验室检查都不尽相同。主要诊断依据是血气分析，尤其是PaO_2和$PaCO_2$的测定。

呼吸衰竭的诊断标准是在海平面、标准大气压、静息状态、呼吸空气条件下，PaO_2<60mmHg，伴或不伴$PaCO_2$>50mmHg。单纯PaO_2<60mmHg为Ⅰ型呼吸衰竭；PaO_2<60mmHg，伴$PaCO_2$>50mmHg，则为Ⅱ型呼吸衰竭。

（二）西医鉴别诊断

呼吸衰竭的鉴别诊断，主要是对产生缺氧和高碳酸血症病理生理机制及病因的鉴别。应根据基础疾病、临床表现、体征、肺功能及影像学等相关辅助检查进行综合的评价和判断。

（三）中医辨证要点

参见"急性呼吸窘迫综合征"相关内容。

五、治 疗

（一）西医治疗

1. 病因治疗

2. 呼吸支持疗法

（1）保持气道通畅

痰或异物阻塞者，病人取卧位，头后仰，下颌向前，开口暴露咽部迅速取出或掏出声门前痰或异物；急性喉头水肿者，紧急环甲膜穿刺、地塞米松局部喷雾或静脉注射；张力性气胸者，立即取粗针头于气管偏移对侧鼓音明显处穿刺排气减压；哮喘窒息者，立即给予沙丁胺醇雾化吸入，氨茶碱0.125～0.25g及地塞米松5～10mg稀释后缓慢静注。必要时建立通畅的人工气道，进行气管插管或气管切开。

（2）氧疗

一般控制性氧疗可用鼻导管、鼻塞及面罩行低流量与高流量吸氧。吸入氧浓度计算：FiO_2（%）=21+4×氧流量（L/min）。低流量（低浓度）吸氧：一般认为吸入氧浓度<30%～35%为低浓度氧疗；高流量（高浓度）吸氧：一般认为吸入氧浓度>50%为高浓度氧疗。高流量（高浓度）FiO_2>50%～70%吸氧24小时会发生氧中毒。

缺氧伴二氧化碳潴留的氧疗原则（指慢性阻塞性肺病）为低浓度（35%）持续吸氧。严重的呼衰需较高浓度氧疗时，可加用呼吸兴奋剂，或建立人工气道机械通气。

（3）增加通气量改善二氧化碳潴留

①呼吸兴奋剂

对低通气以中枢抑制为主者，呼吸兴奋剂疗效较好，其他情况应慎重。用法为：尼可刹米0.375～0.75g静注，随即以3～3.75g加入500mL液体中静滴，4～12小时无效或有严重副反应时停用。对于Ⅱ型呼衰伴肺性脑病患者可给予肺脑合剂静滴：10%葡萄糖注射液250mL+氨茶碱0.25g+尼可刹米1.5～3g+地塞米松5～10mg缓慢静滴，此法不宜用于有喘息及痰量多不易排出的患者。

②机械通气

常用通气模式有控制通气、辅助通气、辅助/控制通气、间隙指令通气、同步间隙指令通气、压力支持通气、呼气末正压通气（PEEP）。临床上应根据患者基础疾病及病理生理特点选用通气模式，调整呼吸参数。

呼吸参数的调节：潮气量（V_T）：10～15mL/kg；呼吸频率：8～12次/分；吸入氧浓度FiO_2：30%～100%。吸/呼比（I：E）：1：1.5～2.0。PEEP一般认为不应超过15cmH$_2$O。

3. 控制感染

呼吸道感染常诱发加重急性呼吸衰竭，应根据痰液或呼吸道分泌物培养及药敏结果，选用有效抗生素治疗。

4. 维持循环稳定

5. 营养支持

常规给患者鼻饲高蛋白、高脂肪和低碳水化合物，以及多种维生素和微量元素的饮食，必要时静脉滴注脂肪乳剂。

6. 预防并发症

（二）中医治疗

参见"急性呼吸窘迫综合征"相关内容。

（三）中西医结合治疗要点

参见"急性呼吸窘迫综合征"相关内容。

第八章
急性呼吸窘迫综合征

急性呼吸窘迫综合征（ARDS）是指由心源性以外的各种肺内外致病因素导致的急性、进行性缺氧性呼吸衰竭。ARDS是急性肺损伤（ALI）的一个阶段，所有的ARDS都有ALI，但并非所有的ALI都是ARDS，ARDS只是这一过程最严重结局，是全身炎症反应（SIRS）在肺部的表现，是全身炎症反应导致的多系统器官功能不全（MMODS）的一个组成部分，病情凶险，预后恶劣。

ARDS属中医暴喘范畴，是指肺气壅闭而引起猝发的呼吸急促和窘迫。病位在肺，与心、肾、大肠相关。病性以邪实壅肺为主，亦有肺气衰败之虚证。

一、病因病理

（一）西医病因病理

（1）休克：脓毒性、失血性、心源性、过敏性。

（2）创伤：灼伤、肺挫伤、非胸廓创伤（尤其是头部创伤）。

（3）淹溺。

（4）感染：革兰阴性杆菌败血症、病毒性肺炎、细菌性肺炎、真菌性肺炎等所致严重脓毒症以及卡氏肺孢子虫肺炎、粟粒性肺结核。

（5）误吸胃内容物，吸入有毒气体，药物过量。

（6）代谢性紊乱：尿毒症、糖尿病酮症酸中毒。

（7）其他：急性重症胰腺炎、大量输血、弥散性血管内凝血、白细胞凝集反应、子痫、空气或羊水栓塞、肺淋巴管癌、心肺转流术（体外循环）。

ARDS的发病机制尚不清楚。在早期（ALI）阶段是全身性炎症反应过程的一部分。肺损伤的过程除与基础疾病的直接损伤有关外，重要的是炎症细胞及其释放的介质和细胞因子的作用，最终引起肺毛细血管损伤，通透性增加和微血栓形成，肺泡上皮损伤，表面活性物质减少或消失，致肺水肿，肺泡内透明膜形成和肺不张。从而引起肺的氧合功能障碍，导致顽固性低氧血症。

ARDS的主要病理改变是肺广泛性充血水肿和肺泡内透明膜形成。病理过程可分成三个阶段：渗出期、增生期和纤维化期，三个阶段常重叠存在。大体上，ARDS的肺呈暗红或暗紫红的肝样变，可见水肿、出血，重量明显增加，切面有液体渗出，故有"湿肺"之称。约经72小时后，凝结的血浆蛋白、细胞碎片、纤维素及残余肺表面活性物质混合形成透明膜，伴灶性或大片肺泡萎陷。可见Ⅰ型肺泡上皮受损坏死。

经1～3周以后，逐渐过渡到增生期和纤维化期。可见Ⅱ型肺泡上皮、成纤维细胞增生和胶原沉积。部分肺泡的透明膜，经吸收消散而修复；亦可有部分形成纤维化。ARDS患者容易合并肺部继发感染，可形成肺小叶肿等炎症的改变。

（二）中医病因病机

本病的发生可由多种原因引起。温热外邪侵袭，导致气分热盛，热邪伤肺，肺气受伤，肺气上逆而成暴喘。疔疽痈疡诸病，可因热毒炽盛，正不胜邪，疔毒内陷发生疔疮走黄。跌仆外伤，轻者伤及骨肉血脉，重者损及五脏六腑，引起气机逆乱，升降失常，水湿停聚于肺，肺失肃降而暴喘。厥脱重症，阴不维于阳，阳不维阴的脱证，或阴阳气不相顺接的厥证，致使脏腑真气受伤，"五络俱竭"，造成肾失纳气之职，脾失生气之能，心失统运气血之功，终使肺无肃降之力，营卫失统，上下痞壅，逆气乱于胸中，宗气外泄而成暴喘。其他如产褥伤，大面积烧伤，秽毒气体（烟雾、光气）直接吸入肺中，大手术后，大量输血，长期高浓度吸氧，胸部放射性治疗等，都可引起暴喘。

二、主要临床表现

除原发病如外伤、感染、中毒等相应症状和体征外，主要表现为突发性进行性呼吸窘迫、气促、发绀，咯血水样痰是ALI和ARDS的重要特征，常伴有烦躁、焦虑、出汗等。其呼吸窘迫的特点是呼吸深快、用力，呼吸频率常达30～50次/分，伴明显的发绀，且不能用通常的吸氧疗法改善，亦不能用其他原发心肺疾病（如肺气肿、肺不张、肺炎、心力衰竭等）解释。早期体征可无异常，或仅闻双肺少量细湿啰音；后期多可闻及水泡音、干啰音、捻发音，可有管状呼吸音。

ALI和ARDS起病多急骤，典型临床经过可分为四期：①损伤期；②相对稳定期；③呼吸衰竭期；④终末期。

三、实验室及辅助检查

（一）X线胸片

早期可无异常，或呈轻度间质改变，表现为边缘模糊的肺纹理增多。继之出现斑片状，以至融合成大片状浸润阴影，大片阴影中可见支气管充气征。其演变过程符合肺水肿的特点，快速多变；后期可出现肺间质纤维化的改变。但X线胸片与病情严重的相关性较差。

（二）动脉血气分析

典型的改变为PaO_2降低，$PaCO_2$降低，血pH升高。根据动脉血气分析和吸入氧浓度可计算肺氧合功能指标，如肺泡-动脉氧分压差（P（A-a）O_2）、肺内静动脉血分流（Qs/QT）、呼吸指数（P（A-a）O_2/PAO$_2$）、氧合指数（PaO_2/FiO_2）等指标，对建立诊断、严重性分级和疗效评价等均有重要意义。目前以氧合指数（动脉血氧分压与吸入氧浓度的比值，PaO_2/FiO_2）最为常用。氧合指数降低是ARDS诊断的必要条件。正常值为400~500mmHg，急性肺损伤时≤300mmHg，ARDS时≤200mmHg。

（三）床边肺功能监测

ARDS时肺顺应性降低，死腔通气量比例（VD/VT）增加，但无呼气流速受限。顺应性的改变对严重性评价和疗效判断有一定的意义。

（四）血流动力学监测

通常仅用于与左心衰竭鉴别有困难时。测定肺毛细血管楔压（PCWP），这是反映左房压的较可靠的指标。PCWP一般<12mmHg，若>18mmHg，则支持左心衰竭的诊断。

四、诊　断

（一）西医诊断

至今尚缺乏特异性检测的指标，给早期诊断带来困难。凡有可能引起本综合征的各种致病因素，一旦出现呼吸改变或血气异常，均应警惕本征发生的可能。建立诊断需综合临床、实验室及辅助检查和必要的动态监测，并排除类似表现的其他疾病。

1. ALI诊断标准

（1）有致病的高危因素。

（2）急性起病，呼吸频率进行性增加。

（3）PaO_2在氧疗条件下进行性下降，200mmHg<氧合指数≤300mmHg。

（4）胸部X线检查可有或没有两肺浸润阴影。

（5）肺毛细血管楔压（PCWP）≤18mmHg或无左心功能不全临床表现。

2. ARDS诊断标准

（1）有致病高危因素。

（2）急性起病，呼吸频数和呼吸窘迫。

（3）氧合指数≤200mmHg（不论PEEP高低）。

（4）X线胸片显示两肺浸润阴影。

（5）临床排除左心衰或PCWP≤18mmHg。

（二）西医鉴别诊断

上述ARDS的诊断标准并非特异性的，建立诊断时必须排除大片肺不张、自发性气胸、上气道阻塞、急性肺栓塞和心源性肺水肿等。通常通过详细的病史、体检和X线胸片等能做出鉴别。与心源性肺水肿鉴别时，应注意心源性肺水肿者卧位时呼吸困难加重，咳粉红色泡沫样痰，肺湿啰音多在肺底部，对强心、利尿剂等治疗效果较好；鉴别有困难时，可通过测定肺毛细血管楔压做出判断。

（三）中医辨证要点

中医学认为ARDS是肺之脏真受损，肺气虚弱，血脉瘀滞，水壅于肺，宣降失职，腑气不通，而发为暴喘。多因邪实壅肺，以呼吸窘迫为主要证候，主要分为以下证型：

1. 气分热盛

证候：喘促气急，甚则鼻翼煽动，摇身撷肚，身壮热，汗出，口渴，烦躁，或伴咳嗽，痰稠黄难咯，舌质红，苔薄黄而干，脉洪数。

2. 阳明腑实

证候：喘促气息，气高息粗，大便秘结，潮热，手足滋然汗出，腹胀，按之硬，或目中不了了，甚或谵语，循衣摸床，舌苔焦黄起刺或焦黑燥裂，脉沉实。

3. 热入营血

证候：喘促气急，气粗息高，痈疡疔疽之肿势向周围扩散，红线向躯干伸延，高热不退，头痛，心烦急躁，呕恶，肢体拘急，继则喘促加重，神昏，谵语，抽搐，痉厥，皮肤发斑，舌质红绛，舌苔黄糙垢腻，脉洪数。

4. 水饮射肺

证候：喘促气逆，胸高息粗，鼻翼煽动，咳嗽，咯白黏痰，胸闷，呕恶，舌苔白腻，脉弦滑。

5. 痰瘀阻肺

证候：喘促气逆，胸高息粗，鼻翼煽动，喉间痰鸣，痰黏难咯，唇周、指甲及舌色青紫，苔白或黄腻，脉涩或滑数。

6. 心肾阳衰

证候：喘逆巨甚，鼻翼煽动，张口抬肩，或有痰鸣，心慌悸动，烦躁不安，汗出如珠，肢冷，舌淡胖，脉浮大无根或模糊不清。

7. 肺气欲绝

证候：喘促，呼多吸少，短气乏力，咳声低微，自汗盗汗，面色苍白，舌淡，脉细弱或微。

五、治　疗

（一）西医治疗

1. 原发病治疗

（1）创伤者及时处理外伤及止痛，止血，手术者应注意引流管是否通畅。

（2）控制及预防院内感染，明确感染灶，行痰、血、尿等细菌培养，据药敏结果选择抗生素，在未明确病原菌的情况下，可据病情经验性选用抗生素，主张足量、联合、静脉用药，必要时可结合局部用药。

2. 机械通气

机械通气是ALI/ARDS的重要治疗措施。及时、有效的机械通气可显著纠正低氧血症，改善ARDS预后。

ALI/ARDS患者早期可首先使用无创机械通气，若低氧血症不能纠正或全身状况恶化，NIV失败，应及时改为有创通气。ALI/ARDS在机械通气策略方面，有6个特点：①实施肺保护性通气策略，强调限制气道平台压。控制Pplat<30～35cmH$_2$O，可以减少气压伤的发生。②采用许可性高碳酸血症策略（PHC），其可使潮气量降低，避免肺泡过度扩张。PHC是指为避免气压—空气伤故意限制气道压或潮气量，允许PaCO$_2$逐步升高>50mmHg。③改变吸呼比以降低气道峰压（PIP），提高气道平均压（Paw）形成适当水平的内源性PEEP（PEEPi）改善氧合有利于肺泡复张。④加强自主呼吸作用，促进人—机协调。⑤寻找"最佳PEEP"，目前设定"最佳PEEP"有多种方法。其中较为常见的是根据静态P-V曲线低位转折点压力+2cmH$_2$O来确定最佳PEEP。⑥ARDS的肺损伤状态会随病程变化，故需动态行呼吸监测，以及时调整通气参数。

若普通机械通气方法，不能有效改善氧合或达到更好的人—机协调，可采用以下方式：①体外膜肺氧合，体外CO$_2$去除腔静脉氧气。②俯卧位通气，通过降低胸腔内压力梯度，促进分泌物引流和促进肺内液体移动，明显改善氧气。

3. 体液控制

由于输入液体不当时，可继续渗漏入肺间质而使肺水肿加重，故一般均采取严格观察液体的出入量，使之控制在尽力减少输入量，以使肺血管内液量尽可能最小，但同时需保证足够的左室充盈以维持心排血量。在有条件单位则可用漂浮导管取得必要的血流动力参数以指导治疗。通常应该保证中心静脉压达到8cmH$_2$O、中心静脉氧饱和度≥70%、平均动脉压≥65mmHg。

4. 其他药物治疗

经过多中心治疗观察对大剂量皮质激素治疗基本持否定态度，认为弊多于利，应在有适应证情况下再使用，皮质激素对ARDS本身并无肯定的治疗效果；在病程后期（发病7～14天），应用小剂量激素治疗纤维化性肺泡炎。应用甲氰咪呱等组胺受体拮抗剂以预防因应激性溃疡产生的消化道出血；视感染情况选用针对性抗生素；若存在支气管痉挛时可使用解痉剂。

（二）中医治疗

中医学认为ARDS的急救处理，须宣肺理气，降逆平喘，恢复肺主气之功能，以"实者泻之""留者攻之"为治则，以益气活血、清热解毒、宣肺平喘、通腑泻肺为治法。

1. 气分热盛

治法：清气分热，宣肺平喘。

方药：白虎汤。药用石膏、知母、粳米、甘草等。

2. 阳明腑实

治法：通腑泄热，清肺平喘。

方药：大承气汤。药用大黄、厚朴、枳实、芒硝等。

3. 热入营血

治法：清营解毒，凉血护心平喘。

方药：清营汤送服梅花点舌丹。药用水牛角、生地黄、元参、竹叶心、麦冬、丹参、黄连、银花、连翘等。

4. 水饮射肺

治法：宣肺渗湿，活血化瘀。

方药：宣肺渗湿汤。药用杏仁、桂枝、葶苈子、赤芍、桑白皮、丹参、当归、郁金、黄芪、血竭等。

5. 痰瘀阻肺

治法：豁痰逐瘀。

方药：桃核承气汤合菖蒲郁金汤。药用桃仁、大黄、桂枝、芒硝、甘草、石菖蒲、郁金、栀子、连翘、菊花、滑石、竹叶、丹皮、牛蒡子、竹沥、姜汁、玉枢丹等。

6. 心肾阳衰

治法：回阳固脱。

方药：参附汤送服黑锡丹。药用人参、炮附子等。

7. 肺气欲绝

治法：益气救肺。

方药：参归鹿茸汤。药用人参、当归、黄芪、炙甘草、鹿茸、龙眼肉、生姜等。

以上所论乃暴喘之常见者。除此之外，有厥脱重症致喘者，先按厥脱进行救治，并参考上述宣肺渗湿利水及活血化瘀之治法和方药。

六、中西医结合治疗要点

（一）未病先防，既病防变，积极治疗原发病

ARDS一旦发生，虽有不少治疗措施，但疗效不佳，死亡率仍很高，约为

50% ~ 70%。故应从"防"入手，积极治疗原发病，解除ARDS发生的基础，此即"寓治于防，防胜于治而始于治"之意。

（二）中西医有机结合，"细菌/内毒素/炎性介质并治"，早期治疗急性肺损伤

ARDS是急性肺损伤引起的急性呼吸衰竭，因此，预防ARDS的关键是预防并早期发现、早期治疗急性肺损伤。

外源性损伤或毒素对炎症细胞的激活是ARDS的启动因素；继发性炎症介质释放是诱导ARDS的主要环节；炎症细胞在内皮细胞表面黏附及诱导内皮细胞损伤是导致ARDS的根本原因；内源性抗炎介质过量释放，导致代偿性炎症反应综合征（CAIR）引起机体免疫功能降低，增加感染易感性，从另一方面诱导和加重ARDS。

在未获得血培养、痰培养等致病菌检测及药敏试验结果之前，应运用高效、广谱、安全、足量的抗生素，重拳出击，迅速控制感染，待查明致病菌并获得药敏试验结果后，再使用针对性强的、窄谱抗生素足疗程治疗，同时据辨证选用参麦、参附、血必净、痰热清注射液等分别具有益气养阴、回阳固脱、活血化瘀、清热解毒功效的现代中药急救制剂，以中和、降解、清除内毒素，调整、保护机体免疫功能，防止炎性介质的失控性释放，改善微循环，保护血管内皮细胞及器官细胞功能。及时正确使用清热通腑、泄肺平喘治法及方药，以保护肠屏障功能，防止肠道细菌移位，减少内源性内毒素血症。上述综合治疗措施可改善呼吸困难，减少机械通气时间，防治急性肺损伤和ARDS。

（三）益气活血，泻肺平喘治法是防治肺水肿的重要措施

ARDS典型病理改变是局灶性出血、肺血管充血、肺间质水肿和肺泡水肿、透明膜形成。益气活血，泻肺平喘治法能明显改善ARDS患者的症状体征，减轻肺水肿，改善肺循环，提高肺的顺应性，从而改善肺通气，提高氧合指数，提高细胞耐缺氧和细胞摄氧率，调整与恢复肺表面活性物质的功能，防止肺纤维化，并可减少激素用量，对提高ARDS的救治成功率有重要意义。

ARDS患者处于高代谢状态，能量消耗增加，故尽早进行营养代谢支持，即使在恢复期亦要持续供应能量较长时间，对于急性病患者，一般每日供应能量30 ~ 40kcal/kg。其中能量分配：碳水化合物占50% ~ 65%，蛋白质占20% ~ 25%，脂肪占10% ~ 30%。

第九章
急性左心衰竭

急性心力衰竭是指因多种原因在短期内使心肌收缩力明显降低和（或）心脏负荷明显增加，导致心排血量急剧下降，体循环或肺循环压力急剧上升的临床综合征。

根据心脏病变的部位和性质，分为急性左心衰竭和急性右心衰竭。急性右心衰竭少见，主要由大面积肺栓塞所致。急性左心衰竭常见，临床表现为急性肺水肿、心源性休克、晕厥或心跳骤停。本章主要介绍急性左心衰竭。

心衰病名见于《备急千金要方》，曰"心衰则伏"。但在喘证、痰饮、怔忡、水肿等病证中均可见喘促、心悸、水肿等"心力衰竭"的类似病象。心衰病位在心，与肺、肾、脾、肝相关。病性本虚标实，虚者，气、血、阴、阳；实者，水饮、瘀血、痰结。

一、病因病理

（一）西医病因病理

（1）急性左心室后负荷过重：高血压危象、严重的主动脉瓣狭窄、原发性梗阻型心肌病、嗜铬细胞瘤、过量应用血管收缩剂等。

（2）急性左心室前负荷过重：二尖瓣关闭不全、主动脉瓣关闭不全、冠心病急性心肌梗死时机械并发症（室间隔穿孔、乳头肌或腱索断裂等）、感染性心内膜炎致心瓣膜穿孔、主动脉窦瘤破入心腔等。

（3）心室肌弥漫性病变：广泛性心肌梗死、严重的风湿性心肌炎或暴发性病毒性心肌炎、原发性扩张性心肌病等。

（4）左心房衰竭：严重二尖瓣狭窄、左房黏液瘤或血栓、二尖瓣口急性嵌顿等。

（5）先天性心脏畸形：心房或心室间隔缺损、主动脉缩窄、动脉导管未闭等。

（6）严重心律失常：快速性心律失常（如恶性室性心律失常）或显著心动过缓等。

（7）心包渗血或渗液所致急性心包填塞。

（8）心外科手术后的低心排血量状态等。

常见的诱因有感染、情绪激动、过度体力活动、输液过多过快、贫血与出血、妊娠或分娩等。

急性左心衰竭时，由于心室收缩功能下降，射血功能受损，心排血量下降，器官、组织血液灌注不足，可同时出现心肌舒张功能障碍，左心室充盈压异常增高，肺静脉回流受阻，而导致肺循环瘀血。

（二）中医病因病机

心衰的发生主要由于心气、血、阴、阳亏虚或（和）痰饮凌心、瘀血风湿痹阻，复加外邪、劳累过度、饮食不节、情志失调，而使心体受损，脏真受伤，心脉气力衰竭而致。

二、主要临床表现

（一）病　史

有与急性左心衰竭病因或诱因有关的信息，患者常见有慢性心力衰竭的症状，比如夜间阵发性呼吸困难或劳力性呼吸困难，或双下肢水肿的征象。突发的急性心力衰竭，需注意有急性心肌梗死或腱索断裂。

（二）症　状

根据心脏排血功能减退的程度、速度和持续时间的不同，以及代偿功能的差别，有下列几种不同表现：

1. 呼吸困难

是左心衰竭最早出现和最常见的症状。轻者仅于较重的体力劳动时发生呼吸困难，休息后很快消失，故称为劳力性呼吸困难。严重者休息时也感呼吸困难，以致被迫采取半卧位或坐位，称为端坐呼吸。夜间阵发性呼吸困难是左心衰竭的一种表现，病人常在熟睡中憋醒，有窒息感，被迫坐起，咳嗽频繁，出现严重的呼吸困难，轻者坐起后数分钟，症状即消失，重者发作时可出现紫绀、冷汗，肺部可听到哮鸣音，称心源性哮喘。

2. 咳嗽和咯血

是左心衰竭的常见症状。多与呼吸困难并存，典型表现是咯粉红色泡沫痰，甚者咯血色泡沫样或血样痰。

3. 其　他

可有疲乏无力、失眠、心悸等。严重脑缺氧时可出现陈-斯氏呼吸、嗜睡、意识丧失、抽搐、心源性休克、心脏骤停等。

（三）体　征

除原有心脏病体征外，心尖区可有舒张期奔马律，肺动脉瓣听诊区第二心音亢进，两肺底部可听到湿性啰音，重症者两肺满布湿啰音并伴有哮鸣音，常出现交替脉。

三、实验室及辅助检查

（一）X线检查

早期肺静脉压增高时，主要表现为肺门血管影增强，上肺血管影增多与下肺纹理密度相仿，甚至多于下肺。急性肺泡性肺水肿时肺门呈蝴蝶状，肺野可见大片融合的阴影，支气管影增粗，有时可见Kerley B线。

（二）超声心动图

左室射血分数（LVEF值），正常LVEF值>50%，LVEF≤40%为收缩期心力衰竭的诊断标准。

（三）有创性血流动力学检查

PCWP>18mmHg，CI正常，提示肺泡症，PCWP为25~35mmHg，CI为2.2~2.5L/（min·m²）提示肺水肿；PCWP>18mmHg，CI<2.0L/（min·m²）则提示心源性休克，预后不良。

除上述检查外，经抢救病情稳定后，应进行血液检查包括血常规、电解质及肝、肾功能等；必要时可作心血管造影。这些监测，有助确定查明导致急性左心衰竭的基础病因及诱因，对指导治疗是很有意义的。

（四）B型钠尿肽

该检查对急性心力衰竭诊断具简单、客观的优点，BNP<100pg/mL的患者，其心力衰竭可能性很小，呼吸困难应考虑一些非心源性的病因所致；BNP>400pg/mL的患者，呼吸困难由心力衰竭引起的可能性会非常大。

四、西医诊断与鉴别诊断要点

（一）诊　断

（1）确立诊断：急性心力衰竭的诊断主要依靠症状和体征，辅以适当的检查。具体的诊断流程为：怀疑急性心力衰竭的患者，首先应根据症状和体征评估，并行心电图、胸部X线及BNP检查，如果异常，则进一步行超声心动图及其他影像学检查，评估心功能，评价心力衰竭的严重程度并判断心力衰竭的类型，必要时选择血管造影、血流动力学监测及PAC等有创检查，如果正常则应考虑其他诊断。

（2）有引起急性心功能不全的心脏病基础。

（3）突发性严重呼吸困难、端坐呼吸。

（4）咳嗽伴大量粉红色泡沫痰。

（5）双肺对称性布满湿啰音及哮鸣音。

（6）X线检查示支气管影增粗，可有Kerley B线，肺泡水肿时有双侧肺门附近云雾状阴影。

（7）PCWP＞18mmHg。

（二）鉴别诊断

对易于与急性左心衰竭混淆的疾病或体征要认真鉴别，不致误诊而影响治疗。常需与以下情况相鉴别：

1. 非心源性肺水肿

其他原因引起的肺水肿，如化学或物理因素引起的肺血管通透性改变（感染、低蛋白血症、过敏、有毒气体吸入和放射性肺炎等），肺间质淋巴引流不畅（液体吸入支气管或咳嗽反射消失等），PCWP＜12mmHg。根据相应的病史与体征，不难与急性心力衰竭引起的肺水肿鉴别。

2. 支气管哮喘

肺水肿伴肺部哮鸣音时应与支气管哮喘鉴别，此时心尖部奔马律有利于肺水肿的诊断。

3. 非心源性昏厥、休克

急性心力衰竭还应与其他原因引起的昏厥、休克相鉴别。昏厥当时，心律、心率无明显过缓、过速、不齐或暂停，又无引起急性心力衰竭的心脏病基础的，可以排除心源性昏厥。心源性休克时静脉压和LVEDP升高，可与其他原因引起的休克相鉴别。

五、治 疗

（一）西医治疗

（1）减少静脉回流：患者取坐位或卧位，两腿下垂，以减少静脉回流，必要时，可加止血带于四肢，轮流结扎3个肢体，每5分钟换一肢体，平均每肢体扎15分钟，放松5分钟，以保证肢体循环不受影响。

（2）给氧：加压高流量给氧每分钟6～8L，可流经25%～70%酒精后用鼻导管吸入，加压可减少肺泡内液体渗出，酒精能降低泡沫的表面张力使泡沫破裂，从而改善通气，也可使用有机硅消泡剂消除泡沫。

（3）吗啡：急性左心衰患者往往有外周血管收缩情况，吗啡从皮下或肌肉注射后，吸收情况无法预测。现多提倡静脉用药，3～5mg/次缓慢静推，必要时15分钟重复1次，共2～3次；病情不甚危急时，也可10mg皮下或肌注。但勿皮下或肌肉注射后，短期内不静脉给药，以避免引起呼吸抑制，应随时备用吗啡拮抗剂（纳洛酮）。吗啡是治

74

疗急性左心衰肺水肿的常用药物，虽其作用机制尚未完全阐明，已知主要与吗啡的下列作用有关：①周围血管扩张；②轻微的正性肌力作用；③中枢镇静作用。急性左心衰竭伴急性肺水肿的病人应用吗啡静脉注射，可降低肺毛细血管压增加心排血量，但亦应注意，当吗啡用量过大，或吗啡与血管扩张药同时使用时，有时可导致心排血量减少和动脉压下降。虽然吗啡可使呼吸抑制，但是急性肺水肿时使用常规剂量的吗啡不会造成通气功能障碍。

（4）强心药：如近2周内未用过洋地黄制剂，可给予速效洋地黄制剂。西地兰首剂为0.4mg加入50%葡萄糖20mL中缓慢静注，必要时2~4小时再给0.2~0.4mg。

（5）静脉给予作用快而强的利尿剂如速尿20~40mg或利尿酸钠25~40mg加入葡萄糖内静脉注射，以减少血容量，减轻心脏负荷，应注意防止或纠正大量利尿时所伴发的低血钾症和低血容量。

（6）血管扩张剂：硝酸甘油主要通过扩张静脉使前负荷减少，剂量为每分钟静注0.5~2μg/kg，并按需随时调整。硝普钠具有动静脉扩张作用，以动脉为主，剂量开始为每分钟静注0.3~0.6μg/kg，随使用时间延长剂量会相应增加，可达每分钟2.5μg/kg。

（7）对伴有支气管痉挛者或心源性哮喘与支气管哮喘难以鉴别时可用氨茶碱0.25g加在50%葡萄糖40mL中缓慢静注（10~20分钟内）。

（8）皮质激素：氢化可的松100~200mg或地塞米松10mg加入葡萄糖液中静滴亦有助肺水肿的控制。

（9）原有疾病和诱发因素治疗：如有发作快速性心律失常，应迅速控制。

（二）中医证治

1. 水凌心肺
证候：喘咳气逆，难以平卧，咯痰稀白，心悸气短，尿少浮肿，面唇青紫，渴不欲饮，舌黯，苔白滑，脉弦滑。

治法：泻肺平喘，温阳利水。

方药：葶苈大枣泻肺汤合真武汤或芪苈强心胶囊（石家庄以岭药业生产）。药用葶苈子、大枣、茯苓、芍药、白术、附子、生姜等。

2. 痰瘀内阻
证候：心悸不宁，咳嗽痰白，胸闷气短，胸胁刺痛，面色晦暗，舌紫黯或有瘀斑，苔腻，脉弦细或结代。

治法：活血化痰通络。

方药：失笑散合小陷胸汤。药用五灵脂、蒲黄、瓜蒌、黄连、半夏等。

3. 气阴两虚
证候：心慌气喘，动则尤甚，气短乏力，头晕失眠，口干颧红，烦躁内热，汗出黏手，舌淡红或干红少津，苔薄白或少苔，脉沉细数或结代。

治法：益气养阴固脱。

方药：生脉散或参麦、生脉注射液。药用人参、麦冬、五味子等。

75

4．心肾阳虚

证候：心悸喘促，面色青紫，畏寒肢冷，尿少浮肿，烦躁不安，口唇发绀，甚则呼吸急促，呼多吸少，张口抬肩，烦躁不安，汗出如油，四肢厥逆，神昏不醒，舌紫暗，苔白，脉沉细弱结代或微弱欲绝。

治法：温补心肾，回阳固脱。

方药：参附龙牡汤和黑锡丹或参附注射液。药用人参、炮附子、龙骨、牡蛎等。

六、中西医结合诊治思路与方法要点

（一）祖国医学对急性左心衰竭病机认识

动则心悸，动则气短是急性左心衰的早期表现，《金匮要略·痰饮咳嗽病篇》云："水停心下，甚者则悸，微者短气。"《伤寒明理论》指出，心悸之由，"一者气虚也，二者停饮也"。心悸与气短提示心气不足和心功能下降，意味着左心室舒张末压及肺毛细血管楔压已高于已常。

《素问·脏气法时论》云："心病者，日中慧，夜半甚。"急性左心衰夜间阵发性呼吸困难是由于夜间迷走神经占优势，反射性引起肺充血及回心血量增加所致，这与中医夜属阴，心之气阳功能下降是一致的。

《素问·逆调论》指出："夫不得卧，卧则喘者，是水气客之也。"所谓"水气"是卧位时回心血量增加，左心前负荷过重，饮停胸胁，凌心射肺而致喘。

急性左心衰竭，其咳嗽，喘促，不能平卧，咯粉红色泡沫痰等症状，与"心气虚耗，不能藏血"（《丹溪心法·咯血》）及"瘀血乘肺"（《血证论》）有关，这与急性左心衰肺瘀血和肺部感染的咯血是一致的，临床上有心病及肺和肺病及心之分，但由于心主血脉，肺主气而朝百脉，故二者在病理上密切相关，一旦心肺同病，临床表现是一致的。

心之气阳衰微，水瘀互阻，凌心射肺是急性左心衰竭的严重病理状态。心之气阳衰微，不能行血，血瘀水滞，水瘀互结，一方面使脏腑，特别是肺脏瘀血加重；另一方面，水饮充斥三焦内外，特别是水壅于肺，肺失肃降，不能通调水道，主要表现除咳喘更加明显外，还可见紫绀、心搏弥散等临床病象。

喘脱昏厥是急性左心衰本虚标实，脏腑俱损，阴阴（阳？）离决之危候。心系疾病易感受外邪出现咳逆上气、吐血、喘不得卧之死候，或由于心系疾病自身病情发展，导致汗出如油、抬肩撷肚、喘息不得卧、手足厥冷、脉散及数，或直视谵语、脉促或伏等肺气将绝，心阳暴脱，阴阳相离，出现昏迷、休克、心肺等脏器功能衰竭的表现。

总之，急性左心衰竭的中医病因病机主要是心气阳虚，血瘀水滞，水瘀互阻，凌心射肺，脏腑俱损，内闭外脱，阴阳相离；其病位始在心肺，在心肺同病的基础上进而累及肝脾，终将及肾；主要诱因为感受外邪，烦劳过度。

（二）温阳益气，佐以开鬼门，洁净府，去宛陈莝是急性左心衰竭的主要治法

急性左心衰竭病情危重，需中西医有机结合，各自针对疾病的不同环节，优势互补，既发挥西药强心、利尿、扩血管等针对性治疗的优势，又发扬中医泻水逐饮，温阳益气之法整体调理之长，迅速改善心脏血流动学，方能提高救治疗效。

1. 对心衰重症，辨证运用参麦注射液、参附注射液等现代中药制剂，可取效迅速

现代药理研究表明，附子能增强心肌收缩力，其强心的主要成分是去甲乌药碱，强心作用与β受体兴奋、阻断α受体有关；人参强心活性成分是人参皂苷，人参三醇型皂苷的强心作用明显强于人参二醇型皂苷，人参与附子均有增强机体免疫力、改善循环、抗心肌缺血、保护心肌的作用。

2. 开鬼门，可使肺气得宣，营卫调和

急性左心衰竭并发肺部感染时，在针对性应用抗生素的同时，可用真武汤配越婢汤；肺热者予麻杏甘石汤化裁治疗。

3. 洁净府，意在行水利尿

通阳利水法与泻水遂饮法是急性肺水肿治疗的有效方法。急性肺水肿，是阳虚不能化水所致，故通阳利水法是基本方法，常用五苓散与真武汤合用；水饮泛滥，凌心射肺，病情危重时，首推泻水遂饮法，作为急则治标之法，常选己椒苈黄丸或葶苈大枣泻肺汤，主药首选葶苈子，该药化痰、利水、平喘作用显著，现代研究表明，该药有较强的强心利尿作用。

4. 去宛陈莝法，旨在散瘀通络，活血化瘀

去宛陈莝法应在温阳益气法的基础上择用丹参、川芎、赤芍、红花等活血化瘀药改善心肌供氧、保护心肌细胞、抑制血小板聚集、清除氧自由基、阻滞神经内分泌因子激活，阻断心室重塑。

现代药理研究发现人参、附子、黄芪等药可以增加心肌细胞内cAMP水平，或调节心肌细胞内Ca^{2+}浓度来达到强心效果，但是增加心肌细胞内cAMP水平的正性肌力西药虽有明显改善血流动力学效应，但长期应用却增加心衰病人的死亡率，因此，对急性左心衰竭应充分发挥西药综合治疗作用，如能早期应用利尿剂、肾素-血管紧张素转换酶抑制剂（ACEI）培哚普利片或血管紧张素Ⅱ受体拮抗剂如氯沙坦片、伊贝沙坦片等可有效逆转心室重塑，同时辨证应用温阳益气，开鬼门，洁净府，去宛陈莝之治法，发扬中药整体调理治疗之优势，迅速改善症状，提高心功能，减少西药用量与毒副作用，提高临床疗效。更重要的是，当遵"善补阳者，宜阴中求阳"之古训，临证运用参、芪、附等温阳益气药时常配麦冬、生地、葛根、丹参、赤芍等养阴活血之品阻滞神经内分泌因子激活，阻断心室重塑，提高远期疗效和减少心血管事件，降低死亡率。

第十章
高血压急症

依据美国高血压预防、检测、评价和治疗全国委员会第七次报告，高血压急症是以伴有即将发生或进展的靶器官功能障碍为特征的血压急剧升高〔通常超过180/120mmHg，为防止或限制靶器官的受损，需要迅速降低血压（可以不达到正常范围），如果仅有血压显著升高，但不伴靶器官新近或急性功能损害，则定义为高血压次急症〕。高血压急症常引起靶器官的功能严重障碍，甚至衰竭，因此，治疗的当务之急是迅速采取有效措施，在30～60分钟内将血压降至安全范围，使受损的脏器功能得到改善和恢复。常见的高血压急症有高血压脑病、高血压危象、急进型恶性高血压、顽固性高血压、妊娠高血压综合征、主动脉夹层分离、嗜铬细胞瘤危象等。

高血压急症属中医的薄厥范畴。薄厥是因多种原因造成气逆上冲，瘀浊蒙塞脑髓窍络的急危证候。

一、病因病理

（一）西医病因病理

高血压早期仅表现为心排血量增加和全身小动脉张力的增加，并无明显病理学改变。高血压持续及进展即可引起全身小动脉病变，表现为小动脉玻璃样变，中层平滑肌细胞增殖，管壁增厚，管腔狭窄（血管壁"重构"），使高血压维持和发展并进而导致重要靶器官如心、脑、肾缺血损伤。同时，高血压可促进动脉粥样硬化的形成及发展，该病变主要累及中、大动脉。

1. 心

长期周围血管阻力升高，使左心室肥厚扩大。高血压发病过程中的儿茶酚胺、血管紧张素Ⅱ等物质也可刺激心肌细胞肥大。心脏肥厚扩大，称高血压心脏病，最终可致心力衰竭。长期高血压可促使脂质在大、中动脉内膜下沉积，引起动脉样硬化，如冠状动脉粥样硬化。

2. 脑

脑部小动脉硬化及血栓形成可致脑腔隙性梗死。脑血管结构薄弱，易形成微动脉瘤，当压力升高可引起破裂，形成脑出血。长期高血压也可导致脑中型动脉的粥样硬化，

78

可并发脑血栓。急性血压升高时可引起脑小动脉痉挛、缺血、渗出，致高血压脑病。

3. 肾

肾小球入球动脉硬化，肾实质缺血。持续高血压致肾小球囊内压升高，肾小球纤维化，萎缩，最终致肾衰竭。恶性高血压时，入球小动脉及小叶间动脉发生增殖性内膜及纤维素样坏死，患者在短期内出现肾衰竭。

4. 视网膜

视网膜小动脉在本病初期发生痉挛，以后逐渐出现硬化，严重时发生视网膜出血和渗出，以及视神经乳头水肿。

（二）中医病因病机

薄厥病位在脑，与心肝肾关系密切。病性为本虚标实。虚者，心肝肾精血不足；实者，气逆血冲，上犯神明。

本病的发生与素体亏虚、情志失调、寒邪内侵、暴饮暴食等因素有关。病因交互作用，造成气逆血冲，迫血犯脑，血郁脑脉，津血内结，化生痰瘀"堵塞神明出入之窍"，五神失用。

二、主要临床表现

1. 高血压脑病

因全身小动脉，尤其脑内小动脉持续痉挛，导致急性脑循环障碍，引起脑水肿及颅内压增高的表现。血压剧增，尤以舒张压增高为著，可超过120mmHg、头痛、呕吐、视力模糊、烦躁不安、抽搐、失语、肢体感觉及运动障碍、神志障碍等。

2. 高血压危象

因全身小动脉突然发生暂时性强烈痉挛，使血压剧增，尤以收缩压增高为著，可超过200mmHg，伴有症状或有心、脑、肾等靶器官的急性损害。面色苍白或潮红、烦躁不安、心悸、多汗、恶心、呕吐、手足发抖，并可发生心绞痛、急性左心衰竭等。

3. 恶性高血压

又称急进型高血压，约占高血压病的1%~5%，其发病机制尚不清楚，可能与不及时治疗或治疗不当有关。典型表现为：血压显著升高，舒张压持续≥130mmHg；发病较急骤，多见于中青年，血压显著升高，舒张压持续≥130mmHg；头痛，视力模糊，眼底出血，渗出和视神经乳头水肿；肾脏损害突出，表现为持续蛋白尿、血尿及管型尿，并可伴肾功能不全；进展迅速，如不给予及时治疗，预后不佳，常可死于肾衰竭、脑卒中或心力衰竭。

4. 顽固性高血压

顽固性高血压的定义是：使用包括利尿剂在内足量的3种降压药物，血压仍在目标水平之上。

5. 主动脉夹层

指主动脉腔内的血液通过内膜的破口进入主动脉壁中层而形成的血肿，并非主动脉的扩张，有别于主动脉瘤，过去此种情况被称为主动脉夹层动脉瘤，现多改称为主动脉夹层血肿，或主动脉夹层分离，简称主动脉夹层。它以剧烈胸痛起病，颇似急性心肌梗死。但疼痛一开始即达到高峰，常放射到背、肋骨、腹、腰和下肢，两上肢血压及脉搏可有明显差别，不少患者原有高血压，起病后剧痛使血压更增高，如外膜破裂出血则血压降低，少数有主动脉瓣关闭不全，可有下肢暂时性瘫痪或偏瘫。X线胸片、CT、超声心动图探测到主动脉夹层内的液体。

6. 嗜铬细胞瘤

肾上腺髓质或交感神经节等嗜铬细胞瘤可间歇或持续分泌过多的肾上腺素和去甲肾上腺素，出现阵发性或持续性血压升高。凡血压波动明显，阵发性血压增高伴心动过速、头痛、出汗、苍白症状，对一般降压药物无效，或高血压伴血糖升高、代谢亢进等表现者均应疑及本病。在血压增高期测定血或尿中儿茶酚胺及其代谢产物香草基杏仁酸（VMA），如有显著增高，提示嗜铬细胞瘤。超声、放射性核素及电子计算机X线体层显像（CT）、磁共振显像可显示肿瘤的部位。大多数嗜铬细胞瘤为良性，可做手术切除，效果好。

7. 妊娠高血压综合征

原有高血压的病人怀孕后约有30%发生妊娠高血压综合征，若血压控制不及时，可危及母婴安危。患者可发生抽搐、意识丧失、大小便失禁，甚至脑卒中、心力衰竭等危重症。

三、实验室及辅助检查

除了监测血压外，如动态血压，最主要是了解靶器官心、脑、肾的受损情况，如生化、放射性核素、眼底检查、心电图、超声心动图、X线、CT、MRI、血管造影方面的检查。

四、西医诊断

（1）DBP和SBP骤然升高，伴有心、脑、肾、眼底病理改变。
（2）伴有剧烈头痛、呕吐，甚至出现意识障碍、心力衰竭、肾功能不全等。
（3）有相关B超、CT、MRA及各种实验室检查结果支持诊断。

80

五、治　疗

（一）西医治疗

1. 紧急降压

迅速降低血压是提高患者存活率、防止严重并发症的关键。应选择快速强有力的降压药，力求在30~60分钟内将收缩压降至160~180mmHg，舒张压降至110mmHg以下。

（1）硝普钠的应用：硝普钠是目前治疗高血压急症的首选药。其作用强、快而短暂。药理作用是直接松弛血管平滑肌、扩张小动脉和小静脉，减轻心脏前、后负荷，且不增加心率，利于减少心肌耗氧量。用法：50mg加入5%GS 500mL内静脉滴注，滴速为10~20滴/分，开始速度略快，每5分钟测一次血压，视血压情况调节滴速，使血压维持在理想水平。但应注意此药不稳定，宜严格避光使用。若药液滴注超过6小时，应重新配制，持续静滴不宜超过3天，以免发生硫氰酸盐中毒。

（2）硝苯吡啶（心痛定）的应用：心痛定是目前临床上较为常用的降压药，作用机理是阻断血管平滑肌依赖性钙通道，其舒张血管作用较强，使可能存在的心、脑、肾等凶险症状得以缓解。用药方法：10~20mg舌下含化，一般5分钟后血压开始下降，10分钟后血压显著下降，若15分钟后降压不满意者，再含服10mg或同时用速尿20~40mg静注，以协同降压和防止并发水钠潴留。心痛定适用于绝大多数高血压急症患者，药效迅速，给药方便，故目前临床上广泛使用。

（3）酚妥拉明：它为非选择性α_1、α_2受体阻滞剂，对嗜铬细胞瘤引起的高血压危象有特效。由于对抗儿茶酚胺而致周围血管扩张，个别病人可出现心动过速、头晕等，严重的甚至出现体位性低血压。用法：10mg加入5%GS 100mL内静脉滴注，滴速为10~30滴/分，每5分钟测一次血压，视血压情况调节滴速，使血压维持在理想水平。

（4）乌拉地尔：选择性α_1受体阻滞剂，具有外周和中枢双重降压作用。将25mg稀释于10mL生理盐水中，静脉缓慢推注，5分钟后若效果不理想，可依前法重复注射25mg。10分钟后，可将50mg溶于250mL生理盐水或5%GS溶液内以每分钟1.3~2.6μg/kg的速度静脉滴注。该药具有疗效确切、维持时间短、无反射性心率加快的不良反应、安全性好等优点。

2. 制止抽搐

凡抽搐病人可用安定10~20mg静脉缓注，必要时30分钟后重复注射1次，直到抽搐停止。亦可选用苯巴比妥钠0.2g肌注，或10%水合氯醛20~30mL保留灌肠。

3. 治疗脑水肿

高血压脑病时应及时治疗因颅内压增高所致的脑水肿，特别是血压下降至预期水平，仍有颅内压增高时，要及时给予降颅内压药物。

（1）20%甘露醇或25%山梨醇125~250mL快速静滴，4~6小时重复应用1次。

（2）速尿40～80mg加入50%GS 20～40mL静注。

（3）50%GS 60mL静注，每4～6小时注射1次，必要时地塞米松10～20mg静注，也可与甘露醇合用，头部亦放冰袋。

（4）除以上治疗外，高血压急症患者应卧床休息、吸氧、镇静、避免躁动等。

4. 高血压急症并发症的处理

（1）合并急性左心衰患者除按急性左心衰处理原则治疗外，宜先用心痛定10mg舌下含服，或选用硝普钠、酚妥拉明静滴，再加用速尿20～40mg静注。待心功能改善后，降压药改为口服倍他乐克50mg，1次/天或2次/天。

（2）肾性高血压或妊娠中毒性高血压危象用巯甲丙脯酸降血压、控制危象后，应积极治疗引起高血压危象的原发病。

（二）中医证治

1. 急救处理

当以降逆除邪，苏醒神志为要。

（1）针灸：常选人中、合谷、十宣、十二井穴、太冲、丰隆、涌泉等穴，采用泻法，强刺激、强捻转，或三棱针点刺出血。

（2）针剂：清开灵注射液：40～60mL加入等渗注射液500mL内，每日1～2次，静脉滴注。

（3）醒脑静注射液：20mL加入等渗注射液500mL内，每日1次，静脉滴注。

（4）中成药：牛黄降压丸1丸，每日3次，口服。

2. 分型治疗

（1）风火扰窍

证候：头痛眩晕，面红目赤，两眼黑蒙，烦躁易怒，口苦口干，便干尿赤，或肢体颤抖或抽搐，甚则神志恍惚，舌红苔黄燥，脉弦数有力。

治法：平肝熄风，泻火开窍。

方药：羚羊角汤。

（2）痰热上蒙

证候：起病危暴，面赤耳鸣，躁扰不宁，鼻鼾痰鸣，肢体颤抖或痉挛抽搐，头痛剧烈，恶心呕吐，或神昏谵语，甚则手足厥冷，舌质红绛，苔黄腻而干，脉弦滑数。

治法：清热化痰，开窍醒神。

方药：安宫牛黄丸。

（3）痰瘀内阻

证候：头部胀闷疼痛，或如针刺，固定不移，恶心呕吐，胸闷满胀，面色晦滞，头晕目眩，或颈强不适，食少纳呆。重则面目肢冷，冷汗自出，舌质隐青或舌体胖大，苔白腻，脉弦滑。

治法：活血化瘀，降逆止呕。

方药：半夏白术天麻汤（《医学心悟》）加减。药用党参、茯苓、白术、天麻、法半夏、橘红、薏仁、大枣、甘草。

（4）阴虚阳亢

证候：平素腰酸耳鸣，健忘心烦，突因情志相激而发病，证见剧烈头痛，眩晕恶心，或呕吐，躁扰不宁，便干尿赤，舌红苔黄而干，脉弦细而数。

治法：育阴潜阳，熄风活络。

方药：镇肝熄风汤（《医学衷中参西录》）。药用怀牛膝、生龙骨、生白芍、天冬、生麦芽、生赭石、生牡蛎、玄参、川楝子、茵陈蒿、甘草、生龟板。

六、中西医结合治疗要点

单纯中药在及时降压方面效果不甚理想，抢救时应以西药为主。但是有研究表明，中医药在改善症状、稳定血压、保护靶器官、对机体整体调节等方面的疗效是肯定的，因此，重视中西医药合用治疗高血压急症，发挥各自所长，必然会取得优于单纯西医治疗的效果。

目前，中药、针灸等降压治疗的机理尚未完全清楚，它包括了血流动力学、血液流变学、分子机制、内分泌因素，甚至心理因素等，值得深入研究。

第十一章
急性心肌梗死

急性心肌梗死（AMI）是由于冠状动脉供血急剧减少或中断，使相应心肌严重持久的急性缺血而致坏死。常伴有严重心律失常、心力衰竭和休克，95%的患者由冠心病严重阶段所致。另有少数患者由冠状动脉炎、感染性心内膜炎、血栓脱落、冠状动脉栓塞、主动脉夹层动脉瘤等非冠状动脉粥样硬化病因导致。

急性心肌梗死属于中医"真心痛""卒心痛"范畴，首见于《灵枢·厥病》："真心痛，手足青至节，心痛甚，旦发夕死，夕发旦死。"

一、病因病理

（一）西医病因病理

急性心肌梗死基本病因可归纳为心肌氧供应量受限和氧需求量增加两个方面，大多数系由心肌供氧未能满足心肌氧需求量所致。心肌供氧量不足的基础原因，常常是由器质性冠状动脉粥样硬化狭窄或（和）动力性冠状动脉痉挛狭窄所引起的冠状动脉粥样硬化斑块破裂、出血和血栓形成，同时伴或不伴冠状动脉痉挛所致。

急性心肌梗死的常见诱发因素有下列几类：

（1）心排血量骤减：如出血、休克、严重心律失常等。

（2）心肌氧需求量骤增：如重体力负荷、情绪激动、用力大便或血压剧升等，均可促发粥样斑块破裂出血和血栓形成。

（3）冠状动脉痉挛。

（4）血液流变学异常：如血液黏度增加和血脂升高，可引起冠状动脉循环血流缓慢。

（5）血小板活性升高。

（二）中医病因病机

卒心痛的发生多与寒邪内侵、情志失调、饮食不当、年老体虚等因素有关。其病机有虚实两方面：虚为心脾肝肾功能失调，气血阴阳亏虚；实为寒凝气滞，心血瘀阻，痰浊闭塞。前者为心脉失养，不荣而痛；后者为心脉瘀阻，不通而痛。临床以虚实夹杂者多见。

本病病位在心，与肝、肾、脾胃的关系密切，其病性为本虚标实。虚者，心、肝、肾功能失调，气血阴阳不足；实者，气滞、血瘀、寒凝、痰阻，从而造成气血阴阳逆乱，甚则出现心阳暴脱，心脉痹阻之危重证候。

二、临床表现

（一）症　状

大多数AMI病人以急性缺血所引起的疼痛为主要症状，其次是休克或急性左心衰竭的症状，亦有以胃肠道症状或心律失常、栓塞以及其他并发症为主要症状表现的。

（1）疼痛：是AMI最常见和最早出现的症状。疼痛的部位、性质、放射区域均与心绞痛相似，但多无明显诱因，常发生在休息时。疼痛时间较长，通常超过30分钟，休息和舌下含服硝酸甘油不易使疼痛缓解，常伴有烦躁不安、出冷汗恐惧或濒死感。少数病人无疼痛发生，此为无痛型AMI，常见于老年人。

（2）全身症状：发热多数在起病24小时后开始，一般在38℃左右，很少超过39℃，持续1周左右。

（3）胃肠道症状：发病早期疼痛剧烈时常发生恶心、呕吐，梗塞后1周内常有纳差、腹胀及呃逆。

（4）心力衰竭和休克：不少AMI病人以心力衰竭或休克作为起病时主要的临床表现。右室梗死病人常有低血压、右心衰竭的表现。左室梗死面积较大时，心排血量明显减少，可导致心源性休克。有些病人因剧痛、血容量不足或心律失常等而导致低血压及休克。同时造成左心衰竭及心源性休克时，统称为"泵衰竭"。

（二）体　征

AMI的体征可能很轻微，部分病人可以无特殊阳性发现，也可能直到死亡前才出现。

（1）如果广泛的前壁梗死，可出现心尖搏动弥散，触及矛盾性膨胀运动或震颤（如在胸骨左缘3～4肋间触及震颤要考虑有室间隔破裂可能），心脏浊音界可向左、向下扩大。

（2）心率可正常、增快或减慢。右室梗死时易出现室性心律失常；左心功能不全时可在心尖区闻及S_3、S_4心音或奔马律；心尖区S_1减弱，常提示心肌收缩力减弱或I°房室传导阻滞（I° AVB）；胸骨左缘3～4肋间闻及收缩期杂音伴震颤提示室间隔破裂；若突然出现心脏压塞征（填塞征）和心电-机械分离，提示心脏破裂；心尖区出现粗糙的收缩期杂音或伴收缩中晚期喀喇音，多提示二尖瓣乳头肌功能失调或断裂；若出现S_2分裂多提示完全性右束支传导阻滞或完全性左束支传导阻滞；发病2～3天出现心包摩擦音，提示心肌坏死由心内膜向心外膜延伸时出现的反应性纤维素性心包炎，一般持续不超过2～4天。

三、实验室及辅助检查

（一）实验室检查

血清心肌酶学检查及其他生化检查：

（1）肌钙蛋白（T或I）：AMI发病后2小时开始升高，持续14天左右，是一项诊断心肌损伤灵敏度高、特异性强的指标，其准确率达90%～92%。

（2）肌酸激酶（CK）：梗塞后4～8小时开始升高，24小时达峰值，72小时后降至正常；肌酸激酶同功酶（CK-MB）为心肌细胞特有的同功酶，升高时间4～8小时开始升高，24小时达峰值，具高度敏感性和特异性，对诊断AMI有重要价值。

（3）血清谷草转氨酶（SGOT、AST）：梗塞后6～12小时开始升高，1～2天达峰值，一般7天后恢复正常。

（4）乳酸脱氢酶（LDH）：梗塞后24～48小时开始升高，3～6天达高峰，持续1～2周恢复正常。乳酸脱氢酶有5种同功酶，正常人血清中的含量排序$LDH_2 > LDH_1 > LDH_3 > LDH_4 > LDH_5$，而心肌中$LDH_1$含量最高，若$LDH_1 \geq LDH_2$，对AMI的诊断价值较大。

（5）其他：血清肌红蛋白可迅速从梗死心肌释放而作为早期心肌标志物，但骨骼肌损伤可能影响其特异性，故早期检出肌红蛋白，应再测定CK-MB、肌钙蛋白T或I等更具心脏特异性的标记物予以证实。

（二）心电图检查

1. 急性心肌梗死心电图（ECG）表现

表现为弓背向上的ST段明显抬高，出现病理性Q波，T波变为倒置呈冠状（见图11-1）。

2. ECG的定位诊断及与冠脉闭塞的关系（见表11-1）

表11-1　　　　心肌梗死的定位诊断

部位	导联																	
	I	II	III	aVR	aVL	aVF	V₁	V₂	V₃	V₄	V₅	V₆	V₇	V₈	V₉	V₃R	V₄R	V₅R
前间隔							+	+	+									
局限前壁		−	−			−			+	+	+							
广泛前壁		−	−			−	+	+	+	+	+							
前侧壁		−	−								+	+	+					
高侧壁	+				+	−												
正后壁							−	−					+	+	+			
下壁	−	+	+	−		+												
右室																+	+	+

注："+"为梗死部位正面改变，"−"为梗死部位反面改变。

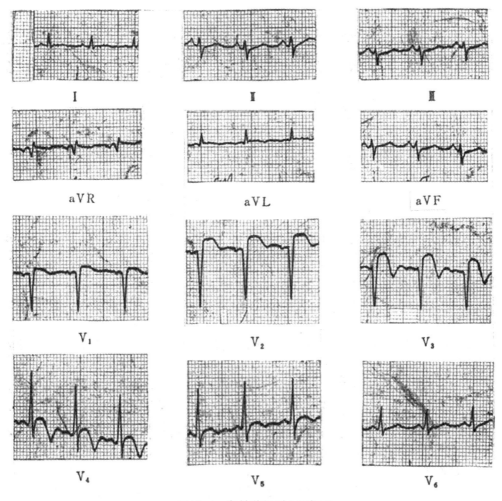

图11-1　急性前间型心肌梗死

（三）冠状动脉造影和左心室造影

在需做冠脉溶栓或经皮腔内冠脉成形术（PTCA）或紧急旁路术时，需通过造影来了解冠脉病变的部位及程度。左室造影和冠脉造影同时进行，可提供左室功能、收缩和舒张时心腔大小、室壁活动异常、室壁瘤等情况。

四、诊　断

（一）西医诊断

根据中华医学会2001年《急性心肌梗死诊断和治疗指南》，急性心肌梗死的诊断必须至少具备下列三条标准中的两条：

（1）缺血性胸痛的临床病史。

（2）心电图的动态演变。

（3）心肌坏死的血清心肌标记物浓度的动态改变。

（二）西医鉴别诊断

1. 心绞痛

（1）疼痛：心绞痛疼痛时间短，一般不超过15分钟，含服硝酸甘油有效。

（2）心电图：ECG的改变为一过性的ST段抬高，无典型的ST-T演变过程。

（3）心肌酶及肌钙蛋白：无血清心肌酶的升高，肌钙蛋白阴性。

2. 急性心包炎

（1）发热：疼痛和发热同时出现。

（2）心电图：ECG呈弓背向下的抬高，无异常Q波。

3. 急性肺栓塞

（1）症状：有右心负荷急剧增加的表现，病人常突然出现呼吸困难、咳嗽、咳血等。

（2）体征：呼吸突然深快、紫绀、触诊心前区有抬举样搏动、P_2亢进、颈静脉充盈、肝肿大、下肢水肿，甚至出现休克体征。

（3）心电图：电轴右偏，顺钟向转位，右室肥大，少数可见典型的$S_1Q_{III}T_{III}$型的特征。

（4）胸部X线：肺部X线检查及肺扫描均可提供肺栓塞的重要线索。

（5）肺动脉造影：是最具特异性的诊断方法。

4. 急腹症

如急性胰腺炎、消化性溃疡穿孔、急性胆囊炎、胆石症等急腹症，通过腹部体格检查、腹部B超及各种化验资料可资鉴别，且心电图及心有酶学检查可协助鉴别。

5. 主动脉夹层瘤

开始时为撕裂样疼痛，外周脉搏消失或不对称，或突然出现主动脉关闭不全表现，超声心动图检查有诊断价值，主动脉造影、CT显像或核磁共振（MRI）可确诊并鉴别。

6. 其　他

如食道痉挛、膈疝等亦应加以鉴别。

（三）中医辨证要点

1. 寒凝心脉证

胸满痛，彻背掣肩，遇寒而发，气短，手足欠温，畏寒口淡，面色多青，舌淡苔白。脉沉迟，或弦紧，或促。

2. 痰瘀痹阻证

胸闷气短，胸中刺痛，痛有定处，恶心欲吐，口中黏腻，头晕，面色淡黄而红，两目黯青，舌质深红，或隐青，舌体胖大，有齿痕，苔白滑或白腻，脉滑、代、数。

3. 气阴两虚证

隐痛绵绵，心悸少寐，气短乏力，五心烦热，汗多口干，或见眩晕，耳鸣，两颧微红，语音前轻后重，舌红少苔或舌淡苔薄黄，脉虚数，或结，或代。

4. 心阳衰脱证

胸痛剧烈，胸闷气短，面色青灰，焦虑不安，四肢厥冷，冷汗淋漓，口唇青紫，舌质紫暗，苔白滑，脉微细或结代。此证型为AMI合并心源性休克或心衰或严重心律失常之危重证候，为逆证变证。

五、治　疗

（一）西医治疗

1. 监护和一般治疗

（1）休息：对血流动力学稳定且无并发症者卧床休息1～3天，对病情不稳定及极高危患者卧床休息时间应适当延长。保持环境安静，鼓励安慰病人，消除紧张与焦虑情绪，必要时应用镇静剂。

（2）吸氧：常规低流量鼻导管持续给氧3～5天。

（3）监测：病人宜在冠心病监护室（CCU）进行心电图、血压、呼吸监测。必要时需做血流动力学监测，床旁安置漂浮导管，监测肺毛细血管楔压和心排指数。

（4）饮食和排便：发病后最初3～5天宜少量多次给低热量饮食，以免加重心脏负担。大便时不宜过度用力，可给予轻泻剂，避免便秘。

2. 解除疼痛

（1）吗啡：吗啡是最有效的首选药物。常用剂量：2～3mg加葡萄糖液稀释后静脉注射，必要时隔5～10分钟后可重复给药，总量不宜超过15mg。呼吸功能障碍者需慎用。由于吗啡降低交感神经张力，使小动脉和小静脉血管壁张力减退，发生静脉床瘀血，导致心搏出量和动脉血压下降，也应引起重视。

（2）硝酸酯类：胸痛较轻者，若无禁忌证可选用硝酸甘油静滴，剂量从5～10μg/min开始，逐渐增加剂量可至100μg/min，使疼痛缓解为止，一般静滴24～48小时，然后改为口服，使用时注意监测心率及血压，及时调整剂量。

3. 再灌注治疗

包括药物溶栓、介入和外科手术。

（1）溶栓治疗：溶栓指征及禁忌证。

溶栓指征：①2个或2个以上相邻导联ST段抬高（胸导联≥0.2mV、肢体导联≥0.1mV），或提示AMI病史伴左束支传导阻滞，起病时间＜12小时，年龄＜75岁。②ST段抬高，年龄＞75岁。对这类患者，无论是否溶栓治疗，AMI死亡的危险性均很大。③ST段抬高，发病时间12～24小时，溶栓治疗收益不大，但在有进行性缺血性胸痛和广泛ST段抬高并经过选择的患者，仍可考虑溶栓治疗。④收缩压＞180mmHg和（或）舒张压＞110mmHg高危心肌梗死患者，首先应镇痛、降低血压，将血压降至150/90mmHg时再行溶栓治疗，这类患者颅内出血的危险性较大，应认真权衡溶栓治疗的益处与出血性卒中的危险性。对这类患者若有条件应考虑直接PTCA或支架置入术。⑤虽有ST段抬高，但起病时间＞24小时，缺血性胸痛消失者或仅有ST段压低者不主张溶栓治疗。

绝对禁忌证：①近期有活动性出血，做过手术、活组织检查、心肺复苏、不能实施压迫的血管穿刺及外伤史。②高血压患者，血压＞160（180）/110mmHg（相对禁忌）或不能排除夹层动脉瘤者。③有出血性脑卒中史或3个月内有缺血性脑卒中发病史者。④对扩容和升压药无反应的休克。⑤妊娠、感染性心内膜炎、二尖瓣病变伴有房颤且高度怀疑左心腔有血栓者。⑥糖尿病合并视网膜病变者。⑦出血性疾病或有出血倾向者，严重肝、肾功能障碍及进展性疾病（如恶性肿瘤）者。

相对禁忌证：

①血小板＜100×10^9/L（10万/mm³）。②已服用华法林类药，但凝血酶原时间延长不超过正常值3秒。③体质过度衰竭者。

治疗途径及用法：

①冠状动脉内溶栓（PTCA）：经冠脉造影证实有急性血栓闭塞，先冠脉内注入硝酸甘油0.2～0.3mg后，重复造影以排除痉挛。然后注入链激酶（SK）或尿激酶（UK）15万u/15min～25万u/15min，继以4000u/min速度维持60～90分钟。给药期间15分钟对梗塞相关血管重复造影1次，血管再通给药剂量减半，维持30～60分钟，总剂量为50万u左右。再通率约为75%。

②静脉内溶栓：无条件做冠脉造影时，可采用静脉内给药。其方法简便，且可提前在急诊室开始给药。可用SK 150万u或UK 100万～150万u或t-PA 100mg，60分钟静滴，或先给负荷量SK 25万u或UK 50万u或t-PA 20mg，余量静滴维持1小时。溶栓后用肝素500～1000u/h，凝血时间保持在正常值的1.5～2.0倍，共3天，溶栓治疗病人应同时服阿司匹林150mg/d，静脉内给药溶栓再通率约为58%～64%。

再灌注指标：

①直接指标：冠脉造影可直接判断用溶栓剂后梗塞相关血管的开通情况。根据心肌梗死溶栓治疗试验（TIMI）的意见，达到Ⅱ、Ⅲ级者表示血管再通（见表11-2）。

表11-2　　　　　　　　　　　　　　血管再通分级标准

分级	表现
Ⅰ级	造影剂部分通过闭塞部位，梗死区供血冠脉充盈不完全
Ⅱ级	部分再灌注或造影剂能完全充盈冠脉远端，但造影剂进入清除的速度较完全正常的冠脉为慢
Ⅲ级	完全再灌注，造影剂在冠脉内能迅速充盈及清除

②间接指标

a. 胸痛：溶栓后2～4小时内胸痛基本消失。

b. 心电图：溶栓后抬高的ST段2～4小时内下降≥50%。

c. 出现再灌注心律失常：用药后2小时内出现短暂的加速性自主心律，房室传导阻滞或束支传导阻滞突然消失，下壁、正后壁心梗出现一过性窦缓、窦房阻滞或低血压。

d. CK-MB峰值提前在发病14～15小时以内。

e. 单独具备第a和第c项不能判为再通。

凝血功能监测：

①观察溶栓效果：纤维蛋白降解产物增高，D-二聚体增高，纤维蛋白原下降，优球蛋白溶解时间缩短。

②监测出血倾向

a. 凝血酶原时间延长超过正常对照值3秒即为异常，延长5～15秒则有引起出血可能。

b. 凝血时间延长超过正常值1.5～2.0倍时有引起出血的可能。

c. 纤维蛋白原降至1g/L（100mg%）以下时，有出血危险。

副作用：

①出血；②过敏反应；③低血压。

（2）皮腔内冠脉成形术（PTCA）与冠脉旁路移植术（CABG）

PTCA对AMI的疗效优于溶栓治疗，梗死相关血管（IRA）再通率高，再闭塞率低，缺血复发少，且出血（尤其脑出血）的危险性低，AMI合并心源性休克提倡PTCA或CABG治疗可提高AMI合并心源性休克的生存率，PTCA再灌注成功者住院生存率高达70%。AMI合并心源性休克若PTCA失败或不适用者（如多支病变或左主干病变），应急诊CABG。

4. β受体阻滞剂

在无该药禁忌证的情况下应及早常规应用。常用美托洛尔，常用剂量为25～50mg，每日2次或3次，使用剂量必须个体化。在较急的情况下，如前壁AMI伴剧烈胸痛或高血压者，β受体阻滞剂亦可静脉使用，美托洛尔静脉注射剂量为5mg/次，间隔5分钟后可再给予1～2次，继口服剂量维持。

β受体阻滞剂治疗的禁忌证为：心率<60次/分；收缩压<100mmHg；中重度左心衰竭（≥Killip Ⅲ级）；二、三度房室传导阻滞或PR间期>0.24秒；严重慢性阻塞性肺部疾病或哮喘；末梢循环灌注不良。相对禁忌证为：哮喘病史；周围血管疾病；胰岛素依赖性糖尿病。

5. 血管紧张素转换酶抑制剂（ACEI）

ACEI主要作用机制是通过影响心肌重塑、减轻心室过度扩张而减少充盈性心力衰竭的发生率和病死率。在无禁忌证的情况下，溶栓治疗后血压稳定即可开始使用ACEI。AMI早期ACEI应从低剂量开始逐渐增加剂量，例如初始给予卡托普利6.25mg作为试验剂量，一天内可加至12.5mg或25mg，次日加至12.5～25mg，每日2次或每日3次。对于4～6周后无并发症和无左心室功能障碍的AMI患者，可停服ACEI制剂；若AMI特别是前壁心肌梗死合并左心功能不全，ACEI治疗期应延长。

ACEI的禁忌证：AMI急性期收缩压<90mmHg；临床出现严重肾功能衰竭；有双侧肾动脉狭窄病史者；对ACEI制剂过敏者；妊娠、哺乳妇女等。

6. 抗凝剂

（1）适应证：防止静脉血栓形成，减少栓塞，防止心脏内附壁血栓形成。也可用于梗死范围较广，复发性梗死，或有梗死先兆而又有高血凝状态者。

（2）禁忌证：有出血倾向或有出血既往史、严重肝肾功能不全、活动性消化性溃疡、血压过高、新近手术者。

（3）常用剂量

①肝素5000u，每12小时1次，皮下注射。或用低分子量肝素4100u皮下注射，维持凝血时间在正常2倍左右（试管法20～30分钟）。目前常规给低分子肝素，1mg/kg，皮下注射，q12h，或普通肝素，起始剂量60u/kg，维持量12～15u/（kg·h），qd。

②华法林（令）第一天15～20mg，第2天5～10mg，继以2.5～5mg/d维持，监测凝血酶原时间，使之维持在正常值的2倍左右（25～30秒），疗程10～28天。

7. 抗血小板药物

所有AMI患者一旦确诊，只要无禁忌证，均应立即嚼服肠溶阿司匹林300mg/d，连服一周。作为梗死后二级预防长期服用肠溶阿司匹林，100mg/d。若阿司匹林过敏者改用氯吡格雷首日300mg，继之氯吡格雷75mg/d口服。最新研究表明AMI患者在阿司匹林基础上应用氯吡格雷可以获益，对年龄小于75岁，发病12小时内的ST段抬高AMI患者，氯吡格雷辅助溶栓能使梗死相关动脉闭塞、死亡和心肌梗死复发率减少36%，30天时进一步改善预后，包括死亡、心肌梗死和需进行血运重建的缺血复发的复合终点下降20%，而严重出血和颅内出血并发症没有增加。

8. 促进心肌代谢药物

常用的有极化液（10%葡萄糖500mL+10%氯化钾1.0g+正规胰岛素8u）静脉滴注；也可用维生素C 1.0g、辅酶A 100u加入10%葡萄糖500mL中静滴，每日1次，疗程10～14天。参麦注射液每次100mL静脉滴注，每日1～2次。

9. 积极处理并发症

如心律失常、泵衰竭、室壁瘤、乳头肌功能不全、心脏破裂等。

（二）中医治疗

1. 急救处理

卒心痛虽然临床表现复杂，类证殊异，但急救处理总应以通脉止痛为首务。病发时，当祛邪以缓急止痛，"急则治其标""甚者独行"，当病情缓解后，再根据四诊所见进行辨证论治。

（1）针刺：主穴分两组：膻中和内关，巨阙和间使，交替轮换，获得针感后，留针15分钟，或用耳针，取心、皮质下、肾上腺等穴位，亦可立即针刺心俞、神门、内关、厥阴俞穴。

（2）针　剂

①参麦注射液：每次60～120mL，加入5%葡萄糖注射液250～500mL中，每日1～2

次，静脉滴注。

②参附注射液：每次20~40mL，加入25%葡萄糖注射液20~40mL中，静脉注射，待血压恢复正常，改用50~100mL加入等渗液500mL中静脉滴注。

（3）中成药，据辨证选用以下中成药：

①麝香保心丸：1粒/次，每日3次，口服。

②速效救心丸：5粒/次，舌下含服。

③复方丹参滴丸或冠心丹参滴丸：10粒/次，舌下含服。

④通心络胶囊：4粒/次，3次/日，口服。

⑤参松养心胶囊：3粒/次，3次/日，口服。

⑥步长稳心颗粒：15g/次，3次/日，口服。

⑦心宝丸：1~2粒/次，3次/日，口服或舌下含服。

⑧步长脑心通胶囊：3粒/次，3次/日，口服。

2. 辨证治疗

（1）寒凝心脉

治法：温阳通脉。

方药：桂枝加附子汤（《伤寒论》）。药用桂枝、芍药、附子、炙甘草、生姜、大枣。本证亦可选用寒证心痛气雾剂。

（2）痰瘀痹阻

治法：化瘀豁痰，理气止痛。

方药：大七气汤（《严氏济生方》）。药用三棱、莪术、陈皮、桔梗、藿香、青皮、肉桂、炙甘草、益智仁、香附。

（3）气阴两虚证

治法：益气养阴。

方药：生脉散（《内外伤辨惑论》）。药用人参、麦冬、五味子。亦可选用补心气口服液、滋心阴口服液。

（4）心阳衰脱

治法：回阳救逆，益气固脱。

方药：药用四逆加人参汤（《伤寒论》）。药用附子、干姜、人参、甘草。或参附注射液50mL，直接静推，每15分钟1次，直至阳气恢复，四肢转暖，改用参附注射液100mL继续静滴，待病情稳定后，改用参附注射液100mL+5%或10% 250mL中继续静滴，直至病情缓解。

（三）中西医结合治疗要点

（1）心痛甚者，必须立即采取中西医结合镇痛措施，在吸氧、常规使用镇痛西药的基础上，联合应用中医益气养阴，活血通络治法，据辨证舌下含服复方丹参滴丸或冠心丹参滴丸、速效救心丸、麝香保心丸之一种，并予参麦注射液20~40mL稀释后静脉推注，继用血塞通注射液或血必净注射液稀释后静脉滴注，同时配合针刺合谷和内关穴，可提高镇痛效果，减少阿片类镇痛药物的剂量，降低该类药物的副作用。

（2）早期应用益气养阴、活血化瘀通络治法及方药，可提高血管再通率并降低一周内血管再闭塞发生率。开始再灌注治疗时，联用参麦注射液、疏血通注射液（有效成分为水蛭素、蚓激酶），给5%葡萄糖注射液250mL加疏血通6mL静脉滴注，每日1次，连用7日；或口服通心络胶囊每次4粒，每日3次。同时配合使用改善心肌代谢的西药如极化液、二磷酸果糖、左卡尼汀等。可明显减少严重心律失常、急性左心衰竭、心源性休克等并发症。

（3）AMI全病程应坚持运用上述治法，其中，络病理论代表药物通心络胶囊有改善血管内皮功能、缩小心肌梗死面积，增加心肌灌注，抑制血管重构、抑制心室重构、显著缓解心绞痛等作用，如同时配合使用抗血小板、抗凝药及他汀类药可改善心肌梗死患者的长期预后。

（4）无再流导致心肌不能有效再灌注已经成为后再灌注治疗时代的主要障碍，恢复心肌组织供血是治疗AMI的终极目标，新近（进）循证医学研究表明：通心络胶囊对AMI介入后心肌无再流具有显著防治作用。所以在AMI急性期应及早用药，缓解期（6个月内）应长期使用。

第十二章
急性肾功能衰竭

急性肾衰竭（ARF）是由各种原因引起的肾功能在数小时至数天内突然下降而出现的临床综合征。肾功能下降可发生在原来无肾脏损害的患者，也可发生在原已稳定的慢性肾脏病患者。主要表现为氮质废物血肌酐和尿素氮升高，水、电解质和酸碱平衡紊乱，及全身各系统并发症。依据尿量多少分别称少尿型（<400mL/d）和非少尿型（>500mL/d），偶可见无尿（<50mL/d）。现代观点认为尿素氮和肌酐进行性升高是诊断ARF的可靠依据。

广义而言，ARF可分肾前性、肾性和肾后性。肾前性ARF（又称肾前性氮质血症）是有效循环血量不足导致肾血流量急剧减少而致肾小球滤过率（GFR）降低，肾脏本身并无器质性病变，如果肾血流量减少能在6小时内得到纠正，肾功能也可迅速恢复；肾后性ARF的特征是急性尿路梗阻，梗阻可发生在尿路从肾盂到尿道的任一水平；肾性ARF是肾实质本身病变所致。其中以急性肾小管坏死（ATN），即狭义的ARF，最为常见，也最具特征性，因此，本章主要以ATN为代表进行叙述。

一、病因病理

（一）西医病因病理

ATN是各种原因引起的肾小管上皮细胞坏死，而不伴有肾小球器质性损害。其病因颇多，主要包括两大类，即肾灌注不足和肾毒性物质，两者常共同致病。

1. 肾灌注不足（肾缺血）

是引起ATN最常见原因。各种原因（严重创伤、感染、出血、失液、心衰等）导致有效循环血量相对或绝对不足，均可使肾血流量减少。有些药物可强烈收缩肾血管，也可使肾血流量减少。

2. 肾毒性物质（肾中毒）

肾脏具有排泄代谢废物、高血流量和浓缩尿液的特性，常与高浓度血内物质接触，是各种毒物的靶器官。包括外源性毒素（如生物毒素、化学毒素、抗菌药物、造影剂等）和内源性毒素（如血红蛋白、肌红蛋白等）。

ATN的发病机制仍未完全阐明，涉及肾血流动力学改变、肾毒素或肾缺血–再灌注

95

所致肾小管上皮细胞损伤及上皮细胞脱落、管型形成和肾小管腔阻塞等。近几年来认为不同的病因、不同的肾小管损伤类型，其发病的始动机制和持续发展因素不同，肾缺血和肾中毒的相互作用，难以截然分开。

（二）中医病因病机

中医学认为肾衰是指肾体受损，脏真衰竭，"命火之相火不足"，阴精不化，气化无权，五液失司而引起的危重病症。

肾衰多由毒瘀所致，毒入营血，邪盛毒剧，瘀毒互结，内侵于肾，一则肾体受损，二则脏真受伤，致气化无权，脉络失约，肾门开阖不利，阖多开少，命门受损，真火欲生不能，相火失助，上不能助肺气，中不能温脾胃，下不能煦膀胱，致肺失宣肃，治节无权，通调失常，脾胃升降不调，清气不升，浊阴不降，膀胱气化失司，湿浊弥漫三焦，逆冲于脑，诸症丛生。

肾衰以尿少，息粗带有溺味，头痛，呕恶，水肿，出血，倦怠，表情淡漠，嗜睡，烦躁，甚则昏迷抽搐为主要表现。

肾衰的病位：病本在肾，其标在肺，涉及于脾，危急于脑。

肾衰的病性：属虚实错杂的危候。虚者多为肾之气化无权，肺脾功能失司；实者为邪毒瘀血，沙石痹阻，清浊不分，五液失司。

二、临床表现

（一）起始期

此期患者主要是原发病的表现，但因肾脏血流量下降，肾脏的调节功能受到影响，仍可出现氮质血症、水、电解质和酸碱平衡紊乱所致的表现。在此期肾实质未出现明显的损伤。其氮质血症在临床上也称之为肾前性氮质血症。但随着肾小管上皮细胞出现损伤，急性肾功能衰竭的表现变得明显，则进入维持期。

（二）维持期

一般持续1~2周，但也可短至几天，长至4~6周。大部分患者可出现少尿（<400mL/d），为少尿型ARF。但也有些患者可没有少尿，为非少尿型ARF，其病情大多较轻，预后较好。然而，不论尿量是否减少，随着肾功能减退，临床上均可出现尿毒症一系列表现。

1. 尿毒症表现

可引起食欲减退、恶心、呕吐、腹胀、腹泻等消化道症状；可引起皮肤瘙痒等。严重者可出现意识障碍、躁动、谵妄、抽搐、昏迷等尿毒症脑病症状。

2. 水潴留表现

可出现高血压及心力衰竭、肺水肿等表现。

3. 电解质和酸碱平衡紊乱表现

可引起各种心律失常及心肌病变等。特别注意高钾血症，严重者可导致心跳骤停。

4. 并发症的表现

感染、多个脏器功能损伤、出血等。

（三）恢复期

随着病情好转，肾小球滤过功能和肾小管浓缩功能开始恢复，患者尿量开始增多，少尿患者尿量＞500mL/d，即进入临床恢复期。在开始的3～5天内，患者尿毒症、酸中毒等症状仍存在。大部分患者有"多尿期"，每日尿量可达3000～5000mL，或更多。通常持续1～3周，继而逐渐恢复。在此期注意脱水和低钾血症的表现。

三、实验室及辅助检查

（一）血液检查

1. 血液分析

可有轻度贫血。

2. 肾功能检查

血肌酐和尿素氮进行性上升，血肌酐每日平均增加≥44.2μmol/L，高分解代谢者上升速度更快，尿素氮与肌酐的比值正常为10～15∶1，肾前性氮质血症可达20∶1或更高，而急性肾小管坏死患者比值小于正常值，BUN/Cr比值增加应注意排除消化道出血及其他应激伴有的尿素氮产生增多的情况。

3. 血电解质检查

血清钾浓度升高，常大于5.5mmol/L。血清钠浓度正常或偏低，血钙降低，血磷升高。

4. 血气分析

血pH值常低于7.35，碳酸氢根离子浓度多低于20mmol/L。

（二）尿液检查

尿蛋白多为±～+；尿沉渣检查可见肾小管上皮细胞、上皮细胞管型和颗粒管型及少许红、白细胞等；尿比重降低且较固定，多在1.015以下；尿渗透浓度低于350mmol/L，尿与血渗透浓度之比低于1.1；尿钠含量增高，多在40～60mmol/L。肾衰指数（RFI）＝尿钠÷（尿肌酐÷血肌酐）和滤过钠分数（FE_{Na}）＝（尿钠÷血钠）/（尿肌酐÷血肌酐）×100%常大于1。应注意尿液指标检查须在输液、使用利尿药、高渗药物前进行，否则会影响结果。要注意与肾前性少尿鉴别，肾前性少尿其尿比重、渗透压高，尿钠低。

97

（三）影像学检查

尿路超声显像对排除尿路梗阻很有帮助，必要时可做逆行性或下行性肾盂造影明确。CT血管造影、MRI或放射性核素可检查血管有无阻塞，但要明确诊断仍需行肾血管造影。

（四）肾活检

是重要的诊断手段。在排除了肾前性及肾后性原因后，没有明确致病原因都有肾活检指征。

四、西医诊断与鉴别诊断要点

急性肾衰竭一般是基于血尿素氮、肌酐的进行性增高来诊断，如血肌酐每日平均增加44.2μmol/L以上，或在24～72小时内血肌酐值增加25%～100%，即可确定诊断。

在鉴别诊断方面，首先应排除慢性肾功能衰竭基础上的ARF，慢性肾功能衰竭可存在双侧肾缩小、贫血、尿毒症面容、肾性骨病和神经病变等表现。其次应除外肾前性和肾后性原因。在确定为肾性ARF后，尚应鉴别是肾小球、肾血管还是肾间质病变引起。肾前性ARF在临床上较常见，虽然在早期不一定有肾小管损伤，但如果处理不及时，就会发展为ATN，有研究认为肾灌注不足，超过6小时肾小管就会出现改变，肾前性ARF与ATN在处理上也有所不同，前者以扩容改善肾灌注为主，所以要注意区分（见表12-1）。

表12-1	肾前性ARF与ATN的鉴别	
指标	肾前性氮质血症	肾前性氮质血症
尿比重	>1.020	<1.015
尿蛋白	少量	稍多
尿沉渣	常无异常	有各种管型
尿渗透压	≥500mmol/L	≤350mmol/L
尿钠	<20mmol/L	>40mmol/L
尿素氮/肌酐	>20	<10
肾素指数	<1	>1
中心静脉压	降低	正常或增高
肾衰指数	<1	>1
滤过钠分数	<1	>1
补液试验和利尿反应	尿量增多	尿量不增

98

五、治　疗

（一）西医治疗

1. 去除导致ARF的病因

积极处理各种原因所致休克，改善血循环，纠正肾缺血。停用影响肾灌注或肾毒性的药物。

2. 起始期治疗

在此期肾小管未出现损伤，主要是补充血容量，改善微循环，纠正肾缺血。在血容量补足的情况下尿量仍少，可应用速尿，注意在应用速尿后尿量仍未增加，则提示进入持续期，不应再用。另可考虑应用抗炎性因子药。

3. 持续期治疗

（1）维持体液平衡：一般采用"量出为入，调整平衡"的原则，每日大致进水量为前一天显性失水（尿、呕吐物、创面分泌物、胃肠或胆道引流量等）加500mL（隐性失水800mL–内生水300mL），体温每升高1℃，酌加入水量80～100mL/d。

（2）饮食和营养：每日所需能量主要由碳水化合物和脂肪供应，蛋白质的摄入量应适当限制，对于有高分解代谢或营养不良以及接受透析的患者蛋白质摄入量可放宽。

（3）高钾血症：严格限制食物及药品中钾的摄入，彻底清创，防止感染，如血钾超过6.5mmol/L，应予以紧急处理，包括钙剂缓慢静注，以拮抗钾离子对心肌及其他组织的毒性作用；纠正酸中毒，应用高渗糖加胰岛素促进钾离子向细胞内流动；口服离子交换（降钾）树脂以促进钾离子排泄。必要时可行血液透析，也是最有效的治疗。

（4）代谢性酸中毒：可选用碳酸氢钠静滴。对于严重酸中毒患者，应立即开始透析。

（5）感染的控制：一般来说，不主张预防性应用抗生素。而一旦出现感染应选用针对性强，效力高，对肾脏无毒性的抗菌素。

（6）对脓毒症合并急性肾衰竭患者的一些干预性治疗：包括积极抗感染；适当的抗炎、抗凝等治疗；维持平均动脉血压；严格控制血糖。

（7）透析疗法：对非高分解型、非少尿型患者，可试行内科综合治疗。但近年来主张早期进行预防性透析，这不仅可以减少并发症的发生，缩短病程，还能简化治疗，尽快减轻病人的症状，并且无须严格控制病人的饮食。透析治疗包括腹膜透析（PD）、间歇性血液透析（IHD）或连续性肾脏替代治疗（CRRT）。在血流动力学不稳定的患者使用CRRT较为安全。

4. 恢复期的治疗

恢复早期由于肾小球滤过功能尚未恢复，肾小管的浓缩功能仍较差，可仍按持续期处理。随着尿量增多，注意防止失水和低钾血症等。在此期应加强营养，蛋白质摄入量可逐渐增加。注意定期随访肾功能，避免使用对肾有损害的药物。

（二）中医证治

治则：本证以肾体受损，脏真衰竭，气化无力，五液失司，溺毒入血为特点，故当急则治标，以推陈出新，恢复脏真为原则。

1. 急救处理

本病少尿期治疗"以通为用"，重在通利。通利之法注意虚实之异。可予以中药灌肠、外敷和针灸等处理。

2. 辨证论治

（1）热毒炽盛

证候：壮热不已，烦躁不安，心悸气喘，口干欲饮，头痛身痛，尿少黄赤，或者尿闭，舌质红，苔黄干，脉数。

治则：清热泻火解毒。

方药：白虎汤（《伤寒论》）合黄连解毒汤（《外台秘要》）加减：石膏、知母、甘草、粳米、黄连、黄芩、黄柏、栀子。

（2）火毒瘀滞

证候：高热，谵语，狂躁，干呕，腰痛，吐血衄血，咯血尿血，斑疹紫黑或鲜红，舌深绛紫暗，苔黄焦或芒刺遍起，脉细数。

治则：清热解毒、泻火凉血、活血化瘀。

方药：清瘟败毒饮加减：石膏、生地、犀角、栀子、桔梗、黄芩、知母、赤芍、玄参、连翘、甘草、丹皮、鲜竹叶。

（3）湿热蕴结

证候：症见尿少尿闭，纳呆食少，恶心呕吐，胸闷腹胀，口中尿臭，头痛，发热，咽干，烦躁，严重者可神昏谵语，苔黄腻，脉滑数。

治则：清热解毒，利湿化浊。

方药：甘露消毒丹（《温病条辨》）加减：滑石、茵陈、黄芩、菖蒲、川贝、通草、藿香、射干、连翘、薄荷、蔻仁。

（4）邪陷心肝

证候：身热心悸心烦，神昏谵语狂躁，抽搐痉厥，甲青唇黑，舌质红绛紫暗，脉滑数。

治则：清心开窍，凉肝熄风，活血化瘀。

方药：安宫牛黄丸合羚羊钩藤汤合桃仁承气汤加减：水牛角、霜桑叶、川贝、生地、钩藤、菊花、茯神、白芍、甘草、竹茹、桃仁、当归、丹皮、大黄、芒硝、安宫牛黄丸。

（5）内闭外脱

证候：神昏谵语或昏愦不语，躁扰不安，手足厥冷，汗出黏冷，气微欲绝或气短息促，二便秘结，唇黑甲青，舌绛色暗，干燥起刺，脉细数或沉伏难触。

治则：开闭固脱。

方药：生脉散合参附汤送服安宫牛黄丸。此时亦当配合应用西药，及时救治。

（6）气阴亏损

证候：气短，神疲，乏力，嗜睡，自汗或盗汗，手足心热，心烦不宁，腰酸，舌质淡红，苔薄，脉细数无力。

治则：益气养阴。

方药：薛氏参麦汤加减：西洋参、麦冬、石斛、木瓜、生甘草、生谷芽、鲜莲子。

第十三章
急性肝功能衰竭

急性肝功能衰竭是指原来无肝病者患肝病后由于肝细胞大量坏死或肝功能严重损害而引起的病候群，多于发病后6～8周内即进入肝性脑病，其特点为黄疸迅速加深，进行性神志改变直至昏迷，并有出血倾向，血清转氨酶升高，凝血酶原时间显著延长等。

急性肝功能衰竭属中医"急黄"范畴，是肝体受伤，疏泄不畅，胆汁逆渗营血而引起的黄疸危候。病位在肝胆，涉及心、脾、肾、三焦。病性虚实错杂，早期多为实证，晚期多虚中夹实。

一、病因病理

（一）西医病因病理

1. 重症病毒性肝炎

又叫暴发性病毒性肝炎，是引起急性肝功能衰竭的最常见病因，常由甲型、乙型、丙型肝炎病毒引起，尤以乙型肝炎病毒所致多见。

2. 重症中毒性肝炎

如毒蕈中毒、鱼胆中毒及四氯化碳中毒等引起重症肝炎。

3. 重症药物性肝病

如利福平、四环素、扑热息痛等药物中毒引起重症肝病。

不同病因引起的急性肝功能衰竭的发病机理不相同。由肝炎病毒引起者，系因免疫反应引起肝细胞损伤，肝细胞大面积坏死或溶解致肝功能衰竭。毒蕈所致是毒蕈含有肝细胞毒对肝细胞有细胞毒作用，并通过抑制肝细胞的RNA多聚酶，抑制其合成蛋白质并影响细胞核的内环境。某些药物所诱发，可能涉及其在体内的代谢产物，有些病因可能是通过化学的或免疫的机制，损伤肝细胞的细胞膜。

大量的肝组织受损后，肝功能减退，代谢紊乱，肝的解毒作用减弱，由肝生成的维持脑功能所必需的物质减少，而胃肠道内摄入或产生的毒性物质（主要是含氮物质如氨）得不到肝脏有效的解毒，致血氨生成过多和代谢清除过少，使大脑细胞中毒而导致中枢神经系统的功能障碍产生肝性脑病。

102

（二）中医病因病机

本病病因一为外感湿热疫毒，经口直犯中焦；一为饮食不节（洁），恣食肥甘，嗜酒太过，困遏脾运，湿浊内生，郁而化热。此外亦有因黄疸肝炎久延失治，或复加药毒损肝所致者。而输血感染，邪毒直入血分致病，亦并非罕见。其病机为湿热壅盛，内蕴中焦，由脾胃熏蒸肝胆，疫毒炽盛者，迅即深入营血，内陷心肝，充斥三焦，多脏受累，变症丛生，且可因热毒内陷、阴气耗竭导致邪闭正脱。

二、主要临床表现

（一）症　状

本病的起病、临床症状和经过因病因不同而异，起病有急有缓，有或无前驱症状，有的开始以非特异的上腹痛、恶心、呕吐等消化道症状为表现，随后暴发肝功能衰竭，其重要的临床表现为：

（1）黄疸：多有黄疸，黄疸一旦出现往往逐日加深，也有轻度黄疸或完全无黄疸。

（2）肝性脑病：最早出现的多为性格改变，如性绪激动、言语杂乱、精神错乱、狂躁、嗜睡等。以后可有扑翼样震颤，阵发性抽搐和踝阵挛等，逐渐进入昏迷。病到晚期意识完全丧失，各种反射迟钝或消失，肌张力减弱，瞳孔散大，脑电图明显异常。

（3）急性肾功能衰竭：急性肝功能衰竭合并急性肾功能衰竭者约占80%，主要表现为氮质血症，少尿或无尿，低血钠与低尿钠等，尿沉渣检查少无异常发现。肾组织无明显病变。临床上把肝功能衰竭合并功能性肾衰竭称为肝肾综合征。

（4）出血：常为急性肝功能衰竭最后的也是最严重的表现，可危及生命。出血的原因：①肝内凝血因子合成减少；②DIC；③纤维蛋白溶解；④血小板减少。临床表现为皮肤黏膜的出血点和瘀斑，鼻衄、呕吐、便血、颅内出血。DIC可致微循环阻塞，发生在肝脏可加重肝脏缺血与损害。

（5）感染。

（6）电解质酸碱平衡紊乱。

（7）脑水肿：可能为目前最主要的死亡原因。

（8）其他：低血压、低血糖、心肺并发症。

（二）体　征

急性肝功能衰竭的早期由于基础疾病不同而体征各异，若病情持续发展，可从巩膜黄染发展为全身皮肤、黏膜黄染，也可自始至终无黄疸者。若出现肝性脑病、出血、肾功能衰竭或心血管病等，则出现相应体征。

三、实验室及辅助检查

（1）血清胆红素测定：大多增高，迅速进行性增高，提示预后恶劣。

（2）血清谷丙转氨酶和谷草转氨酶：常明显增高，尤以后者更著。当血清胆红素明显升高而转氨酶迅速下降呈"分离"现象时，提示预后不良，血清总胆固醇＜1.56mmol/L，预后不良。

（3）凝血酶原时间：常明显延长，凝血因子减少。

（4）胆碱酯酶活力：明显降低。

（5）血氨：可正常或升高。

（6）肝炎病毒，相关检查出现异常。

（7）血清白蛋白逐渐下降，预后不良。

四、诊 断

（一）西医诊断与鉴别诊断要点

在急性重症肝炎病情发展阶段出现意识障碍与昏迷，结合实验室检查有肝功能异常、凝血酶原时间明显延长等即可诊断。同时注意与脑血管意外、镇静催眠药中毒、糖尿病引起意识障碍相鉴别。

（二）中医辨证要点

1. 疫毒炽盛型

证候：发病急骤，身目黄染，继而加深，小便深黄，高热烦渴，面赤气粗，恶心呕吐，口干口苦，脘腹胀满，疼痛拒按，大便秘结，烦躁不安，舌质深红，苔黄腻，脉弦滑数。

2. 热入营血型

证候：身热夜甚，身目色黄如金，小便短少，溺色深黄，胁肋胀痛，神昏谵语，嗜睡昏蒙，或震扑抽搐，或衄血、呕血、尿血、便血，肌肤斑疹，或腹胀有水，舌质红绛，苔黄燥或焦黑脉弦细数。

3. 痰火内扰型

证候：身目发黄，色如金橘，小便黄赤，发热面赤，胁胀痛，口苦烦渴，躁扰如狂，渐至昏迷，呼吸气粗，喉间痰鸣，舌红、苔黄，厚腻，脉滑数。

五、治 疗

（一）西医治疗

治疗应采取综合措施，尽力维持患者的生命机能，及时发现和治疗威胁生命的并发症。保护肝细胞，促进肝功能恢复，度过危险期。

1. 一般治疗

病人应绝对卧床休息，保证足够的热量摄入，开始数日内禁食蛋白质，以碳水化合物为主要食物，昏迷者插胃管鼻饲补充多种维生素和能量，神志清楚后逐步增加蛋白质饮食。

2. 药物治疗

（1）保护肝细胞：可酌情输入新鲜血浆、白蛋白。有报道大剂量糖皮质激素治疗暴发性肝性脑病。

（2）抑制细菌生长：口服阿莫西林、甲硝唑，肾功能不良者服药前应先用生理盐水灌肠或口服硫酸镁导泻，清除肠内积食、积血或其他含氮物质。

（3）纠正氨基酸代谢紊乱：门冬氨酸钾镁对降低血氨有效，复方支链氨基酸250mL（肝安）静滴隔天1次，对恢复患者的正氮平衡有效且副作用小。

注意：芳香族氨基酸（苯丙氨酸、酪氨酸、色氨酸）经肠菌脱羧酶作用转变为酪胺、苯乙胺在肝内分解清除，此二胺可进入脑组织，成为假神经递质，导致神经传导发生障碍，出现意识障碍昏迷。支链氨基酸在骨骼肌分解，胰岛素在肝脏中的灭活减少，导致血中支链氨基酸减少，须补充。

（4）急性肝肾综合征：当发生少尿或无尿时应限制入液量，量出为入，如系有效血容量减少所致，在扩容基础上用大剂量呋塞米利尿，也可用血液或腹膜透析；目前认为八肽加压素是最有希望的血管活性药物，可改善肾血流量，升高血压，对肝肾综合征有好的疗效。

3. 其他治疗

应加强护理和监测，记录每日出入液量，纠正水、电解质和酸碱平衡失调，保持呼吸道通畅，定时吸痰。有脑水肿应用甘露醇等脱水，发生DIC时，应尽早用肝素及新鲜血浆。

（1）促进肝细胞再生：疗效不肯定，用肝细胞生长素治疗。

（2）出血的防治：血小板减少者输血小板；消化道出血、DIC者可用凝血酶原复合物、新鲜血浆、维生素K_1、H_2受体拮抗剂治疗。

（3）低血压及低氧血症，应及时予以纠正。

（4）人工肝支持系统。

（5）肝细胞移植。

（6）肝移植。

105

（7）肝性脑病：精氨酸可促进尿素合成，间接参与氨的清除降氨药物：谷氨酸钾、谷氨酸钠、苯甲酸钠，GABA/B2复合体拮抗剂：荷包牡丹碱、氟马西尼。

（二）中医治疗

1. 疫毒炽盛型
治法：清热解毒，活络利胆。

方药：茵陈蒿汤加味调服安宫牛黄丸或玉枢丹。茵栀黄注射液20mL兑入10%GS 500mL中静脉滴注，每日1次。药用茵陈蒿、栀子、大黄等。

2. 热入营血型
治法：清营凉血，解毒救阴。

方药：犀角地黄汤。血必净注射液60mL兑入5%GS 250mL中静脉滴注，每日1～2次。神昏者用醒脑静注射液20mL兑入5%GS 250mL中静脉滴注，每日1～2次。药用水牛角、生地黄、芍药、牡丹皮等。

3. 痰火内扰型
治法：清热解毒，涤痰开窍。

方药：犀羚三汁饮。药用水牛角、羚羊角、连翘、白薇、皂角刺、郁金、天竺黄、芦根、丹皮、白茅根、灯心草、石菖蒲、竹沥、藕汁、至宝丹等。

（三）中西医结合治疗要点

中医辨证论治，多以湿、热、火、毒、瘀等基本病理因素为依据，指导立法选药组方，既要掌握主症之间的转化兼夹，还要注意与其他症候的兼夹并见，综合救治。急黄以湿热疫毒外袭致肝胆疏泄失常为主要病机，治疗原则以祛邪为主，采用清热解毒，化瘀利胆，开窍醒神，凉血熄风为治疗大法。

（1）湿热蕴结是本病的始动病理因素，且贯穿于本病的全过程。治法当以清热祛湿为主，但须注意若用苦寒药太过常易损伤脾胃，即使偏于热重，在病势获得顿挫后，亦应酌情减轻药量，不宜大剂持续滥用。

（2）热毒炽盛实是疫黄重症的主要病机，清热解毒是其重要治则，若能及时采用泻火解毒、通腑泄热治法，力争阻断病势，免其侵入营血，可望提高存活率。

（3）腑实热结，邪毒壅滞是气热传营入血的重要病理环节。泻下通腑是治疗阳黄、急黄行之有效的重要治法，常用的茵陈蒿汤为治疗湿热发黄的基础方，方中以大黄为主药，可作用于重症肝炎的多个病理环节，具有通腑退黄、荡涤热毒，减少肠道有毒物质的吸收，保肝护肝，防止邪毒内陷，扭转危急之功。

（4）血热和血瘀互结是构成急性肝功能衰竭瘀热相搏的病理基础，凉血与化瘀治法联合应用治疗重症肝炎可达退黄、止血、利尿、醒神之效。

（5）湿热疫毒深入营血，内陷心肝，病势凶险，可至内闭外脱等危候，祛邪开闭是防脱的主要治法，内闭外脱则当在开闭的基础上固脱。辨证运用凉血解毒法或益气温阳固摄止血法，配合西医止血治疗可提高急性肝功能衰竭出血患者救治成功率。

（6）肝昏迷者西医救治以清除血氨、恢复支链氨基酸与芳香氨基酸平衡，改善大脑能量代谢等为救治要点，必要时可使用人工肝救治。同时配合中医醒神开窍法、固脱法等可提高肝昏迷患者救治疗效。

第十四章
癫痫持续状态

癫痫是因大脑神经元突发性异常放电，导致短暂的大脑功能障碍的一种慢性疾病。表现为全身和（或）局部肌肉阵发性抽搐伴意识障碍的临床综合征，具有反复发作的特点，可有感觉障碍、认知缺陷及行为异常。各种癫痫均可发生癫痫持续状态（SE）。

传统的癫痫持续状态（SE）的定义为：1次癫痫发作持续30分钟以上，或反复多次发作持续＞30分钟，且发作间期意识不恢复至发作前的基线状态。但对于30分钟的时间界定一直存在争议。目前认为：全面性惊厥性发作持续超过5分钟，或者非惊厥性发作或部分性发作持续超过15分钟，或者5~30分钟内两次发作间歇期意识未完全恢复者，即可以考虑为早期癫痫持续状态（early SE或impending SE）。相关概念包括：（1）早期癫痫持续状态：癫痫发作＞5分钟；（2）确定性癫痫持续状态：癫痫发作＞30分钟；（3）难治性癫痫持续状态：对二线抗癫痫药物治疗无效，需全身麻醉治疗，通常发作持续＞60分钟；（4）超难治性癫痫持续状态：全身麻醉治疗24小时仍不终止发作，其中包括减停麻醉药过程中复发。

癫痫持续状态属中医抽搐病范畴。抽搐病是由热盛动风、阴亏阳亢动风、肝风内动、痰瘀互结或风邪内袭等原因，导致清窍郁闭或经络阻痹，或经筋失养出现以四肢不自主抽动，甚则颈项强直，角弓反张为特征的一组症候群。

一、病因病理

（一）西医病因病理

癫痫持续状态分为惊厥性与非惊厥性两大类。病因则分为特发性与继发性两大类。继发性癫痫原发疾病常见的有以下几类：

（1）中枢神经系统感染占20%~30%，包括流行性脑脊髓膜炎、细菌性脑膜炎、流行性乙型脑炎、病毒性脑炎、结核性脑膜脑炎等。

（2）脑病占10%，包括重型肺炎、败血症、中毒性菌痢、百日咳、恶性疟疾等伴发的中毒性脑病以及感染后脑病合并内脏脂肪变性综合征（Reye综合征）等。

（3）缺氧占5%~10%，包括围产儿缺氧、缺血性脑病、溺水、溺粪和一氧化碳中

108

毒等。

（4）颅脑外伤占5%～15%，包括围产儿颅内出血、脑挫裂伤、硬膜下血肿、硬膜外血肿、脑内血肿、蛛网膜下腔出血、脑室内出血以及脑干损伤等。

（5）中枢神经畸形占10%～30%，包括脑穿通动脉畸形、积水性无脑、前脑无裂、小头畸形、大脑发育不全、巨脑畸形、先天性脑囊肿、脑积水以及血管畸形等。

（6）中毒占5%～10%，包括化学性毒物、药物、有毒动、植物（如毒蛇、毒覃、鱼胆）等。

（7）先天性疾病、代谢性疾病包括糖尿病、低血糖症、肝肾功能衰竭、低钠血症、低钙血症、高钠血症，维生素B缺乏症、亚急性硬化性全脑炎等。

（8）热性惊厥占5%，大多为复杂性热性惊厥，其中30%～50%转为癫痫。

（9）抗惊厥药物突然停药或减量是发生癫痫持续状态的最重要的原因，因此癫痫发作后（至少两年）要遵循逐渐减量、停药（至少半年）的抗癫痫治疗原则。

特发性癫痫占20%～30%，临床常将一时原因不明的癫痫持续状态归为特发性癫痫。随着病程的发展，有时能明确SE的真正病因（如脑肿瘤等）。

病理生理学方面SE与癫痫的发病机理同样不十分清楚，目前认为属兴奋中毒机制。永久性脑功能障碍后遗症、代谢障碍在发病机理上起重要作用。

（二）中医的病因病机

外感风寒湿邪或疫疠之气，壅滞经脉；或热毒炽盛，上扰神明，耗液伤阴，筋脉失养；或创伤之后，风毒之邪内袭肌腠经脉，均可致营血被阻，不得宣通，而致筋脉拘急抽搐。

素体阴虚阳亢，大惊大恐之后，肝阳上亢，肝风内动而致肢体拘急抽搐。

饮食不节，劳累过度，而脾失健运，聚食生痰，一旦肝气失调，肝阳化风，挟痰上扰，蒙蔽清窍，神机失用而发抽搐。

二、主要临床表现

（一）全面性发作持续状态

1. 全面性强直-阵挛发作持续状态

为最常见的持续状态类型，是以反复发作强直-阵挛性抽搐为特征，两次发作，间歇期患者意识不能恢复至基线水平。患者可伴有心动过速、发热、腺体分泌增多等症状。

2. 强直性发作持续状态

主要见于Lennox-Gastant综合征患儿，表现为不同程度意识障碍（昏迷较少），间有强制性发作或其他类型发作，如肌阵挛、非典型失神、失张力发作等，EEG出现持续性较慢的棘-慢或尖-慢波改变。

3. 阵挛性发作持续状态

阵挛性发作持续状态时间较长时可出现意识障碍。

4. 肌阵挛发作持续状态

特发性肌阵挛发作患者很少出现癫痫状态，严重器质性脑病晚期如颅内感染、家族性进行性肌阵挛癫痫等较常见。

5. 失神发作持续状态

表现为意识水平降低，甚至表现为反应性低下、学习成绩下降，EEG可见持续性棘–慢波放电，频率较慢（<3Hz）。

（二）简单性部分性癫痫持续状态

一侧局灶性棘波或慢波爆发，由大脑皮质特殊区域病变所致的持续性部分型躯体感觉、运动、特殊感觉、认知、精神、情感或植物神经障碍，但意识清楚。

（三）小发作持续状态

包括婴儿痉挛持续状态、运动不能性发作持续状态和经典的失神发作持续状态，故小发作持续状态和失神发作持续状态并非同义词。只有当两侧对称、弥漫、同步棘–慢波综合伴持续的朦胧状态时，两者才可通用，为持续性或间歇性两侧对称、同步、3Hz的多棘或棘–慢波综合，大脑前部较著，可呈高度意识障碍、朦胧状态，或伴自动症。

（四）复杂部分性癫痫持续状态

即一般所说精神运动型癫痫持续状态。颞区，尤为蝶骨电极可见4～7Hz的Q活动。先是少动、少语、完全无反应、凝视，继而自动症（如：言语、吞咽、咀嚼、搬东西等）、刻板动作、健忘，反复连续出现。若处理不及时或不当，可致严重记忆障碍。

三、实验室及辅助检查

（一）脑电图检查

它是癫痫诊断中不可或缺的检查手段，不仅可以用于明确癫痫的诊断，也可用于确定癫痫类型、监测治疗结果、评价癫痫预后。

（二）其他检查

血、尿、粪常规及生化有助于查出继发性癫痫的某些原因，脑血管造影、脑脊液检查、颅脑CT及磁共振成像等检查，对脑部病变有确诊价值。

四、西医诊断及鉴别诊断要点

（一）癫痫的诊断应分三步进行

（1）首先确定是否为癫痫。主要依据病史和临床表现，即突然出现的痉挛发作伴意识丧失。

（2）原发性与继发性癫痫的判断。

（3）癫痫的病因判断。

（二）鉴别诊断

癔症：有明确的情绪因素，不会自伤如咬舌，故不吐血沫，无尿失禁，对刺激可做出有目的、有意义的反应，双眼紧闭，但眼球窜动，瞳孔不散大，脑电图检查无异常。

五、治　疗

（一）西医治疗

1. 治疗原则

（1）尽早治疗，尽快终止发作。

（2）查找病因，如有可能进行对因治疗。

（3）支持治疗，持续患者呼吸、循环及水电解质平衡。

2. 病因治疗

一旦病因明确，应对因治疗，如脑瘤、脑血管畸形、脑组织瘢痕、颅内异物等可行手术治疗，脑寄生虫病需行抗寄生虫药物治疗。有的（如反射性癫痫）应尽量避免诱发因素的刺激以减免其发作。

3. 药物治疗

对于病因未明或病因已明而暂不能治疗者一般均需行药物治疗。

癫痫持续状态是一严重的紧急情况，需做出及时正确的处理，以减少其致残率和死亡率。全身强直-阵挛性发作的持续时间与其预后密切相关。发作持续时间越长，控制越难，合并症越多，病死率越高。发作持续平均13小时者，一般多死亡。SE持续20分钟，大脑皮质氧分压降低，细胞色素还原酶减少，局部供氧不足，于是加重神经细胞损伤。故有人把此20分钟称之为"癫痫持续状态的移行期"。SE持续1小时以上，脑细胞就会出现不可逆转的器质性损害，故应尽快控制其发作。

（1）首先应将患者置于安全处，解开衣扣，保持呼吸道通畅。若患者张口状态

111

下，可在上下白齿间垫于软物（缠纱布的压舌板或卷成细条状的衣角或手帕等），以防舌咬伤，切勿强力撬开。抽搐时轻按四肢以防误伤及脱臼，抽搐停止后让患者头转向一侧，以利口腔分泌物流出，防止吸入肺内致窒息或肺炎。抽搐停止后患者意识未恢复前应加强监护，以防自伤、误伤、伤人、毁物等。

（2）全身强直-阵挛性发作持续状态的处理

①迅速控制抽搐

安定（地西泮）：首选。成人首次剂量10～20mg，按1～5mg/min缓慢静脉注射，有效而复发者，30分钟后可重复应用，或在首次用药后将安定100～200mg加入10%或5%葡萄糖液500mL中缓慢静滴，10～20mg/h，视发作情况控制滴注速度和剂量，24小时总剂量不超过120mg。应同时注意有无抑制呼吸。因其作用时间较短，可同时给鼻饲苯妥英钠或肌注苯巴比妥钠。

异戊巴比妥钠：成人用0.5g，以注射用水或生理盐水稀释成10mL，以50mg/min速度缓慢匀速静注，直到抽搐停止后再追加50mg，剩余部分可行肌肉注射。注射过程中需密切观察呼吸情况，如有抑制呼吸现象应立即停止注射，并做人工呼吸。

苯妥英钠：按8～10mg/kg或突击剂量14～20mg/kg，成人以低于50mg/min速度缓慢静注。有心律失常、呼吸功能障碍及低血压者慎用。

利多卡因：首剂为100～150mg，以25～30mg/min的速度静脉注射，复发时可重复使用。

德巴金（丙戊酸钠）：首剂为15mg/kg静脉注射，以后以1mg/（kg·h）静脉点滴维持，每日总量20～30mg/kg。

副醛：5%副醛15～30mL用植物油稀释后保留灌肠。

10%水合氯醛：成人20～30mL加等量植物油保留灌肠。

②减轻脑水肿：可用20%甘露醇125～250mL快速静脉滴注，2～4次/天；速尿20～40mg或10%葡萄糖甘油利尿脱水，以减轻脑水肿。

③其他：维护呼吸道通畅，注意循环功能，纠正水电解质及酸碱平衡紊乱，控制高热及感染等。

（二）中医证治

1. 风毒侵袭，壅滞经脉

证候：肌肉瘈动，四肢抽搐，项背强直，甚则角弓反张，牙关紧闭，舌苔白腻，脉弦紧。

治则：祛风解毒止痉。

方药：玉真散（《外科正宗》）。组成：南星、防风、白芷、天麻、羌活、白附子。方中南星、白附子化痰；防风、白芷、天麻、羌活与白附子疏风驱邪，诸药合用，达到祛风止搐的作用。对反复发作者可加用虫类祛风药，如僵蚕、蝉蜕、全虫、蜈蚣等。

2. 热盛风动，筋脉拘急

证候：持续高热，四肢抽搐，项背强直，甚则角弓反张。如热在气分则见高热汗出，口渴饮冷，或日晡潮热，大便干结，腹满拒按，苔黄燥，脉弦数有力；如热在营分则见身热夜甚，口不甚渴，心烦躁扰，神昏谵语，斑疹隐隐，舌红绛无苔，脉弦细数；如入血分见壮热神昏，躁扰昏狂，斑疹隐隐或密布全身，鼻衄，吐血，便血，甚则四肢厥逆，舌干绛，脉弦数。

治则：气热风动治宜清热攻下，平肝熄风；营热风动渴清营透热，凉肝熄风。

方药：气热风动用白虎汤（《伤寒论》）。组成：生石膏、知母、炙甘草、糯米。本方为治疗气分热盛的主方。

营热风动用清营汤（《温病条辨》）。组成：犀角、生地、玄参、麦冬、黄连、金银花、连翘、竹叶、丹参。高热抽搐者渴加服紫雪散；神昏谵语者加服安宫牛黄丸或牛黄至宝丹。

血热风动用羚羊钩藤汤（《通俗伤寒论》）。组成：羚羊角、桑叶、贝母、生地、钩藤、菊花、茯神、生杭芍、生甘草、淡竹茹。

3. 阴虚阳亢，阴虚风动抽搐

证候：肝肾阴虚，肝阳上亢症见头痛、呕吐，继而神昏，抽搐，面红气粗。舌红苔黄，脉弦紧而有力；阴虚风动则见手足蠕动，甚则抽搐，口干舌燥，低热，颧红，倦怠乏力，舌红少津，脉虚数。

治则：滋阴潜阳，熄风镇惊。

方药：肝肾阴虚，肝阳上亢，肝风内动，气血上逆者（《医学衷中参西录》）之镇肝熄风汤。组成：怀牛膝、生赭石、生龙骨、生牡蛎、生龟板、生杭芍、玄参、天冬、川楝子、生麦芽、茵陈、甘草。

肝阳偏亢，风阳上扰者选用天麻钩藤饮（《杂病证治新义》）。

阴虚风动用三甲复脉汤（《温病条辨》）。如温病热邪久羁，热灼真阴，或误治阴衰，真阴大亏，此时邪气已去八九，真阴仅存一二，虚风内动之重症，将成阴阳俱脱之危势，症见手足瘛疭，神倦，脉虚，舌绛少苔，宜用大定风珠（《温病条辨》）滋阴熄风，留阴敛阳。

4. 痰瘀阻络，筋脉拘急

证候：久病不愈，时有抽搐，或痰涎多，舌苔厚腻，舌质青紫，脉弦滑或弦涩。

治则：豁痰化瘀，通络止搐。

处方：五虫散：全虫、蜈蚣、蝉蜕、地龙、地鳖虫、川军、胆南星、法半夏、全栝蒌。

六、中西医结合治疗要点

（1）抽搐发作，首先是急则治标，综合止搐，控制其发作。宜以中西医结合综合治疗选用药效快而作用强的方法和药物，采用各种可行的给药途径，尽快解除病人抽搐的危险。

（2）发作得到控制后，宜缓则治本，杜其风动之源，治疗重点则以清热解毒、祛风豁痰、滋阴熄风为主，以治其本，防止复发。

（3）发作控制后应继续鼻饲或口服抗癫痫药，以期最终控制癫痫发作。

（4）癫痫发作时，可同时迅速给予针刺治疗，如强刺激人中、涌泉。

（5）调理生活，去除发作的诱因。患者须避免不良精神刺激，保持心情舒畅，重视饮食调节。

第十五章
急性脑血管病

脑血管病是指各种原因所致的脑血管病变或血流障碍引发的脑功能障碍。急性脑血管病又称脑卒中，分为出血性卒中和缺血性卒中。缺血性卒中是由脑血液循环的局部障碍所导致的神经功能缺损的综合征，症状持续时间大于24小时，或神经影像学证实新梗死灶，且受累血管的血供区域与神经系统局部功能缺损症状相一致，称为脑梗死。如神经系统功能缺损症状持续数分钟至数小时，且神经影像学检查（CT或MRI）证实无新发梗死病灶，则称为短暂性脑缺血发作。出血性卒中包括脑出血和蛛网膜下腔出血。

急性脑血管病属中医中风范畴。中风以猝然昏仆，不省人事或发生口眼歪斜，言语不利，半身不遂为主要症状。临床上分为中经络和中脏腑两大类，中经络一般无神志变化，病情轻；中脏腑常有神志不清，病情重。

一、病因病理

（一）西医病因病理

脑血栓形成是脑梗死最常见的类型，是脑动脉粥样硬化导致血管增厚、管腔狭窄闭塞和血栓形成，引起脑局部血流减少或中断，脑组织缺血缺氧导致软化坏死，出现局灶性神经系统的症状和体征。脑栓塞是指脑血管被血流中的各种栓子所阻塞，导致相应供血区脑组织缺血坏死。

脑出血是指自发性脑实质内出血，发生于大脑半球者占80%左右，主要位于基底节区、颞、顶叶。脑干和小脑出血占20%左右。高血压是脑出血的主要原因，约占脑出血的50%～70%。本病多发生于50岁以上的中老年人，近年有日趋年轻化倾向，其病死率及致残率都较高。

（二）中医病因病机

蛛网膜下腔出血病因主要有：①颅内动脉瘤最常见，占50%～85%。②脑血管畸形，特别是动静脉畸形（AVM），以青少年多见。③脑底异常血管网病，如烟雾病（Moya-Moya病）。④其他，如夹层动脉瘤、血管炎、颅内静脉系统血栓形成、结缔组织病、血液病、凝血障碍性疾病、不适当的抗凝治疗。⑤外伤。

中风病是在元气内虚的基础上，遇有劳倦内伤、忧思恼怒、嗜食厚味及烟酒等诱因，进而引起脏腑阴阳失调，气血逆乱，直冲犯脑，形成脑脉痹阻或脑脉血溢。本病病理性质多属本虚标实。肝肾阴虚，气血衰少为致病之本，风、火、痰、气、瘀为发病之标，两者可互为因果。

二、诊断要点

（一）西医诊断

1. 脑出血

（1）多发生于高血压患者。

（2）多半在活动中或情绪激动时发病。

（3）起病急、进展快，一般在数分钟到数小时内达到高峰。

（4）刚发病时常有头痛、呕吐，呕吐是判断意识障碍病人有无颅内压增高的重要标志。

（5）意识障碍程度不等，意识障碍越深，预后越差。

（6）抽搐，二便失禁也不少见。

（7）腰椎穿刺做脑脊液检查，压力增高者约56%，血性脑脊液占89%。

（8）头颅CT扫描检查，早期就可显示出血灶的高密度区以及脑室的占位效应，对确诊的帮助很大，但迟至两周后检查，出血灶可能吸收成低密度区，与脑梗死难以鉴别。

内囊出血，主要表现为出血灶对侧偏瘫、偏身感觉障碍和同向偏盲三偏征，如出血发生在优势半球，则常伴有失语症，如有眼球凝视麻痹，则常注视出血灶（偏瘫对侧）。

小脑出血常以枕部痛、眩晕、呕吐为早期症状，昏迷多见。检查时可见眼球震颤和肢体共济失调，但偏瘫和偏身感觉障碍不明显，有时伴有脑干或脑神经症状。

桥脑出血起病急，多半深昏迷，瞳孔呈针尖大小，对光反应迟钝，四肢瘫痪和双侧面神经麻痹，有时出现高热，呼吸不规则。

脑室出血分为原发性和继发性脑室出血。原发性是指脉络从血管出血或室管膜下1.5cm内出血破入脑室。继发性是指脑实质出血破入脑室者。

原发性脑室出血，出血量少时，仅表现头痛、呕吐、脑膜刺激征阳性，无局限性神经体征，易误诊为蛛网膜下腔出血；出血量大时，很快进入昏迷，双侧瞳孔逐渐缩小呈针尖样，四肢肌张力增高，病理征阳性，早期出现去脑强直发作，脑膜刺激征阳性，常并发上消化道出血、中枢性高热、大汗、应激性溃疡、急性肺水肿、血糖增高及尿崩症，预后差，多迅速死亡。

116

2. **蛛网膜下腔出血**

（1）既往有频发的局部头痛史或有头痛后晕厥史。

（2）起病突然。

（3）突然出现剧烈头痛、呕吐，如为后枕及颈项部头痛少数可见局灶性神经功能缺损，如动脉神经麻痹、轻偏瘫、失语或感觉障碍更典型。

（4）检查可见是脑膜刺激征，神经系统局灶性体征不明显。

（5）眼底检查可发现视网膜新鲜出血灶。

（6）腰椎穿刺做脑脊液检查，压力增高，血性脑脊液均匀一致。

（7）头颅CT扫描是诊断SAH首选方法，常表现为基地池弥散性高密度影，严重时血液可延伸到外侧裂，前、后纵裂池，脑室系统或大脑凸面。

（8）如临床上怀疑蛛网膜下腔出血系因颅内动脉瘤破裂或脑血管畸形所致，则应及早做脑血管造影，以便考虑手术治疗和避免再出血。

3. **脑血栓形成**

（1）多发生于65岁以上的老年人。

（2）既往有脑动脉硬化或短暂性脑缺血发作史。

（3）病情缓慢进展，症状常持续加重或呈阶梯状加重。

（4）以偏瘫、偏身麻木和失语为主，意识障碍较少见。

（5）既往常有冠心病、高血压病、糖尿病、高脂血症等病史。

（6）脑脊液检查压力不高，常规和生化检查正常。

（7）头颅CT扫描检查可发现低密度的梗死区，大面积梗死可伴有脑水肿和占位效应，因此判断时要注意时间。

（8）老年病人反复发作脑部、肢体或其他脏器的多发性梗死灶者，除了脑动脉硬化的因素外，还需考虑肿瘤可能性。

（9）年轻人出现急性缺血性脑血管病者，应考虑脑动脉炎、颅底异常血管网症（Moya-Moya病）、心房内黏液瘤、口服避孕药等可能性，必要时需做心动超声检查和脑血管造影。

4. **脑栓塞**

（1）起病急骤。

（2）既往有各种类型的心脏病、心房纤颤、心肌病、心肌梗死等病史，需注意特发性房颤造成脑栓塞占2.7%。

（3）昏迷约占33%，抽搐高达25%，偏瘫常较完全。

（4）有时可发现其他部位血管栓塞。

（5）头颅CT扫描检查和脑血栓形成相仿，但有时脑水肿较明显；有时在低密度区中有高密度灶存在，说明有栓塞性出血；有时可见多个低密度区，说明有多发性脑栓塞。

5. **短暂性脑缺血发作**

一般突然发病，出现一过性失明、偏瘫、失语、构音不清、眩晕、共济失调、吞咽困难等，发作可持续数分至数小时，但应于24小时内完全恢复正常。本病多数因脑动脉硬化、微栓塞所致，常反复发作。

（二）中医辨证要点

1. 辨中经络、中脏腑

中经络者虽有半身不遂，口眼歪斜、语言不利，但意识清楚；中脏腑则昏不知人，或神志昏糊、迷蒙，伴见肢体不用。

2. 中脏腑辨闭证与脱证

闭证属实，因邪气内闭清窍所致，症见神志昏迷、牙关紧闭、口噤不开、两手握固、肢体强痉等。脱证属虚，乃为五脏真阳散脱，阴阳即将离决之候，临床可见神志昏聩、目合口开、四肢松懈瘫软、手撒肢冷汗多、二便自遗、鼻息低微等。此外，还有阴竭阳亡之分，并可相互关联。闭证常见于骤起，脱证则由闭证恶变转化而成，并可见内闭外脱之候。

3. 闭证当辨阳闭和阴闭

阳闭有瘀热痰火之象，如身热面赤、气粗鼻鼾、痰声如拽锯、便秘溲黄、舌苔黄腻、舌绛干。甚则舌体卷缩脉弦滑而数。阴闭有寒湿痰浊之征，如面白唇紫、痰涎壅盛、四肢不温、舌苔白腻、脉沉滑等。

4. 辨病期

根据病程长短，分为3期。急性期为发病后2周以内，中脏腑可至1个月；恢复期指发病2周后至半年内；后遗症期指发病半年以上。

三、实验室检查

经常选择头颅CT、磁共振成像MRI、脑脊液检查、脑血管造影、血液流变学、心电图、凝血功能、血尿粪常规以及血生化方面的检查。

对这组病人的诊断要求，首先应当明确是否为急性脑血管病，要与能引起意识障碍以及脑功能异常的其他疾病相鉴别。其次要鉴别急性脑血管病是出血性的还是缺血性的。如已确定是出血性脑血管病，就应当进一步明确是脑出血还是蛛网膜下腔出血；同样，如已确定是缺血性脑血管病，就应当进一步明确是短暂性脑缺血发作，还是因脑血栓形成或脑栓塞所引起的脑梗死。

四、治　疗

（一）西医治疗

1. 一般处理

（1）绝对卧床休息，尽量少搬动病人。一旦发现病人，应当立即在小心、谨慎的护送下，尽早送到医院诊治。出血性脑血管病的急性期，原则上以就地抢救为宜，蛛网膜下腔出血病人应绝对卧床，不满6周者可因再出血死亡。病人如烦躁不安，可用安定类药物，但剂量不宜太大，以免影响意识水平的观察。禁用抑制呼吸的鸦片类药物，在颅内压增高的情况下用这类药物会导致呼吸突然停止。

（2）保持心、肺功能。清除病人口腔和鼻腔中的黏液、呕吐物等。如发现病人通气功能欠佳或氧分压减低，应及时加压给氧，或考虑做气管切开术，使用呼吸机。心功能要维持稳定，最好做心电监护，以排除因心律异常而导致的血液循环障碍，也便于及时发现心律变化。

（3）注意营养状况，保持水和电解质的平衡。急性脑血管病在发病的48小时内，不论是出血性还是缺血性的都有程度不等的脑水肿，如病人意识障碍、呛咳、吞咽困难或频繁呕吐，则可暂禁食，以免发生吸入性肺炎。若病情允许，可采用鼻饲饮食，以牛奶、豆浆等流食为主，每天热量在1200～1500kcal。维生素B和C可溶解在水中喂入。液体进入总量每天约2000mL。如合并有心脏病者，则液体量可限制在1500mL/d。在急性期，监测患者出入量，以便及时调整液体量。监测病人的水、电解质平衡。

（4）加强护理工作，防止并发症。

（5）预防继发性感染。肺炎、泌尿系感染和褥疮是急性脑血管病最常见的继发性感染和并发症，视病情，酌情使用抗生素。

2. 特殊治疗

（1）急性出血性脑血管病的内科治疗

①降低颅压：目的在于减轻脑水肿，防止脑疝形成，以降低病死率。目前最常用的是高渗脱水剂、利尿剂和肾上腺皮质激素。高渗脱水剂以20%甘露醇为最常用，通常以250mL快速静脉滴注，可6～8小时/次。药物输入后10～15分钟，颅压开始下降，1小时后达最低水平，持续4～6小时。山梨醇的疗效与甘露醇相似，但降颅压作用较弱。50%葡萄糖60mL静注，每6小时1次，也有降颅压作用。然因葡萄糖参与体内代谢过程，可为细胞利用，故反跳作用较强，现主要用作两次输甘露醇期间的辅助治疗。利尿剂如速尿或利尿酸钠等，也常用以降颅压，特别是伴有心力衰竭的病人，效果较好，副作用是易引起电解质紊乱，应注意纠正。

②调整血压：有利于出血部位血小板凝聚止血。一般认为，对于血压极度升高（>200/120mmHg）或合并高血压脑病、主动脉夹层动脉瘤、心力衰竭或缺血的患者，主张积极降压。血压降低的幅度以小于20%为宜。刚进行手术后的患者应避免MAP大于110mmHg。如果SBP低于90mmHg，应给予升压药。

③止血药：对脑出血一般认为无效，但对蛛网膜下腔出血则对止血有一定的帮助。常用6-氨基己酸6～12g，静滴每日1次，或对羧基苄胺0.2～0.4g，静滴每日1次。

④止痛药：只用于头痛剧烈的蛛网膜下腔出血病人，以免头痛、烦躁不安而导致再出血。脑出血病人服止痛药和镇静药可能会加重意识障碍，影响病情观察，通常不用。

⑤钙拮抗剂：蛛网膜下腔出血后4～12天内，有时会发生延缓性血管痉挛，可静滴钙离子拮抗剂，如尼莫地平（Nimodipine）40mg口服，4～6次/日，连用21；或尼莫地平10mg/d，6小时内缓慢静脉滴注，7～14日为一疗程。

⑥颅内压监护：如有条件应对出血性脑血管病病人做颅内压监护，这样便于及时发现颅压增高。如脑室压在2.0kPa以上达15～30分钟，说明药物效果不满意，有学者建议用苯巴比妥1.5～4mg/（kg·h）静注，然后根据颅压情况和有无低血压而调整苯巴比妥剂量，但尚缺乏大样本研究资料支持。

（2）急性缺血性脑血管病的内科治疗

①抗血小板凝聚药：口服肠溶阿司匹林。阿司匹林，剂量100mg，每日1次，饭后服。服用时需观察胃肠道反应，溃疡病人禁用。

②抗凝治疗：作为急性期缺血性脑血管病的治疗，抗凝治疗效果并不好，但为了预防再发则仍有价值。通常在严格观察出、凝血时间，凝血酶原活动度和时间的条件下，先用肝素1000u/h连续静脉滴注，持续72小时，然后口服新双香豆素，剂量应随时调整。如不具备化验条件，抗凝治疗很难作为首选治疗。蝮蛇抗栓酶可降低血黏度和血脂，抑制血小板数量和聚集。剂量：0.008u/kg，静滴。

③溶栓治疗

溶栓目的：及时恢复血流和改善组织代谢，抢救梗死灶周围仅有功能改变的半暗带组织，避免形成坏死。目前我国溶栓时间窗为，使用rt-PA（组织型纤溶酶原激活剂）4.5小时内，使用尿激酶（UR）应在6小时内。

A. 静脉溶栓的适应证：a. 年龄≥18岁；b. 发病4.5小时以内（rt-PA）或6小时内（尿激酶），但由后循环动脉闭塞引起的脑梗死死亡率非常高，而溶栓治疗可能是唯一抢救方法，因此，对该部分患者溶栓的时间窗和适应证可适当放宽；c. 具有明确的神经功能缺损；d. CT排除颅内出血。

B. 静脉溶栓禁忌证：a. 既往有颅内出血病史；b. 症状及CT提示蛛网膜下腔出血；c. 存在颅内肿瘤、动静脉畸形或动脉瘤；d. 近3个月有严重头颅外伤史或脑梗死病史，但不包括陈旧性小腔隙性脑梗死且未遗留神经功能症状及体征，近1周内有不易压迫止血部位的动脉穿刺史；e. 近期有颅内或椎管内手术史；f. 严重心、肝、肾功能不全或严重糖尿病患者；g. 伴有活动性出血；h. 急性出血倾向：或口服抗凝药，且INR＞1.7或凝血酶原时间大于1.5s；48h内接受过肝素治疗（APTT超出正常范围），正在使用直接凝血酶或Xa因子抑制剂，且敏感的实验室指标（如APTT、INR、血小板记数、蛇静脉酶凝结时间、凝血酶时间或恰当的Xa因子活性测定）异常；i. 血糖＜2.7mmol/L，收缩压＞185mmHg或舒张压＞110mmHg，或在时间窗内，不能安全地将血压控制在要求范围；j. CT显示低密度范围大于1/3大脑半球。

存在以下情况时，需仔细权衡风险和获益：a. 症状轻微或迅速自发缓解。b. 妊娠。c. 发病时有痫性发作且遗留神经功能缺损。d. 近2周内大手术或严重外伤史。e. 近3周内胃肠道或尿道出血史。f. 近3个月内急性心肌梗死史。g. 起病时间相对较长（如发病3～4.5小时应用rt-PA）的患者，存在以下情况之一：年龄＞80岁，严重的脑梗死，NIHSS＞25分或影像学证据提示缺血性损伤范围大于1/3大脑中动脉供血区；口服抗凝药物；既往有脑梗死及糖尿病史。

C. 溶栓药物治疗方法：a. 尿激酶：100万～150万单位，溶于生理盐水100～200mL中，持续静脉30分钟。b. rt-PA：剂量为0.9mg/kg（最大剂量90mg）静脉滴注，其中10%

在最初1分钟内静脉推注，其余持续滴注1个小时。用药期间及用药24小时内应严密监护患者。

④降颅压药：颅内高压患者及时应用降颅压药，如20%甘露醇静滴，持续7～10天。

⑤调整血压：卒中后立即出现的血压升高，可能是机体对颅内压升高的一种代偿反应，以维持有效的颅内灌注压。通常，缺血性卒中后2周左右血压就能自行恢复正常，对缺血性卒中后的高血压，建议是观察患者的血压自然转归，暂不需过度降压。除非DBP＞120～130mmHg，SBP＞220mmHg或有左心衰或高血压脑病的存在，如果发病48小时后血压已开始自然回落，但仍高于正常水平，建议采用保守处理，不要积极降压。如果2～3周后血压仍较高，可口服降压药。收缩压＞220mmHg或舒张压＞120mmHg，给拉贝洛尔10～20mg，iv，1～2分钟，每10分钟可重复或加倍使用，最大剂量300mg；或者尼卡地平5mg/h静滴，每5分钟增加2.5mg/h直至最大剂量15mg/h，直到达到预期效果（收缩压≤185mmHg和舒张压≤110mmHg），目标是使血压降低10%～15%。

3. "中性"治疗

鉴于急性脑血管病症状的复杂性和多变性，如果没有急诊做头颅CT检查的条件，病人或家属又拒绝做脑脊液检查，一时无法肯定是出血性还是缺血性时，建议给予"中性"治疗并做严密的病情观察。

（1）降颅压：除了一般处理之外，用10%葡萄糖液加等量的等渗盐水或林格液，每日总量不超过1500mL。根据动物实验和临床观察，可使机体保持低颅压状态，较之单纯输入葡萄糖液为好。

（2）脱水治疗：病人嗜睡和呕吐，要考虑颅压增高的可能性，可用高渗脱水剂，20%甘露醇250mL静滴，每8～12小时1次。

（3）保持血压稳定：监测血压，必要时对症处理。

（4）止血及活血：如临床上偏向于蛛网膜下腔出血，可酌情用止血敏2g/24h静滴。如临床上怀疑缺血性脑血管病，可用复方丹参注射液4mL或川芎嗪注射液20mg肌注每日2次。暂不用止血药或抗血小板凝聚药。

上述"中性"治疗只能应用1～2天，一旦诊断明确，应立即转入出血性或缺血性脑血管病的特殊治疗。

4. 外科治疗

（1）TIA患者如颈内动脉狭窄＞70%可考虑颈动脉内膜切除术（CEA）。

（2）大脑半球大面积梗死，可实行开颅降压术和（或）部分脑组织切除术。

（3）蛛网膜下腔出血病人，如内科治疗无效，CT或MRI显示脑室明显扩大者，可行脑室-心房或脑室-腹腔分流术，以免加重脑损害。

（二）中医治疗

1. 治疗原则

中经络以平肝熄风，化痰祛瘀通络为主。中脏腑闭证，治当熄风清火，豁痰开窍，通腑泄热；脱证急宜救阴回阳固脱；对内闭外脱之证，则需醒神开窍与扶正固脱兼用。

2. 中风急性期分型证治

（1）中经络

①肝阳暴亢、风火上扰证

治法：平肝潜阳、熄风通络。

方药：天麻15g^捣，钩藤30g^{后下}，黄芩15g，菊花15g，夏枯草30g，丹皮15g，赤芍10g，怀牛膝20g，珍珠母30g^{先煎}。

②风痰瘀血、痹阻脉络证

治法：祛风化痰、活血通络。

方药：法半夏10g，生白术10g，天麻10g，胆南星6g，紫丹参30g，香附15g，酒大黄5g^{后下}，川贝10g，路路通15g。

③气虚血瘀证

治法：益气活血。

方药：黄芪30～120g，桃仁10g，红花10g，赤芍20g，归尾10g，地龙10g，川芎10g。

④阴虚风动证

治法：育阴熄风。

方药：生地20g，玄参15g，女贞子15g，钩藤30g，白芍20g，桑寄生30g，丹参15g。

（2）中脏腑

①风火上扰清窍证

治法：清热熄风、开窍醒神。

方药：天麻10g，钩藤20g，生石决明30g，黄芩10g，山栀10g，天竺黄10g，川牛膝10g，丹皮12g，生大黄6g^{后下}。

②痰热腑实、风痰上扰证

治法：清热化痰、通腑泄热。

方药：生大黄10g，芒硝10g，瓜蒌30g，胆星6g，丹参30g。

③痰湿蒙塞心神证

治法：温阳化痰、醒神开窍。

方药：制半夏10g，陈皮6g，枳实10g，胆南星6g，菖蒲10g，竹茹10g，茯苓块20g，远志10g，生姜3片。

④痰热内闭心窍证

治法：清热化痰、醒神开窍。

方药：羚羊粉1g^{分冲}，珍珠粉0.6^{分冲}，钩藤10g，半夏6g，天竺黄10g，菖蒲10g，远志10g，夏枯草10g，丹皮10g。

⑤元气败脱、心神散乱证

治法：益气回阳救逆。

方药：人参10g，制附子10g^{开水先煎}，生甘草10g，五味子10g。

以上中药汤剂除元气败脱，心神乱证之益气回阳救逆汤剂可加水500mL，浓煎至

100mL，频服外，其余均加水800mL，煎至200mL，早晚分两次温服。不管是风、火、痰、瘀、虚等何种邪气或病理产物，都可通过不同机制引起气血不调，经脉失畅，瘀血阻滞，导致各种类型不同证候特点的脑血管病发生。对于病邪和证候来讲，前者是因，后者为果，因是个性，果是共性，因为本，果为标，治疗时，急则治标，缓则治本，或标本兼治。祖国医学在长期的实践中对脑血管病（中风）的治疗积累了非常丰富的经验，其常用的治疗大法有活血化瘀、清热开窍、祛痰通络、疏风通络、通腹泻热、益气和血、镇肝熄风等诸多治法，这些大法完全是客观地针对患者不同时期的临床表现拟定的。掌握了脑血管病不同类型的性质及各种治疗法则，以不同的大法去治疗相应的疾病就会收到理想的效果。

（三）中西医结合治疗要点

1. 脑梗死急性期

脑梗死急性期应采用中西医结合综合疗法，中医以醒神开窍护脑、解毒化瘀通络为主要治法。患者神志障碍是因痰毒、瘀毒、湿毒、热毒等内生毒邪败坏脑髓所致，这些内生毒邪与现代医学之氧自由基、兴奋性氨基酸、细胞内钙粒子超载、炎性介质等相关，它们是中风时脑细胞和神经元损害的元凶。因此，急性期主张早期应用中成药急救，辨证地选用疏血通（含水蛭、地龙）注射液、醒脑静、清开灵、血塞通（含三七总皂苷）注射液、口服通心络胶囊或步长脑心通胶囊等药以清除内生毒邪，保护脑髓，复其神机。

2. 脑出血急性期

脑出血急性期主张中西医结合综合治疗。颅内血肿对周围脑组织的压迫、局部或全脑血流量的降低、血肿析出物的毒性损伤、炎性细胞浸润、自由基损伤和神经元的变性、坏死、脑水肿等病理变化与脑梗死急性期的病理变化大同小异，无论是前者或是后者，发病后都造成了病灶中心神经元的坏死和功能丧失，在病灶中心以外都有半暗影带的形成，都存在着脑细胞的水肿及代谢障碍，二者皆因血液瘀滞而引发一系列的病理变化，只不过一个瘀滞在脑内，一个瘀滞在脑血管内，至于发病后的症状和体征则完全取决于病灶的部位和大小。由此可见，瘀血成为这两类疾病的共同矛盾，活血化瘀法治疗急性脑血管病病理应成为脑梗死和脑出血急性期共同的治法，但从患者的安全考虑，对出血量大、病情危重的脑出血患者应慎用此法；对大脑实质出血量在30mL以下、小脑出血量在10mL以下、病情稳定的患者可选用脑血康（水蛭提取物）口服液，每次服10mL，每日3次；或通心络胶囊，每次3粒，每日3次，或步长脑心通胶囊每次3粒，每日3次。一般4～6周为一疗程。亦可选用清开灵注射液40mL或丹参注射液20mL加入5%葡萄糖溶液250mL中静脉滴注，每日1～2次。应用此法应严密观察病情变化，防止加重脑出血。

3. 提倡早期、全病程康复治疗，以减轻致残率

依据个体化与系统化相结合的原则，应用中西药、针灸及必要的康复手段进行综合治疗。要根据脑血管病的病程进行治疗，在急性期以醒神开窍、活血化瘀为主。积极控制脑水肿，只要生命体征平稳，应立即开展康复治疗，强调充分发挥针灸治疗中风的

优势，分别采用头针、体针、电针等方法。中风以昏迷为主者，针刺人中、四神聪、内关、涌泉、太冲以平肝熄风，启闭宣窍；针对半身不遂、口眼歪斜、言语不利、吞咽困难等症状，针刺合谷、曲池、足三里、三阴交、太冲等穴以通经活络。中风急性期头穴针刺疗效较显著。在恢复期，以调理气血、通经活络为治则，开展包括针灸、康复、中药及心理方面的综合治疗，以全面改善患者的运动、语言及认知功能。在后遗症期，以滋补肝肾、调和阴阳为主，辨证论治，针药、理疗并用，强调控制患者的血压、血糖、血脂。注重培养患者的自理能力、提高其生活质量、帮助病人早日回归社会的同时，预防再次中风。

4. 动态掌握急性脑血管病防治最新进展，遵循《指南》，不断提高防治水平

对原有血脂异常、动脉粥样硬化、高血压、糖尿病等疾病患者应在《指南》指导下对血脂、血压、血糖、体重等指标进行合理调控，并改变不良生活方式，积极开展脑血管病的二级预防，以降低该病的病死率和致残率。

第十六章
急性腹痛

腹痛是临床上常见的症状，根据起病缓急分为急性腹痛和慢性腹痛。急性腹痛是由于腹腔内外原因至腹腔内组织和器官出现急性炎症、穿孔、破裂、扭转、阻塞、缺血、痉挛、麻痹等所致的腹痛。腹痛多数由腹部脏器疾病所引起，但腹腔外疾病及全身性疾病也可引起腹痛。病变的性质可为器质性，亦可为功能性。属于外科范围（须做外科紧急处理）的急性腹痛称"急腹症"。急性腹痛病因繁杂，病情多变，涉及临床各个学科，诊断处理不及时，常可造成严重后果。

一、病因病理

（一）西医病因病理

引起急性腹痛的原因很多，病种有上百种。主要为腹腔内脏器病变所致，也有部分是腹腔外脏器或全身性疾病引起，如心肌梗死就有可能表现为剑突下疼痛。腹腔脏器病变包括急性炎症、穿孔、破裂、扭转、阻塞、缺血、痉挛、麻痹等；腹腔外病变包括有心脏、心包、肺、胸膜病变及胸、腰椎病变；全身性疾病引起腹部组织损伤也可引起腹痛。

腹痛是一种感觉，根据发病机制可分为3种类型：

1. 内脏性腹痛

由腹内病变器官受到刺激，经内脏神经上传到脊髓，其疼痛不确切，多为痉挛、钝痛或灼痛。

2. 躯体性腹痛

由来自腹膜壁层的痛觉信号，经体神经上传到脊髓，疼痛定位准确，剧烈、持续，可有局部腹肌强直，咳嗽、体位变化时疼痛可加重。

3. 牵涉痛

亦称感应性或放射性痛。由腹部疼痛信号，经内脏或躯体神经传入脊髓，影响相应脊髓节段而定位于体表。一般疼痛部位远离病变部位，但属同一节段神经支配，常位于病变同侧。

125

（二）中医病因病机

急性腹痛属中医卒腹痛范畴，是指腹中脏腑失和，气机不畅，血脉受阻，小络绌急而引起腹部突然疼痛的常见急症。

本病的临床病象为：腹部剧烈疼痛，疼痛常突然发生，难以忍受。临床上分时作时止性腹痛，或痛无休止等。多伴恶心呕吐，腹泻或便秘，腹胀，恶寒发热等。病人表情痛苦，呻吟不止，面色青灰或苍白或红赤，舌质青紫或红赤，苔白腻或黄腻；脉见沉、迟、弦、紧、滑、疾、数。痛剧时，可见大汗淋漓，甚至出现五络俱竭之尸厥病。

卒腹痛发生是因脾胃枢轴失运，中气渐衰，营卫失守，外则六淫时邪，饮食失节，邪气得以外犯内结，正邪交争，引起脾胃中轴升降障碍、受盛、别汁、济泌、传导机能受阻，腠理、玄府痹而不行，气机出入升不利，血脉受阻，大经小络、孙络绌急而成腹痛。本病病位在肝胆、胰、脾胃、大肠、小肠、肾、膀胱、胞宫。病性以邪实居多，虚证少见，常为虚中挟实之证。本病病程较短。

二、临床表现

（一）疼痛部位

一般腹痛的部位多与患病器官的部位一致。腹痛的部位常提示病变的所在，是鉴别诊断的重要因素。不过许多内脏性疼痛常定位含糊，所以在临床上应注意动态观察和检查。疼痛的放射部位对诊断亦有一定的提示作用。

（二）疼痛性质、节律及程度

腹痛的程度在一定的意义上反映了病情的轻重，疼痛的性质大致与程度有关。持续性胀痛多为炎症或空腔脏器阻塞，导致披膜牵拉所致；突然发生的剧烈刀割样、烧灼样痛，多为溃疡、穿孔、破裂所致；阵发性绞痛常为脏器痉挛引起。

（三）诱发因素

腹腔内疾病，常与饮食因素有关，如进食肥腻食物常能诱发胆囊炎或胆石症发作，急性胰腺炎发作前常有酗酒史，暴饮暴食后可发生急性胃扩张或溃疡穿孔。腹部受外部暴力的作用而突然引起的腹部剧痛并有休克者，提示肝、脾破裂的可能。

（四）伴随症状

单凭腹痛的症状不能鉴别疼痛的病因，伴随症状是明确和指导诊断的重要因素。伴有发热，提示为炎症、结缔组织病、脓肿或恶性肿瘤的可能；伴呕吐、腹泻、便血要考虑胃肠道疾病；伴黄疸可能与胆系疾病、胰腺疾病有关；出现尿频、尿急、尿痛及血尿者可能为泌尿系疾病所致。

三、诊断与鉴别诊断

腹痛是患者的主观感受，只要患者有腹痛的症状，即可诊断为"腹痛"。关键的是腹痛的病因诊断。要结合患者的年龄、性别、既往史，腹痛的起病方式、部位、伴随症状、体征及必要的相关检查，对急性腹痛尽快做出定位、定性及病因诊断，以防误诊、漏诊及误治，从而改善预后。有时患者病情危急，在短时间内又不能明确病因，我们可以初步判断是腹腔内脏器还是腹腔外疾病所致，是外科、妇产科疾病还是内科疾病所致，从而指导临床处理。

（一）腹腔内疾病的特点

（1）常伴有消化道症状，如恶心、呕吐、腹泻等。

（2）常有与进食有关的诱因，如饮酒、暴饮暴食、进食不洁变质饮食或进食油腻食物。

（3）腹部体征较明显且固定压痛比较明确，无腹外及全身疾病表现。

（二）外科或妇产科疾病所致急性腹痛的特点

（1）腹痛突然发作，剧烈，急剧发展，不及时处理，短期内病情常迅速恶化。

（2）可有腹膜刺激征及肝浊音界缩小或消失。可有内出血综合征的表现。急诊腹透可见膈下游离气体、高度胀气、鼓肠或胃扩张、梯形液气平面等。

（3）发病短期内白细胞明显增高，中性及杆状核增高，中毒血象，进行性贫血等。

（三）内科腹腔脏器疾病所致急性腹痛的特点

（1）腹痛可轻可重，短期内病情不恶化。

（2）症状与体征不一致，主观感觉腹痛剧烈，表情痛苦，但检查腹部体征不显著，多腹软，局部轻压痛或压痛，无反跳痛。

（3）发病短期内血象正常或稍高，无中毒血象，急诊腹透无阳性发现。

四、治　疗

（一）西医治疗

尽快明确诊断，要立即采取最有效的治疗方案，以确保病人生命与健康。

1. 病因治疗

病因治疗是急性腹痛治疗的关键。内脏出血、穿孔、破裂必须立即手术治疗。急性严重感染应立即予以抗生素治疗。

2. 对症支持治疗

注意生命体征，如血压、脉搏、呼吸、体温、神志监测。注意腹部体征的变化。注意纠正水、电解质及酸碱平衡失调，以保持病人机体内环境平衡。注意营养支持。未明确腹痛病因前，在严密观察病情的情况下，可酌情用解痉剂或抗酸剂，如阿托品、山莨菪碱、甲氰米胍、奥美拉唑等，忌用麻醉镇痛剂，如吗啡、哌替啶、布桂嗪等，以免掩盖病情，造成恶果。一旦确立诊断，要立即采取最有效的治疗方案，以确保病人生命与健康。

（二）中医证治

卒腹痛治疗当以"通"法为原则。

1. 针 灸

（1）体针：全腹痛取内关、支沟、照海、腕骨、巨厥、足三里、公孙。脐腹痛取阳陵泉、太冲、三阴交、足三里、支沟、中脘、关元、天枢，用强刺激手法，留针15分钟；食积，加气海、隐白、内庭；寒者，加隔姜灸神阙、巨阙、关元或温针灸；蛔虫者，加迎香、四白、曲池。

（2）耳针：可根据耳部反应点及疼痛部位确定相应耳穴。如交感、神门、皮质下、胃、肝、胆、小肠等。取3～5穴，留针20分钟，每日2～4次。

2. 外治法

（1）双柏散（广州中医学院方）：适量，调敷局部，每日1～2次。

（2）如意金黄散（《外科正宗》）：适量，醋或麻油，调敷局部，每日1次。

（3）莱菔姜葱熨（《中医内科急症症治》）：共炒热，遍熨腹部，冷则易之。

3. 针 剂

（1）丹皮酚针：每次2mL，每日2次，肌内注射。

（2）鸡矢藤针：每日2mL，每日2次，肌内注射。

（3）延胡索乙素针：每次2mL，每日1～2次，肌内注射。

4. 中成药

（1）苏合香丸：每次1丸，每日2次，口服。

（2）红灵丹（《霍乱论》）：每次0.6g，每日2～3次，口服。

（3）玉枢丹（《是斋百一选方》）：每次0.5g，每日2次，口服。

（4）失笑散（《太平惠民和剂局方》）：每次2g，每日2次，口服。

（5）复方延胡止痛片（《中国药典》）：每次2～4片，每日2次，口服。

（6）木香槟榔丸（《医方集解》）：每次1丸，每日3次，口服。

5. 分型治疗

（1）寒积腹痛

证候：腹部冷痛，得温痛减，遇寒痛甚，口和不渴，小便清利，大便不通或溏薄，舌苔白腻，脉沉紧或弦紧。

治法：温中散寒。

方药：甘草干姜汤（《伤寒论》）。证见肠结者，改用大黄附子汤加枳实、煨皂角、芒硝，温阳散结，通腑驱积。中阳素虚，寒邪内侵，改用大建中汤（《伤寒论》）以温通脉络，缓急止痛。

（2）腑实腹痛

证候：腹痛剧烈，痞满拒按，腹肌拘急，大便秘结，小便短赤，潮热汗出，口渴喜冷饮，舌赤，苔黄腻或黄燥，脉洪数。

治法：泻热攻下。

方药：大承气汤。肠结者，加皂角，莱菔子送服麻油以散结通闭；肠痈者，改用大黄牡丹皮汤（《金匮要略》）加金银花、生地榆、蒲公英、重楼以通腑泄热，解毒散结。

（3）气滞腹痛

证候：全腹胀痛，窜痛不定，上牵胸胁，下至少腹，嗳气则舒，心烦易怒，得矢气痛减，遇恼怒则剧，舌苔薄，脉弦。

治法：行气止痛。

方药：木香顺气散。脘腹胀大，矢气不通者，改用厚朴三物汤（《金匮要略》）以破气散结。

（4）瘀血腹痛

证候：腹部剧烈疼痛，或刺或绞，痛处不移，或少腹积块拒按，或入夜痛甚，舌质紫暗，脉弦涩。

治法：祛瘀止痛。

方药：膈下逐瘀汤（《医林改错》）。瘀血连及胁肋者，改用小柴胡汤（《伤寒论》）；血蓄下焦或肠结者，改用桃核承气汤（《伤寒论》）。

（5）食积腹痛

证候：脘腹胀满疼痛，拒按，嗳腐吞酸，厌食呕恶，痛时欲便，便后痛减，或便秘不通，舌苔厚腻，脉滑。

治法：消食导滞。

方药：枳实导滞丸（《内外伤辨惑论》）。肠结者，急投大承气汤（《伤寒论》）加麻油、蜂蜜下之。

（6）虫积腹痛

证候：脐周疼痛，时作时止，攻窜不定，反复发作，脘中饥嘈，恶心呕吐，或吐蛔，嗜食异物，面黄肌瘦，或见花爪甲，面见白斑，白睛蛔斑，或鼻孔作痒，睡中咬齿，脉弦数、滑数。或见右上腹攻窜胀痛，伴发寒战发热，身目发黄。

治法：安蛔止痛。

方药：乌梅丸（《伤寒论》），腹痛缓解，当以追虫丸（《证治准绳》）驱逐蛔虫。蛔虫阻滞胆道，攻窜绞痛，难以忍受，大汗淋漓者，于米醋50mL送服乌梅丸（《伤寒论》）以缓急止痛。

第十七章
急性上消化道大出血

上消化道出血是指屈氏韧带以上的食管、胃、十二指肠、胰胆疾病及胃空肠吻合术后的空肠上段的出血。若失血量在数小时内超过1000mL或循环血容量的20%则称之为上消化道大出血，临床主要表现为呕血和（或）黑便，常伴有急性周围循环障碍的表现，是临床常见的急症。抢救是否得当，处理是否及时、正确，关系到患者的生命安危。

一、病因病理

（一）西医病因病理

上消化道出血的原因很多，大多数是上消化道本身病变所致，少数是全身疾病的局部表现。在上消化道出血中消化性溃疡居于首位，其次是各种严重疾病引起的急性胃黏膜病变，再次为肝硬化所致的食管静脉曲张破裂出血及胃癌出血；其他少见的病因有食管裂孔疝、食管炎、贲门黏膜撕裂症、十二指肠球炎、胃平滑肌瘤、胃黏膜脱垂、胆道或憩室出血等。

（二）中医病因病机

上消化道大出血属中医血证（呕血与便血）、脱证范畴。呕血与便血病因病机不外虚实两端。实证多由过食辛辣厚味醇酒至湿热内蕴，熏灼血络，或因情志过极，火动于内，肝火横逆犯胃，两者均可迫血妄行，损伤胃络而致出血。虚症多由劳倦过度或久病之后，脾虚不能摄血，血溢脉外而致出血，也可因实而致虚而出现气随血脱之危象。

二、主要临床表现

出血的严重性取决于出血量与出血的速度。短时间内大量出血，如不及时处理有可能发生失血性休克而导致死亡。

（一）呕血与便血

是上消化道出血的特征性表现。上消化道出血均有便血。是否呕血，取决于出血位置的高低和出血量，一般来说胃内短时间内储血达250～300mL，即可引起呕血。便血一般为"柏油样"黑便，主要是血液通过肠道时形成黑色硫化铁的缘故，如出血量大或肠蠕动快亦可出现鲜红色或暗红色血便，出血1000mL，柏油样便可持续1～3天，出血2000mL，可持续4～5天。呕血的颜色取决于出血量和血液在胃内停留的时间，可呈咖啡色或暗褐色，也可呈暗红色甚至为鲜红色血液或伴有血块。

（二）全身伴随表现

上消化道出血的病人出血前常有恶心、胃部不适等表现。出血时常有恐惧、焦虑等情绪反应。出血后24小时内常出现发热，体温一般不高于38.5℃。大量出血可出现头晕、心悸、烦躁、意识模糊、晕厥、血压下降，脉搏细速，肤色苍白，尿量减少，四肢湿冷等失血性周围循环衰竭的表现。

三、实验室及辅助检查

血红蛋白、红细胞计数、血细胞压积在急性失血的初期，由于血浓缩及血液重新分布等可以无改变，3～4小时后才会出现下降，一般24～72小时降到最大程度。在早期白细胞计数即增高，为失血后应激反应所致，可持续48～72小时。因失血后骨髓的代偿网织红细胞24小时即增高，可持续4～7天。血尿素氮在出血数小时升高，一般不超过14.3mmol/L，血肌酐正常，临床上称之为"肠源性氮质血症"，若无继续出血1～2天后即降到正常，如升高明显且同时伴血肌酐升高，应注意是否存在有肾功能损伤。

四、诊　断

（一）西医诊断

患者出现呕血、便血症状及头晕、面色苍白、心率增快、血压降低等周围循环衰竭征象，急性上消化道出血诊断基本可成立。注意与口、鼻、咽喉部出血被吞入或服食某些药物和食物引起的黑便鉴别。但在临床上更重要的是病因的诊断、出血量的估计（病情严重程度的估计）和是否继续出血的判断。

1. 病因诊断

上消化道出血病因繁多，且大部分出血与其本身病变有关，所以应重视患者的基础病史，如消化性溃疡、恶性肿瘤等。即使是急性出血时，消化道内镜是病因诊断的关键检查，但注意有严重循环衰竭征象者，如心率＞120次/分，收缩压＜90mmHg或基础收缩压降低＞30mmHg、血红蛋白＜50g/L等，应先迅速纠正循环衰竭后再行检查。其他检查有选择性腹腔动脉或肠系膜动脉造影。出血停止后也可做胃肠钡剂造影或放射性核素扫描。对经各种检查仍未能明确诊断而出血不停者，可考虑剖腹探查以明确出血部位。

2. 出血量估计

病情严重度与失血量相关，但也与患者的年龄和基础疾病有关。因部分血液贮留在胃肠道内，难以准确判断出血量，临床上常根据患者年龄、基础疾病、血红蛋白及周围循环的改变来判断失血量（见表17-1）。

表17-1　　　　　　　　　　病情严重度与失血量估计

分级	年龄	基础病	失血量（mL）	血压（mmHg）	脉搏（次/分）	血红蛋白（g/L）	症状
轻度	＜60	无	＜500	正常	正常	无变化	头昏
中度	＜60	无	500～1500	下降	＞100	70～120	晕厥、少尿
重度	＞60	有	＞4500	收缩压＜80	＞120	＜70	湿冷、意识模糊

3. 出血是否继续的判断

临床上不能凭血红蛋白下降或黑便来判断是否出血，因出血后，血红蛋白的下降有一定过程，而大量出血柏油样便可持续数天，而大便潜血甚至可达2周。一般来说临床上出现下述几点提示有活动性出血：

（1）反复呕血，黑粪次数增多或转为暗红色，伴肠鸣音亢进。

（2）周围循环衰竭经足量输液输血无明显改善或暂时稳定后再次出现。

（3）血红蛋白、红细胞计数和血细胞压积持续下降，网织红细胞计数持续增高。

（4）在补液和尿量足够的情况下，血尿素氮持续或再次增高。

（二）中医辨证要点

1. 胃中积热

证候：吐血紫暗或呈咖啡色，甚则鲜红，常混有食物残渣，大便色黑如漆，口干口臭，喜冷饮，或胃脘胀闷灼痛，舌红苔黄，脉滑数。

2. 肝火犯胃

证候：吐血鲜红或紫暗，大便色黑如漆，口苦目赤，胸胁胀痛，心烦易怒，失眠多梦，或有黄疸、胁痛宿疾，或见赤丝蛛缕、痞块，舌红苔黄，脉弦数。

3. 脾虚不摄

证候：吐血暗淡，大便漆黑稀溏，病程较长，时发时愈，面色萎黄，唇甲淡白，神疲，腹胀，纳呆，便溏，四肢乏力，心悸，头晕，舌淡苔薄白，脉细弱。

132

4. 气衰血脱

证候：吐血倾盆倾碗，大便溏黑，甚则紫红，面色及唇甲㿠白，眩晕，心悸，烦躁，口干，冷汗淋漓，四肢厥冷，尿少，神志恍惚或昏迷，舌淡，脉细数无力或微细欲绝。

五、治疗

（一）西医治疗

1. 一般措施

注意保暖、吸氧、保持呼吸道通畅、保证静脉输液通畅，必要时可深静脉置管。注意观察患者意识状态、脉搏和血压、肢体温度、皮肤和甲床色泽、周围静脉特别是颈静脉充盈情况、尿量等，病情危重时应进行中心静脉压、血乳酸、心电、血氧饱和度和呼吸监测。认真记录呕血、黑便和便血的情况，定期复查血象与血尿素氮等。注意脏器功能监测，防止脏器功能损伤。

2. 迅速补充血容量

根据患者失血量和循环灌注的情况在短时间内输入足量液体，对高龄、伴心肺肾疾病患者，应防止引起急性左心衰。在补液过程中尽可能施行中心静脉压监测，以指导液体的输入量和速度。常用液体包括生理盐水、平衡液、胶体扩容剂、全血或其他血浆代用品。下列情况是紧急输血的指征：①收缩压<90mmHg，或较基础收缩压降低幅度>30mmHg；②血红蛋白<70g/L，红细胞比积<25%；③心率增快（>120次/分）。下述征象说明血容量已补足：①意识恢复；②四肢末端由湿冷、青紫转为温暖、红润，肛温与皮温差小<1℃；③脉搏由快弱转为正常有力，收缩压接近正常，脉压差>30mmHg；④尿量>30mL/h；⑤中心静脉压恢复正常。

3. 止血措施

（1）抗酸剂：胃酸过多不仅是诱发出血的病因之一，还能导致已出血患者所形成的血凝块过早溶解，所以降低胃酸在上消化道出血治疗中起重要作用。常用制剂有：①中和胃酸制剂：如氢氧化铝凝胶等，可每次60mL口服或胃管注入；②H_2受体拮抗剂：如甲氰咪胍、雷尼替丁、法莫替丁等，雷尼替丁可50mg，静滴，每8小时1次，法莫替丁20mg，静滴，每天2次；③质子泵抑制剂：包括奥美拉唑、泮托拉唑等，均可40mg静滴，每日1~2次。消化性溃疡、急性胃黏膜损害、食管裂孔疝、食管炎等引起的出血，用该法止血效果较好。对静脉曲张所致出血也有一定的效果。

（2）去甲肾上腺素冰盐水灌注：去甲肾上腺素主要是通过收缩局部血管而止血。可用去甲肾上腺素8mg，加入冷生理盐水100~200mL，口服或经胃管灌注，每0.5~1小时灌注1次，必要时可重复。此法适用于各种原因所致的消化道出血（此法老年人勿用）。

（3）生长抑素：可减少内脏血流量，降低门静脉压，适用于消化性溃疡和静脉曲张破裂出血。奥曲肽：先予50μg静注，后以50μg/h维持。施他宁：先予250μg静注，后以250μg/h维持。

（4）其他止血药：血管加压素可使内脏小血管收缩，降低门静脉压力以达到止血的目的，适用于静脉曲张破裂出血。一般以0.2~0.4IU/min持续静脉滴注，最大剂量可以加至0.8IU/min。但该药可诱发心绞痛、血压增高等，与硝酸甘油联用既有协同降低门静脉压力作用又能防止心肌缺血。后者初始剂量40μg/min，可增加剂量最高达400μg/min。其他止血药对上消化道出血疗效不肯定，可适当选用血凝酶、凝血酶、止血敏、维生素K₁等。

（5）气囊填塞：三腔二囊管或四腔二囊管填塞止血主要针对食管-胃底静脉曲张出血。成功的关键在于放管位置要准确，充气要足，胃囊充气200~300mL，食管囊和胃囊注气压力要求在35~40mmHg。初压可维持12~24小时，以后每4~6小时放气1次，每次放气5~30分钟，以防止黏膜受压过久发生缺血性坏死。

（6）内镜下止血：急诊内镜下止血是消化道出血的主要治疗手段，方法很多，包括：①内镜下直接对出血灶喷洒止血药物：如孟氏液、凝血酶、组织黏合剂或去甲肾上腺素冰盐水；②高频电凝止血：主要是使出血血管凝缩，达到止血目的；③激光止血：主要是通过光凝作用，使照射局部组织蛋白质凝固，小血管内血栓形成；④局部注射血管收缩药或硬化剂；⑤放置缝合夹子：内镜直视下放置缝合夹子，把出血的血管缝夹止血。

（7）其他止血措施：动脉内灌注血管收缩药或人工栓子，如经选择性血管造影导管，向动脉内灌注垂体加压素或注入明胶海绵，使出血的血管被堵塞而止血。内科止血治疗无效，而出血部位明确时，可考虑手术治疗止血。

（二）中医治疗

治宜清热泻火，降气止血，益气摄血。血脱者，急当回阳固脱，并配合输液、输血等治疗。

分型治疗：

1. 胃中积热

治法：清胃泻火，降逆止血。

方药：泻心汤，犀角地黄汤加减：大黄、黄连、犀角（水牛角）、茜根、丹皮、虎杖、地榆、紫珠草。

2. 肝火犯胃

治法：清肝泻火，降逆止血。

方药：龙胆泻肝汤加减：龙胆草、栀子、夏枯草、丹皮、黄芩、生地、白芍、地榆、旱莲草、侧柏叶。

3. 脾虚不摄

治法：健脾益气，温中止血。

方药：偏脾气虚者，用四君汤、归脾汤加减；偏阳虚者，用黄土汤加减：党参、黄芪、茯苓、白术、灶心黄土、熟附子、炮姜、艾叶、炒地榆、炒蒲黄、白芨、花蕊石、血余炭。

4. 气衰血脱

治法：益气摄血，回阳固脱。

方药：独参汤、参附汤、生脉散加减。可急用参脉针50mL或参附针20~50mL静推或静滴，并配合输液、输血等治疗。

134

5. 其他治疗

三七粉3g，4次/日；云南白药1g，4次/日；大黄粉3g，3次/日；血宁冲剂1包，4次/日；紫地合剂（紫珠草、地捻草）50mL，4次/日，口服。

（三）中西医结合治疗要点

（1）迅速稳定患者的生命体征是成功救治的重要环节。对血流动力学不稳定者尽快补充血容量，纠正周围循环衰竭，必要时输血。救治的目标要针对恢复组织氧合，纠正机体酸碱、水电解质和内环境的紊乱。如能在低血容量休克早期阶段就及时有效地开始液体复苏，则救治成功率会显著提高。失血性休克属中医气随血脱证，在迅速扩充血容量的基础上可予参麦（生脉）注射液、参附注射液，静脉给药，可根据病情重复应用，达到救阴回阳的目的。神昏者可用醒脑静注射液静滴，以醒神开窍。

（2）积极的止血措施是成功救治的关键。若有条件应首选内镜下止血。在积极运用西药止血治疗的同时，辨证运用中药汤剂和中成药可提高救治成功率。

（3）尽快查明出血部位、出血原因，争取尽早对因治疗。

第十八章
急性胰腺炎

急性胰腺炎（AP）是指多种病因引起的胰酶激活，即以胰腺局部炎症反应为主要特征，伴或不伴有其他器官功能改变的疾病。急性胰腺炎病情严重度差异悬殊，临床上将其分为轻型急性胰腺炎（MAP）和重症急性胰腺炎（SAP）。急性胰腺炎是一种常见的急腹症，临床上，大多数患者的病程呈自限性，其中轻型急性胰腺炎具有自限性，预后良好；重症急性胰腺炎多波及邻近组织，并可并发远隔脏器损害，临床过程凶险，病死率约20%~30%。

一、病因病理

（一）西医病因病理

1. 导致胰酶异常激活的因素

（1）胆汁反流：胰管与胆总管在进入十二指肠降段之前，先形成一共同通道。因而，在有小胆石嵌顿或小结石移动过程中一过性阻塞共同通道远端时，均可引起胆汁反流入胰管。除此以外，在急、慢性胆囊炎和胆管炎时，可因伴发十二指肠乳头炎症性痉挛或狭窄而导致胆汁反流入胰管；如伴发胆道感染，胆汁中的细菌能使结合胆汁酸变成游离胆汁酸，游离胆汁酸对胰腺有很强的损伤作用，并可使胰酶中的磷脂酶原A激活，变为激活的磷脂酶A，它作用于胆汁中的卵磷脂，产生有细胞毒性的溶血卵磷脂，引起胰腺组织的坏死。

（2）十二指肠液反流：十二指肠乳头邻近部位病变（较常见的疾病如穿透性十二指肠溃疡、乳头周围的十二指肠憩室、先天性十二指肠环状胰腺、十二指肠炎症性狭窄、胰腺钩突部肿瘤以及胃次全切除术后输入肠袢郁滞症等）时，十二指肠腔内压力均可增高，导致十二指肠液反流入胰管，所有分解蛋白的酶及磷脂酶A逐一被激活，引起胰腺组织自身消化，引起急性胰腺炎。

（3）酒精中毒：是诱发急性胰腺炎的主要原因。酗酒不仅可刺激胰腺分泌，使胰管内压力增高，同时又可引起Oddi括约肌痉挛和胰管梗阻，结果导致细小胰管破裂，胰液进入到胰腺组织间隙，激活为胰蛋白酶，胰蛋白酶又激活磷脂酶A、弹力蛋白酶、糜蛋白酶以及胰血管舒张素等，造成一系列的酶性损害及胰腺自身消化。

136

2. 胰腺血液循环障碍

胰腺血供不足可以是急性胰腺炎的始动因素，全血液黏度增高与微循环障碍均可能参与发病。临床上，有作者发现失血性休克患者继发急性胰腺炎，其主要病变为胰腺小叶的微循环末梢出现坏死。

3. 其他因素

急性胰腺炎发病因素很多，很复杂，已知的病因还有暴饮暴食的因素，外伤及手术有关的创伤因素，流行性腮腺炎、败血症等有关的感染因素，妊娠、高脂血症和高血钙等有关的内分泌和代谢因素，利尿剂及避孕药等有关的药物因素以及精神因素等有关。

急性间质性（水肿性）胰腺炎是本病的早期改变，仅有间质水肿，无实质性坏死及出血，但可见血管充血及淋巴管扩张，腺体肿胀及水肿。以后，胰腺可出现地图样多样性改变，如灰白色坏死软化灶、灰黑色出血灶及黄白色脂肪坏死灶等，光镜观，在胰腺实质细胞凝固性坏死灶周围，可见炎细胞浸润和腺泡细胞坏死后释出的酶原颗粒所致血管损伤，间质中充满红细胞及纤维蛋白，血管广泛破坏，血管壁发生坏死性炎，血管腔常见血栓形成，间质及胰腺周围出现脂肪坏死，脂肪水解后，释放的脂肪酸与钙结合，形成嗜碱性钙盐沉积（皂化），数天后因细菌侵入，坏死区可转变为脓性坏死灶或脓肿形成。故急性间质性（水肿性）胰腺炎和急性坏死性胰腺炎代表同一种疾病的不同阶段，其病变范围及病变类型取决于疾病的程度及持续时间。若病人存活，胰腺实质及间质渐渐发生纤维化，并常伴有钙化及不规则导管扩张，有时液化区由纤维组织形成囊壁而成为假性囊肿。

长期以来，都把胰酶异常激活和释放当作急性胰腺炎发生和发展的唯一机制，在这一过程中起关键作用的是激活的胰蛋白酶。新近研究表明，引起急性水肿性胰腺炎向坏死转化及全身并发症的原因可能与胰腺微循环障碍、过度的炎症反应有关。胰腺小叶的血供多由独支小叶内动脉供给，并且与相邻小叶内动脉及其分支间不存在吻合支，属终动脉结构，所以胰腺微循环障碍极易引起胰腺灶性坏死，为此，胰腺微循环障碍在水肿性胰腺炎向坏死转化中起重要作用。在急性胰腺炎发病初期，胰腺组织中滞留的巨噬细胞首先被激活，产生大量促炎细胞因子，一方面直接损伤组织细胞；另一方面使毛细血管通透性增加并促使中性粒细胞黏附和渗出，继而激发全身过度炎症反应及多个器官或系统功能相继受损，全身过度炎症反应成为急性胰腺炎发病后病情加重机制的核心。在急性胰腺炎病理生理过程中引起病情急剧恶化的原因常常是全身过度炎症反应导致毛细血管渗漏综合征，当发生毛细血管渗漏综合征时，大量的液体、中分子量炎症介质、血浆蛋白会迅速渗出至组织间隙，导致间质水肿。严重的间质性肺水肿是早期急性呼吸衰竭的主要原因；严重的间质性脑水肿是早期引起昏迷的重要原因；肠壁的间质性水肿同样是肠黏膜屏障功能和肠蠕动功能障碍的原因之一；由于大量的渗出，病人循环血容量骤然减少，可出现低容量性休克，持续少尿，并出现肾前性氮质血症。为此，病人全身氧输送量持续减低，ATP形成减少，因而组织细胞的细胞器和细胞膜的完整性遭受破坏。

在急性胰腺炎后期引起病情恶化的最主要原因是合并感染。继发感染可导致胰腺及全身病变不断加重。胰腺坏死合并感染来自于肠道细菌易位，而发生肠源菌及内毒素

137

易位的主要原因为肠黏膜机械屏障受损。进一步的研究认为，急性胰腺炎发生肠黏膜机械屏障受损主要与缺血及缺血-再灌流有关。

（二）中医病因病机

急性胰腺炎属中医学急性脾心痛范畴，是胰腺本气自病所引起的经络不畅或津血内亏的一种常见急症，病位在胰腺，与脾胃、肝胆、小肠密切相关，病性多属邪热实证。脾心痛的发生多因胆胰气化不足，腠理失密，玄府不畅，饮食不节，情志失调，蛔虫内扰等造成气滞湿阻，毒结火盛，火毒内迫营血，逆陷胰腺腠理，潜伏膜原，毒血壅滞，甚则热盛肉腐而成。其病机演变的一般规律是：郁（气机郁滞）、结（实邪结聚）、热（实热内盛或湿热内蕴）、瘀（血行瘀阻）、厥（气血逆乱），其间可以相互兼夹或转化。

二、主要临床表现

（一）症　状

1. 急性腹痛
突然发生的急性腹痛是急性胰腺炎的主要症状，往往非常剧烈，呕吐不能使其缓解，也非一般止痛剂所能缓解。腹痛常位于上腹部正中偏左，胆源性者则起始于右上腹痛，随后亦转移至正中偏左，并向左肩、左腰背部放射，严重时两侧腰背部都有放射痛，但仍以左侧为主。疼痛发生前大多数病人有油食、酗酒和暴饮暴食等，但不一定都具有明显诱因。

2. 腹　胀
腹胀与腹痛同时存在，是大多数急性胰腺炎病人的共有症状。腹胀一般都很严重，少数病人腹胀对其困扰超过腹痛，极少数老年病人只有腹胀而没有腹痛。

3. 伴发症状
恶心、呕吐发作早而频繁，并且极少数胰腺炎患者以频繁的恶心、呕吐为主要症状，相反腹痛不明显。早期即可伴发热，但只有中度发热，约38℃左右。胆源性胰腺炎伴有胆道梗阻者，可有高热寒颤。胰腺坏死有感染时，高热为主要症状之一。

（二）体　征

1. 轻型水肿型病例
病人仅有腹部体征，没有休克表现。腹部检查有轻度腹胀，上腹正中、偏左有压痛，无肿块，无腹膜炎体征，两侧腰背部皆无触痛或叩痛。

2. 重症坏死型病例
有程度不同的休克症状，心动过速，血压下降，腹部出现腹膜炎体征，压痛、反跳痛及肌紧张。根据坏死的范围及感染的程度，腹膜炎可局限于上腹部，或延及全腹部，左侧腰背部多有水肿、饱满及触痛。部分病例腰部皮肤呈片状青紫色改变，称为Grey-Turner征；脐周皮肤呈青紫色改变称为Cullen征，这种皮肤青紫色改变是胰液外溢至皮下组织间隙，引起皮下脂肪溶解，毛细血管破裂出血所致。有明显的肠胀气，肠鸣音减弱或消失。大多数病例有移动性浊音。少数病人出现黄疸，可以是胆结石在总胆管下端嵌顿引起；亦可能由肿胀的胰头压迫总胆管下端所致。左侧胸腔往往有反应性渗出液。

三、实验室及辅助检查

（一）血、尿淀粉酶升高

淀粉酶是诊断急性水肿性胰腺炎的主要手段之一。血清淀粉酶在发病2小时后开始升高，24小时达高峰，可持续4～5天。尿淀粉酶在急性胰腺炎发作24小时后开始上升，其下降缓慢，可持续1～2周。由于胃十二指肠穿孔、小肠穿孔、急性肠系膜血管血栓形成、病毒性肝炎和宫外孕等疾病也可导致淀粉酶升高，因此，血、尿淀粉酶的测值要有非常明显的升高才有诊断价值。淀粉酶的测值愈高，诊断的正确率愈高。但注意，极少数急性重症胰腺炎患者，因胰腺组织短时间内大量坏死，可能出现淀粉酶不升高。

（二）血钙降低

血钙降低发生在发病的第2～3天以后。若血钙水平明显降低，如低于2.0mmol/L常预示病情严重，低于1.75mmol/L常提示胰腺坏死。

（三）血糖升高

血糖一般呈轻度升高。若在长期禁食状态下，血糖仍超过11.0mmol/L则反应胰腺广泛坏死，预后不良。

（四）动脉血气分析

动脉血气分析是急性胰腺炎治疗过程中非常重要的实验室指标，需要动态观察，因为它一方面可反映机体的酸碱平衡失调与电解质紊乱，另一方面，也是早期诊断呼吸功能不全依据，当PaO_2进行性下降时，应考虑到ARDS的可能。

四、诊　断

（一）西医诊断

急性胰腺炎的诊断主要依据急腹痛，伴有不同程度的腹膜炎体征；血、尿淀粉酶升高；并能排除消化道穿孔和机械性肠梗阻的其他急腹症。

按照1996年全国的诊断和分级标准，必须阐明病情严重度分级。进一步明确目前正处在临床分期的哪一期，有何种局部并发症。

1. 病情严重度及分级

（1）轻型急性胰腺炎：仅引起极轻微的脏器功能紊乱，临床恢复顺利，没有严重的腹膜炎体征及严重的代谢功能紊乱等重症急性胰腺炎的临床表现。对及时的液体治疗反应良好，临床体征和实验室检查迅速恢复正常。

（2）重症急性胰腺炎：急性胰腺炎伴有脏器功能障碍，或出现坏死、脓肿或假性囊肿等局部并发症，或两者兼有。腹部体征包括明显的压痛、反跳痛、肌紧张、腹胀、肠鸣音减弱或消失。可以有腹部包块，偶见腰胁部Grey-Turner征和脐周皮下Cullen征。可以并发一个或多个脏器功能障碍，也可伴有严重的代谢功能紊乱，包括低钙血症，血钙低于1.87mmol/L（7.5mg/dL）。增强CT为诊断胰腺坏死的最有效方法，B超及腹腔穿刺对诊断有一定的帮助。

按有无脏器功能障碍将重症急性胰腺炎分为Ⅰ级或Ⅱ级，无脏器功能障碍者为Ⅰ级，伴有脏器功能障碍者为Ⅱ级。

2. 病程分期

（1）急性反应期：自发病至2周左右，常可有休克、肾衰、呼衰、脑病等主要并发症。

（2）全身感染期：2周至2个月，以全身细菌感染、深部真菌感染或双重感染（后期）为其主要临床表现。

（3）残余感染期：病程2～3个月以后，主要临床表现为全身营养不良，存在后腹膜残腔，常常引流不畅，伴有消化道瘘。

3. 局部并发症

（1）急性液体积聚：发生于胰腺炎病程的早期，位于胰腺内或胰周，无囊壁包裹的液体积聚。通常靠影像学检查发现。影像学上为无明显囊壁包裹的急性液体积聚。急性液体积聚多会自行吸收，少数可发展为急性假性囊肿或胰腺脓肿。

（2）胰腺坏死：指胰腺实质的弥漫性或局灶性坏死，伴有胰周脂肪坏死。胰腺坏死根据感染与否又分为感染性胰腺坏死和无菌性胰腺坏死。增强CT是目前诊断胰腺坏死的最佳方法。在注射造影剂后，坏死区增强密度不超过50Hu（正常值为50～150Hu）。

（3）急性胰腺假性囊肿：在急性胰腺炎后形成的有纤维组织或肉芽囊壁包裹的胰液积聚。少数急性胰腺假性囊肿可以通过触诊发现，多数通过影像学检查确定诊断。

（4）胰腺脓肿：发生在急性胰腺炎胰腺周围的包裹性积脓，含少量或不含胰腺坏死组织。感染征象是其最常见的临床表现。它发生于重症急性胰腺炎的后期，常在发病后4周或4周以后。有脓液存在，细菌或真菌培养阳性，含极少或不含胰腺坏死组织，这是区别于感染性坏死的特点。胰腺脓肿多数情况下是由局灶性坏死液化继发感染而形成的。

140

（二）中医辨证要点

临证时常将急性胰腺炎辨证为以下四型：

1. 肝郁气滞型

证候：中上腹胀闷剧痛，阵发性加剧，痛及两胁、右肩背，口苦咽干，嗳气恶心，胸胁苦满，善太息，舌淡红，苔薄白，脉弦紧。

2. 胆胰湿热型

证候：中上腹胀痛拒按，两胁痛引肩胛，发热，烦渴不欲饮，恶心呕吐，便干尿少，或黄疸，纳呆腹胀，口苦口腻，质红赤，苔黄腻或黄燥，脉弦数，或滑数。

3. 胃肠热结型

证候：全腹胀满作痛，按之痛甚，拒按，牵引腰背，便秘尿黄，口苦咽干，高热烦渴，呕吐剧烈或黄疸腹水，舌质红赤，苔黄腻或黄燥，脉沉实、弦滑数。

4. 蛔虫内扰型

证候：脘腹胀满疼痛难忍，痛引肩背，阵发性剧痛，甚则大汗淋漓，四肢厥冷，呕吐清涎，或有吐蛔史，舌淡苔薄白，脉弦紧。

SAP以胃肠热结和胆胰湿热两型常见，病人正虚不支，邪毒内陷而引发黄疸，高热不退，腹痛剧烈，皮下紫斑，或吐血、便血，或血性腹水，出现脱证、心衰、肺衰、神昏等危象，预后凶险。

五、监　测

（一）胰腺局部病变及局部并发症监测

1. 局部病变的监测

（1）判别胆道梗阻存在与否：根据临床症状和化验检查存在梗阻性黄疸可做出初步诊断，根据B超检查可进一步了解胆总管扩张情况及梗阻的病因系胆道结石或胆道蛔虫所致，B超未有明确提示者应疑及Oddi括约肌痉挛或水肿。

（2）评估胰腺及胰周坏死范围及程度：对于手术后创口敞开的病人，可通过敞开的创口观察胰腺及胰周病变，对未手术者或术后创口关闭的病人可进行增强CT扫描，对胰腺及胰外侵犯进行评估。

（3）判别胰腺感染是否发生与感染程度

对未手术的病人，对临床上体温≥38℃，WBC≥20×10^9/L和腹膜刺激征范围≥2个象限者，可初步判为坏死伴感染，如增强CT上出现气泡征，可做出胰腺感染的确定性诊断。对于手术后病人，可通过敞开的创口直接观察胰床或胰周的化脓性病变，对术后放置灌洗引流者观察到脓性的灌洗引流液者，也可做出胰腺感染的临床诊断。

病原学诊断必须通过细针穿刺抽吸、手术中摘取组织、通过敞开创口或灌洗引流液采集临床标本，将各种标本分别进行下述检查，才能获得：①涂片找病原菌，可快速确定感染与否，并可初步分清细菌抑或真菌感染、系G⁺或G⁻菌感染；②利用细菌或真菌的共同引流物，将临床标本PCR扩增，可快速确定细菌抑或真菌感染，其敏感性及特异性均高于涂片；③做细菌培养和药物敏感试验，提供临床最可靠的诊断和合理的抗生素

141

治疗依据，但敏感性较差且获得报告至少需3～5天，故对决定是否需手术引流的帮助较少。

2. 局部并发症的监测

（1）依靠B超或增强CT，判别急性液体积聚、胰腺坏死、胰腺脓肿或急性胰腺假性囊肿，观察它们的大小范围及性状变化。

（2）胰外侵犯相关的并发症，如创面出血、创口内大出血、消化道出血以及消化道瘘（包括胰瘘、胃瘘、小肠瘘、结肠瘘和胆瘘）等。

（二）机体内稳态的监测

1. 应激反应的指标

（1）高分解代谢的指标（主要有无酮症高血糖、骨骼肌迅速消瘦、白蛋白合成减少）。

（2）高动力状态的指标（体温升高、心排量增高、氧耗量增加）。

（3）高应激激素（胰高糖素、儿茶酚胺、糖皮质素）。

2. 全身炎症反应的指标

（1）T>38℃或<36℃。

（2）HR>90次/分。

（3）RR>20次/分或$PaCO_2$<4.26kPa（32mmHg）。

（4）WBC>12×10^9/L或<4×10^9/L、幼粒细胞>10%。

3. 毛细血管渗漏综合征的指标

（1）血浆蛋白渗至间质的临床表现（间质性肺水肿、间质性脑水肿、低蛋白血症、血液浓缩、循环血容量减少）。

（2）继发性醛固酮增高的临床表现（少尿，尿比重高，但尿蛋白阴性、肾前性氮质血症、水钠潴留致全身浮肿）。

4. 器官及系统功能监测

由于MODS多由全身炎症反应发展而来，病程演变的各阶段并无明确的界线，并且难以遏止的全身炎症反应常常贯穿于脏器功能障碍的全过程，故在全身炎症反应（SIRS）的临床表现（高热、窦性心动过速、呼吸频数或$PaCO_2$降低、血白细胞分类增高等）趋于失控时，即应注意器官及系统功能改变。

由于急性胰腺炎合并器官衰竭有很高的死亡率，故在监护中能及时地诊断"器官衰竭"远远不能满足临床需要，重要的是必须牢牢把握器官功能的动态变化。

5. 氧代谢动力学及营养代谢监测

氧及营养代谢是细胞生命活动的基础，是维持器官功能正常和机体内稳态的基本保障。在全身炎症反应向MODS发展的全过程中，可出现严重的氧耗病理性氧供依赖和营养代谢障碍。临床上，可通过有关指标的监测对此做出及时判断，据此，进一步制定有效的治疗方案。

（1）氧代谢动力学监测

氧代谢动力学监测的任务是通过氧供与氧利用指标的测定评估组织的需氧量及氧

142

合状况。

①反映氧供的指标有动脉血氧分压（PaO_2）、动脉血氧饱和度（SaO_2）及经皮氧饱和度（SpO_2）、氧输送量（DO_2）等。但唯有DO_2才能代表单位时间内组织细胞可获取的氧含量，因为DO_2等于心排量和动脉血氧含量之乘积（$DO_2=CI \times CaO_2 \times 10$）。

②反映氧利用的指标有混合静脉血氧分压（PvO_2）及氧饱和度（SvO_2）、氧消耗量（VO_2）及氧摄取率（O_2ER），其中氧消耗量等于心排量和动静脉氧含量差的乘积（$VO_2=CI \times Ca-vO_2 \times 10$），反映了单位时间内被组织利用的氧；氧摄取率等于$VO_2$与$DO_2$的比值（$O_2ER=VO_2/DO_2=Ca-vO_2/CaO_2$），反映组织摄取氧的能力。

③反映机体氧需求及组织缺氧的指标：临界氧输送（DO_2C）测定及动脉血乳酸（LA）测定。

a. 临界氧输送（DO_2C）概念及意义：在生理状态下，存在氧耗的生理性氧供依赖，其临界氧输送值约为$330mL/m^2$。在脓毒血症（Sepsis）或SIRS向MODS发展的各阶段中，由于机体代谢率增高，组织的氧需求增加，VO_2也增加，DO_2C则成倍增高。故在正常供氧情况下，VO_2仍可随DO_2减少而减少，呈现同向变化，氧代谢动力学上把这种情况称作氧耗的病理性氧供依赖。此时动脉血乳酸则随DO_2C减少而增高，意味着机体存在组织缺氧，负有氧债。造成氧耗的病理性氧供依赖原因主要是由于组织细胞摄取氧的能力存在缺陷。

b. 动脉血乳酸测定的意义：乳酸为糖酵解的产物，动脉血乳酸正常值为0.5～1.5mmol/L。乳酸升高提示组织细胞潜在缺氧，当血乳酸>4～5mmol/L时，血碳酸氢根减少，pH下降，临床上出现乳酸性中毒，提示机体存在严重组织灌注不足和细胞缺氧。但临床上可引起乳酸性酸中毒的病因有多种，大致可把它们分成两类：A类与组织缺氧有关；B类主要与肿瘤、肝衰及糖尿病等全身疾病、药物和毒物、酶异常等因素有关。故通过血乳酸测定，如能排除B类病因，则可初步了解无氧代谢存在与否。进一步的鉴别，需依靠乳酸与丙酮酸比（L/P）测定。A类乳酸性酸中毒时，LA及L/P均升高，但L/P正常或不变（L/P正常值为10：1）。

（2）营养代谢监测

急性胰腺炎病人营养代谢障碍主要受应激激素的影响，呈现显著的高代谢率、蛋白质高分解代谢、胰岛素耐量增加。部分病人脂肪利用障碍。因此营养代谢监测的重点如下：

①蛋白质分解代谢状况的监测：可通过凯氏法计算氮平衡，测定血浆前白蛋白、转铁蛋白、纤维连接蛋白或尿3-甲基组氨酸的量，予以判断。

②外源性胰岛素的需求量。

③血清胆固醇及甘油三酯测定。

六、治 疗

（一）西医治疗

1. 胆源性胰腺炎的治疗

凡伴有胆道梗阻者，应该急诊手术或早期手术，目的为解除胆道梗阻。手术方法首选为经纤维十二指肠镜下行Oddi括约肌切开取石及鼻胆管引流，在无条件进行内镜治疗时，做开腹手术，包括胆囊切除，总胆管切开取石T管引流，根据需要可加做小网膜胰腺区引流。

凡无胆道梗阻者，宜给予非手术治疗（方法与未感染的非胆源性急性胰腺炎的非手术治疗相同），待病情缓解后，于出院前为病人做胆石症手术，大多数做胆囊切除术，可采用腹腔镜胆囊切除术或开腹胆囊切除术，以免出院后复发。

2. 非胆源性重症急性胰腺炎

（1）对尚未感染者做非手术治疗，治疗措施包括：①抗休克治疗，维持水电解质平衡。②胰腺休息疗法，内容有：禁食、胃肠减压、H$_2$受体阻滞剂（如Cimetidine静脉滴注）、使用生长抑素（如善德定）。③预防性抗生素应用：主要针对肠源性革兰阴性杆菌移位，应采用能透过血胰屏障的抗生素，如喹诺酮类（环丙沙星等）、泰能、甲硝唑。④镇静、解痉、止痛处理。⑤对腹胀十分严重，腹腔大量积液者加做腹腔灌洗。

（2）对已伴感染者，应采取适时手术的综合治疗，包括立即根据病原菌体外药敏结果换用针对性强效抗生素治疗、增加强效胰酶抑制剂和加强支持疗法，观察24小时，如病情继续恶化，应立即做外科手术治疗。手术方法主要为胰腺坏死组织清除术、小网膜囊局部引流加持续灌洗，腹膜后侵犯严重者，加做腹膜后引流，在坏死广泛、感染十分严重时，坏死组织清除后，加做胃造瘘、空肠造瘘、创口部分敞开引流。有胆道感染时做胆总管引流。

3. 严重并发症的防治

（1）急性反应期的严重并发症

该期的防治重点首先是纠正由毛细血管渗漏所引起的脓毒性休克、间质性肺水肿和间质性脑水肿；进一步应重点防治ARDS和急性肾功能障碍；针对应激反应所致的高分解代谢，进行代谢调理和营养支持。此期原则上不做手术治疗，以避免手术创伤引起的第二次打击。

①合并毛细血管渗漏综合征的救治

a. 迅速补足循环血容量，以保持重要器官的组织灌注压：由于此期造成低容量性休克的原因是全身毛细血管渗漏，大量的体液渗至胸腹腔及组织间隙所致，在补充血容量、纠正血液动力学的过程中，常可加重间质水肿。为了尽可能避免严重的间质水肿，输液成分要提高胶体比例（可用血浆、白蛋白或6%～10%羟乙基淀粉溶液），并可给予大剂量激素短程治疗，以保护毛细血管内皮。

b. 间质性肺水肿的救治：救治的原则是提高血浆胶体渗透压，以减轻间质水肿；应用强利尿剂，将回吸收进入循环水排出体外；短程大剂量激素治疗，以保护毛细血管内皮。治疗时必须以中心静脉压（CVP）或肺动脉嵌压（PAWP）为依据对循环血容量状况做出准确判断。对CVP或PAWP高于正常者，立即给予静脉扩张剂，如吗啡5～10mg静脉注射；或硝酸甘油20～50μg/min；或可给予硝酸异山梨醇片5～10mg舌下含服；若血流动力学尚稳定，随后可给予强利尿剂静注。

对CVP或PAWP低于正常者，应先给予大剂量激素及胶体溶液，迅速将CVP或PAWP提至正常，随即给予强利尿剂静脉注射，产生利尿效应后，再给适量胶体溶液，如此重复治疗以达到治疗肺水肿和纠正低血容量的目的。

对CVP或PAWP在正常范围者，强利尿剂和胶体溶液可同时应用。

对于伴有显著低氧血症者，应给予机械辅助通气。

c. 间质性脑水肿的救治：救治原则与间质性肺水肿救治相同。除此之外还应20%甘露醇或25%甘油果糖以迅速降低颅内压。

②合并ARDS的救治

ARDS是炎症介质、细胞因子介导的全身炎症连锁反应，由自身免疫机制引发肺血管床和肺泡损伤的结果，是MODS的组成部分。因此ARDS并不是一种孤立的疾病，常常存在着SIRS→ARDS→MODS→MOF这样一种动态的不断发展的病理生理过程。因此急性胰腺炎病人并发ARDS应着重于预防和早期治疗，从而进一步达到防止MODS，提高生存率的目的。

为此，对过度炎症反应难以遏止的病人应该进行PaO_2、SaO_2和呼吸频率的监测。通过对上述指标变化趋势的观察，早期发现急性肺损伤。根据这一原理，对呼吸频率≥35次/分、吸氧流量6L/min时，PaO_2≤10.67kPa（80mmHg），并排除左心功能不全者诊为"ARDS先兆"，并开始机械辅助通气治疗。在治疗中需遵循三项原则：a. 应用最佳呼气末正压（Best PEEP）；b. 通过补充胶体溶液，在保持足够胶体渗透压基础上，严格限制入水量，以不影响血流动力学为前提，达到负水平衡，以利消除肺间质水肿，使肺保持"干燥"状态；c. 创造条件去除诱因。

③合并急性肾功能障碍的救治

少尿期治疗：a. 量出为入，通常以每日显性失水+非显性失水−内生水为入液总量，使血钠保持在130～140mmol/L。需注意的是急性胰腺炎全身反应期中，由于高分解代谢，内生水大大超过正常，分解代谢越严重，内生水越多。因此，以显性失水量作为入量，往往已经足够。b. 当血尿氮每日上升30mg%，或血钾迅速升高达6.5～7.0mmol/L，或伴高血钾心电图改变，应进行血液透析，如伴高血压脑病或心力衰竭者也应透析治疗。c. 纠正电解质与酸碱紊乱。d. 防治感染。

多尿期治疗：尿量显著增多后应注意防止脱水，仍应注意纠正电解质和酸碱平衡紊乱，并适当增加营养支持，提供足够的非蛋白热卡，应用肾必氨基酸注射液静脉滴注替代平衡氨基酸。

④合并急性肝功能障碍的救治

尽早解除胆道梗阻，采用ERCP，了解梗阻的水平与性质，以便根据梗阻原因进

145

行针对性处理，并留置鼻胆管引流。对Oddi括约肌痉挛水肿的病人可应用50%硫酸镁30～60mL，从胃管或空肠造瘘管注入。

选择性肠道去污（SDD）治疗，可用妥布霉素、多黏菌素B和两性霉素B口服，以减少内毒素吸收；此外还可口服果糖等半乳糖甙、抗尿素酶（CHA、AHA），以减少氨的吸收。

促进肝细胞再生可静脉滴注促肝细胞生长素（IHSS），120～200mg/d。应用保肝药物，如肝利欣、思美泰、泰特等。对合并肝性脑病者，应减少氨基酸摄入量，并可选用六合氨基酸溶液（肝醒灵）、精氨酸10～20g/d或谷氨酸15～20g/d，静滴，努力促进氨代谢，促使血浆氨基酸谱正常化。

⑤合并急性弥漫性血管内凝血（DIC）的救治

高凝期：凝血时间、活化部分凝血活酶时间缩短，血小板黏附率及血黏度增高。此期应使用肝素或（和）血小板抑制药治疗。

消耗性低凝期：血小板减少，凝血酶原时间及活化部分凝血活酶时间均延长，纤维蛋白原减少，3P试验或D-二聚体阳性。此期应使用肝素+补充凝血因子及血小板治疗。

继发性纤溶期：早期3P阳性，后期3P阴性，优球蛋白溶解时间明显缩短（ELT<90分钟）。此期应使用肝素+补充凝血因子+抗纤溶药治疗。

⑥中枢神经系统功能障碍的救治

急性胰腺炎全身反应期发生中枢神经功能障碍的常见原因为低磷血症、代谢性或呼吸性碱中毒、间质性脑水肿，极少数可能为胰性脑病或急性呼吸性酸中毒，应针对性地祛除原因。

治疗脑水肿可用20%甘露醇125～250mL，q6h～q12h，快速静滴；对伴有肾功能障碍的病人可用甘油果糖250mL，q6h～q12h，快速静滴。

在度过脑水肿期后适当应用脑细胞活性药如脑活素或胞二磷胆碱等。

⑦合并应激性溃疡的救治

留置胃管抽尽胃内容物，并用冰盐水洗胃使胃腔酸度降低。

冰盐水200mL+去甲肾上腺素8mg，洗胃，直至洗出液清亮。

抗酸剂：Cimetidine 400mg，2～3次/天，静滴；或Ranitidine 300mg/d，静滴。

酸泵抑制剂：Losec 40mg，1～2次/天，静注。

生长抑素：Sandostatin 25μg/h或Stilamin 250μg/h，静脉滴注或微量泵输注。如使用后者，开始治疗时须静注负荷量250μg。

出血局部动脉内灌注垂体后叶加压素0.2u/min。

肌注维生素A，保护胃肠道黏液分泌细胞，从而保护胃黏膜屏障。

⑧代谢调理和营养支持

重症急性胰腺炎全身反应期高分解代谢显著，机体的免疫防御机理因而遭受严重损害，有效的营养支持可提高病人的免疫功能和抗感染能力，关系到脏器功能的恢复和维护。但达到有效的营养支持十分困难，其原因为在过度应激反应的条件下，受应激激素的干扰，机体利用营养底物的能力极差；在纠正血流动力学障碍过程中常导致水摄

146

入过多，再加上错综复杂的药物治疗所需摄入的水量，则难以耐受TPN的入水量，所以TPN无法满足患者的热量及蛋白质需求；受肠功能障碍的影响，早期肠内营养在部分病人可能无法实施。因此，外源性的营养支持既重要又困难。在营养治疗中必须处理好以下三方面问题，即TPN与水平衡的矛盾；提供足够的营养底物与不增加体内器官负荷的矛盾；提供足够的营养底物仍不能逆转分解代谢的问题。营养治疗原则如下：

a. 在间质水肿显著，水负荷过重的状况下，首先纠正水平衡紊乱，不考虑营养治疗。

b. 总热量不宜过高，可按125~145kJ/（kg·d）给予，或可应用间接能量测定仪测得病人的静息能量消耗（REE），并按REE值增加10%作为病人的热量需求。

c. 尽可能将氨基酸用量增至3.5~4g/（kg·d），但对血清氨基酸总值较正常有显著增高，前白蛋白水平无改善者，不宜盲目增加氮的给予量。对于合并肝功能障碍者应限制氨基酸摄入。凡出现上述情况时，可补充白蛋白予以替代。

d. 重视代谢调理，以达到降低分解代谢，促进合成代谢之目的。在临床上，严重分解代谢的常见原因是潜在的腹腔内感染，因此寻找并清除感染灶，是促成合成代谢的重要措施。此外，大量的研究证明重组人生长激素具有促进蛋白质合成、恢复正氮平衡的作用。

e. 促进肠道功能恢复，尽早予以肠内营养。由于急性胰腺炎常伴有持久的胃及十二指肠动力障碍，同时也为减小肠内营养对胰腺分泌的刺激作用，故应当尽可能建立空肠造瘘，以便进行空肠喂养。可通过直肠置管滴注，或空肠造瘘管内滴注生大黄溶液15~30g/d，以促进肠蠕动恢复。一旦肠蠕动恢复，即应开始肠内营养。部分病人在较长时间内不能耐受足够量的肠道营养，则可采用静脉营养加小剂量肠内营养（PN+EN），主要依靠肠外营养提供大部分营养底物，小剂量肠内营养可维护肠黏膜机械屏障的完整性。

f. 控制营养治疗中高血糖，按实际需要增加外源性胰岛素用量，但增加用量的同时需注意适当补钾。

（2）全身感染期

SAP病人的继发感染大多来自肠道菌易位，手术治疗的病人可来自留置在腹腔内双腔或三腔灌洗管，部分病人也可来自于深静脉导管、留置导尿管、气管插管及透析导管等各种留置导管的逆行感染。肠源性感染好发于肠功能障碍历时较久的病人，主要病原菌为多重耐药的G⁻细菌；深静脉导管相关的感染则以耐药的G⁺菌居多，应用TPN者念珠菌血症亦属常见。继发感染是引起第二次打击的常见原因，死亡率很高。治疗方法如下：

①有针对性选择敏感的、能透过血胰屏障的抗生素（如喹诺酮类、头孢他啶或亚胺培南等）。

②对感染病灶，应积极地进行外科处理。特别应当注意的是全身感染的临床表现多样，肺部感染常常是全身感染的一部分，常与胰腺感染密切相关，此时对胰腺感染的外科处理应取积极态度。

③根据临床诊断及时治疗深部真菌感染，首选氟康唑治疗，除克柔氏念珠菌外的

147

念珠菌感染或隐球菌感染均对氟康唑敏感。在获得细菌学依据时，如为克柔念珠菌、曲菌或毛霉菌，应立即更换两性霉素B治疗。对真菌性脑病患者，首选氟康唑，如系氟康唑不敏感的真菌感染，应选用两性霉素B，鞘内注射。在氟康唑疗效不满意时，可合用两性霉素B或5-氟胞嘧啶予以治疗。

（3）残余感染期

①应通过造影明确后腹膜感染残腔的部位、范围及毗邻关系。

②根据残腔造影，及时做残腔扩创引流。

③强化全身支持疗法，改善营养状况。

（4）MODS的防治

在SAP的全病程中，有各种可引起"第二次打击"的原因。如全身炎症反应期施行早期手术治疗，全身感染期中发生难以控制的严重感染，残余感染期中未及时清除残腔导致的严重感染和消化道瘘，均可引起"第二次打击"从而导致MODS。防治方法如下：

①尽快控制应激反应。难以控制的应激反应是应激激素的分泌增加所致，是重症胰腺炎向MODS演变的中介环节。控制应激反应的措施主要为：

a. 及时清除腹腔感染灶。

b. 对于存在大量腹腔渗液，并迅速出现严重应激反应的病例，应及时采用腹腔灌洗或手术引流。

c. 治疗间质水肿。

d. 镇痛、退热以减少儿茶酚胺释放。

e. 适当应用 β 阻滞剂，以减轻机体对应激激素过度释放引起的反应。

②迅速恢复氧输送量

a. 迅速补足循环血容量，使心排出量恢复正常。同时应注意提高血浆胶体渗透压，宜将血浆/晶体液之比提高到$1:1\sim1:1.5$。由于应激反应时，机体醛固酮分泌增加的缘故，在纠正循环血容量的同时常需给予"呋塞米"，以利减轻间质水肿。

b. 合并急性呼吸功能障碍时，应及时应用人工机械辅助呼吸，要求将SaO_2提高到94%以上，或PaO_2达到8kPa以上。

c. 输血治疗，使Hb达120g/L，Hct达35%为宜。如此血色素及血细胞比容水平既有利于提高血液的携氧能力，又不增加血液黏滞度，以利改善微循环。

通过上述措施，用增加心排出量（CO）、氧饱和度（SaO_2）和血红蛋白（Hb）的方法来提高DO_2值。

③纠正氧耗的病理性氧供依赖

造成氧耗的病理性氧供依赖主要有微血管控制功能失调，组织炎症和间质水肿所致氧弥散距离和弥散时间增加，或线粒体功能障碍等三方面的原因，其实质是存在氧摄取缺陷。在氧耗的病理性氧供依赖的早期主要发生机制是前两种，即微循环障碍所致。对此，东莨菪碱或山莨菪碱有较好作用，可作为主要治疗措施；多巴酚丁胺能增加机能毛细血管的密度，从而易化组织的氧摄取能力；低分子右旋糖酐及中药丹参对改善血液黏滞度及微血流流态均有良好的作用；还有前述改善间质水肿的治疗方法均有助于纠正氧耗的病理性氧供依赖。另外，白细胞黏附是造成微循环障碍的重要原因，糖皮质激素具有抑制白细胞黏附作用；肝素通过减轻白细胞和毛细血管内皮黏附和抑制PAF，在改善微循环方面有可靠作用，临床应用证实低分子量肝素有较好的安全性，故可作为重要的治疗措施。在发生氧耗的病理性氧供依赖后期，常存在线粒体功能障碍，唯有糖皮质激素可能有一定的作用。

④防治继发感染

a. 预防肠源性感染。

b. 预防各种导管逆行感染。

c. 确定病原菌及药物敏感试验。

d. 祛除感染源包括清除胰腺及胰周感染灶、拔除感染的留置导管等。

e. 合理应用抗生素。

4. 局部并发症的治疗

（1）急性液体积聚：多会自行吸收，不必手术，使用中药皮硝外敷可加速吸收，可将皮硝500g装在棉布袋内腹部外敷，每天2次。

（2）胰腺坏死：只有坏死感染，经加强治疗观察24小时，反应不佳，一般情况继续恶化时才做手术，手术方式为坏死组织清除术加局部灌洗引流。

（3）急性胰腺假性囊肿：囊肿小于6cm、无症状，不做处理，随访观察，若发生感染或增大则做外引流手术，或经皮穿刺引流术。囊肿大于6cm、有症状，做B超、CT、MRI检查证实确实无感染坏死组织块者，可做经皮穿刺引流术。

（4）胰腺脓肿：首选引流术。

（二）中医治疗

1. 肝郁气滞型

治法：疏肝解郁，理气止痛。

方药：柴胡疏肝散。加减：柴胡、白芍、香附、枳壳、郁金、陈皮、元胡、川楝子、黄连、大黄。

2. 胆胰湿热型

治法：化湿清热，解毒散结。

方药：龙胆泻肝汤。加减：龙胆草、泽泻、车前子、当归、丹皮、黄柏、栀子、大黄、厚朴、芒硝、甘草。

3. 胃肠热结型

治法：通腑泄热，理气止痛。

方药：大柴胡汤。加减：大黄、厚朴、枳实、芒硝、柴胡、黄芩、丹皮、云参、番泻叶、川楝子、甘草、槟榔。

4. 蛔虫内扰型

治法：安蛔止痛，疏理气机。

方药：乌梅丸。加减：乌梅、黄连、黄柏、细辛、当归、桂枝、附子、大黄、厚朴、芒硝。

（三）中西医结合治疗要点

1. 采用以非手术方法为主的中西医结合综合治疗方法

据国内有关医学专家和笔者的经验，中西医结合救治SAP可显著提高治愈率，降低病死率，其疗效优于单纯西医治疗。

（1）随证施治

救治SAP，除了正确应用上述西医综合治疗方法外，在SAP发病的不同阶段均可发挥中医药优势和作用而获良效。在早期针对麻痹性肠梗阻辨证为胃肠热结，治以通腑泄热、理气止痛；中期常辨证为胆胰湿热，治以化湿清热，解毒散结；后期多辨证为脾胃气虚，津血亏耗，治以健脾补气及滋阴养血为主，此治法可促进组织损伤的修复和脏器功能的恢复。要重视在急性期全过程使用清热解毒、活血化瘀治法及方药。

SAP应针对不同的并发症随证施治，并发休克常表现为气阴耗伤、阳气暴脱证，严重者阴阳俱脱。中西医结合救治时，要充分发挥现代医学液体复苏、纠正酸中毒、调整血管舒缩功能、维护重要器官功能等优势，同时要突出中医特色，权衡扶正祛邪与标本缓急，据辨证分别或综合运用清热解毒、益气养阴、回阳救逆、活血化瘀、开窍醒神等多种治法，对机体整体调节，从而提高本病的抢救成功率。SAP若黄疸明显者用茵陈蒿汤化裁鼻饲或痰热清注射液静滴以清热利湿退黄；由于DIC出现皮下瘀斑，或吐血、便血者速用血必净注射液静滴，亦可选用丹参注射液、清开灵粉针剂静滴以凉血、化瘀止血；若出现烦躁不安、神昏抽搐者，须给予醒脑静注射液或清开灵粉针剂静滴，亦可用安宫牛黄丸化水鼻饲，以安神开窍。

（2）采用综合措施止痛，其中以针灸效果较显著。

（3）正确应用通里攻下法

通里攻下中药具有泻下作用，能增强肠蠕动，改善肠道功能，消除肠麻痹和郁滞状态，还能使胆总管括约肌松弛，减少胰腺消化酶的分泌，抑制胰腺活性，调节细胞因子分泌，保护胃肠黏膜屏障，防止肠道细菌移位和内毒素血症的发生等多方面的药物功效。临床选方多以大承气汤、大柴胡汤为基本方，据病情变化，灵活化裁。

还可采用中药外敷活血理气、通络止痛，穴位贴敷足三里等以降逆止呕。

（4）适时手术治疗

①适应证：SAP经非手术治疗无效时；SAP并发胰腺脓肿、假囊肿或肠麻痹坏死；SAP合并胆石症、胆管炎者；坏死组织继发腹腔内感染。

②手术的选择：经国内临床实践证明，手术本身不能终止SAP的病理进程，有时反而会增加胰腺的感染率和病死率，所以，对SAP尽量先不进行手术，而采用"感染即手术"的方针。

2. 有防治SIRS是改善效重症胰腺炎（SAP）预后、抢救成功的关键

SAP的预后凶险主要表现在其诱发的全身炎症反应综合征（SIRS），导致MODS，最终发生MOF。对SIRS的防治焦点在于拮抗内毒素及炎性介质的释放，研究表明，中药在治疗由SAP引起的SIRS方面有许多西药不能替代的作用。大黄、黄芩具有保护胃肠道黏膜屏障，改善胃肠道动力并预防肠道细菌移位的作用，并且具有抑制胰酶激活，减少炎症介质的释放，降低血管通透性的作用；芒硝对网状内皮系统有明显的抑制作用，使其增生现象与吞噬功能增强，加强抗炎作用；柴胡、木香具有疏肝理气，促进胃肠蠕动，助泻下之功；龙胆草、茵陈具有清热解毒，利湿退黄，消炎保肝之效，诸药相伍，抑制肠道内毒素的吸收，恢复胃肠功能，促进炎症消散。同时，静脉滴注血必净或丹参注射液、生脉注射液能防治肠道细菌移位，预防内毒素血症，阻断该症的"瀑布效应"，采用血液净化技术，清除体内炎症介质、细胞因子，纠正SIRS及防止MOF，使大多数患者呼吸困难、腹痛、腹胀明显减轻，为治愈SAP赢得宝贵的时机。配合抗生素，"菌、毒、炎"并治，以控制感染，促进腹腔渗液的吸收，强效拮抗细菌毒素，强效拮抗炎性介质过度释放，有力保护重要细胞器，从而达到保护重要器官的功能和结构、控制SIRS，截断MODS的发病环节，有效防治MODS的目的。

第十九章
水、电解质和酸碱平衡失调

临床各科病人几乎都可发生水、电解质代谢和酸碱平衡失调。所以积极治疗原发病，纠正水、电解质和酸碱平衡失衡，为现代临床医生不可缺少的重要治疗手段，特别是救治危重急症病人，是十分重要的。

一、水、电解质平衡紊乱

人体内水、电解质的含量、分布由人体调节功能予以控制，维持平衡，但是这种平衡由于手术、创伤、感染等因素遭到破坏，超过了机体的代偿能力，即可引起水、电解质平衡紊乱。

（一）正常水、电解质平衡

1. 水平衡
水的平衡规律是多进多排，少进少排，不进也排。

（1）体液组成：体液是指体内所含有的液体，体液由体内的水和溶解于水中的电解质和非电解质（如葡萄糖、尿素等）组成。

（2）水的含量：正常人含水量成人男性约占体重的60%，女性占55%，新生儿占80%，婴儿占70%，1~2岁幼儿占65%。另外，正常人含水量与胖瘦有关，肌肉含水70%~80%，脂肪含水10%~30%。

（3）水的分布：体液中，细胞内液占体重的40%，细胞外液占体重的20%；细胞外液中，血浆占体重的4%~5%，组织间液占体重的15%；组织间液中，第三间隙液体占体重的1%~2%（第三间隙液体：胸腹腔液、脑脊液、胃肠道消化液、泌尿系尿液、关节液）。

（4）水的摄入：每天共2000~2500mL。其中饮水1000~1500mL，食物含水700mL，内生水300mL。

（5）水的排出：每天共2000~2500mL。

①肾：每天排尿1000~1500mL。体内每日产固体废物35~40g，每克需15mL尿才能溶解，共约500~600mL才能排出体外，但比重高（1.030），为减轻肾脏负担，需排尿1500mL，比重为1.012才正常。

②消化道：每天分泌消化液8200mL（胃液2500mL，唾液1500mL，胆汁500mL，胰液700mL，小肠液3000mL）均被回肠末段和右半结肠回吸收，仅随大便排出150mL。如呕吐腹泻则排出增多引起脱水。

③呼吸道：每天经由肺呼出气排水350mL。如气管切开病人，每日可超过500mL。

④皮肤：每天经皮肤排水500mL。显性出汗（中度）500～1000mL，重度出汗1000～1500mL。体温升高至38℃或室温升高至32℃以上，每增加一度，失水3～5mL/kg。

（6）水的交换：主要指细胞内外液之间，组织间液与血管内血浆之间的流动交换。成人约15分钟交换1次。

①晶体渗透压：细胞内外液的交换取决于细胞膜（半透膜）两侧的渗透压。细胞内产生渗透压的主要电解质是钾离子和磷酸氢根离子。细胞外液中渗透压主要由钠离子和氯离子、碳酸氢根离子产生。血浆总渗透压为280～320mOsm/L（毫渗摩尔/升），血浆中Na^+ 142mmol和阴离子能产生284mOsm/L的渗透压，故临床常以血钠值作为判断血浆渗透压的标准。

血清钠正常值为135～145mmol/L，在正常范围内是等渗。低于135mmol/L为低渗，高于145mmol/L为高渗。

②胶体渗透压：血浆中的蛋白质分子大，不易通过毛细血管壁，产生胶体渗透压促使组织间液流入血管内。

血流经毛细血管靠血压推动前行。毛细血管动脉端血压为32～45mmHg，胶渗压为15～25mmHg，使含各种营养的动脉血中液体进入组织细胞。

毛细血管静脉端血压为12～15mmHg，胶渗压不变仍为15～25mmHg，促使组织间液和代谢产物进入静脉，经血液循环排出体外。

（7）体液代谢的调节

①抗利尿激素（ADH）：由下丘脑视上核神经细胞分泌，贮存于神经垂体。能提高肾远曲小管和结合管对水的通透性，使水重吸收增加，排尿减少，有保水作用。

②醛固酮：是肾上腺皮质球状带分泌的盐皮质激素。促肾远曲小管和集合管对钠主动吸收，同时通过Na^+–K^+和Na^+–H^+交换而促进K^+和H^+排出，有保Na^+排K^+排H^+作用。

③心房利钠多肽（ANP）：存在于心房肌细胞的胞浆中。当血容量增加时，右心房压力增高，牵张心房肌而使其释放入血。主要作用是利尿利钠，有拮抗肾素-醛固酮系统，抑制肾上腺皮质球状带细胞合成和分泌醛固酮，抑制肾素分泌，有舒张血管降低血压的作用。

2. 电解质平衡

（1）钠：钠的平衡规律是多进多排，少进少排，不进几乎不排。

血清钠正常值135～145mmol/L，平均值140mmol/L。成人每日需钠量为4～6g。主要生理功能是维持细胞外液晶体渗透压和酸碱平衡。

（2）钾：钾的平衡规律是多进多排，少进少排，不进也排（只要有尿）。

血清钾正常值3.5～5.5mmol/L。钾的分布特点是98%在细胞内，2%在细胞外液。成人每日需钾量为3～4g。生理功能是维持细胞内液晶体渗透压，兴奋神经肌肉，抑制心肌，参与细胞内代谢，激活多种酶参与细胞内氧化ATP生成，当细胞合成ATP和蛋白质

153

时K$^+$进入细胞内，糖原和蛋白分解时K$^+$外移至细胞外液，当酸中毒时钾外移，碱中毒时钾内移。

（3）钙：血清钙正常值2.25～2.75mmol/L。钙的分布特点是99%结合于骨中，其余约有7g存在于各种软组织中，细胞外液中钙仅占总量的0.1%，约1g。生理功能是抑制神经肌肉，兴奋心肌，参与造骨和凝血。钙少量经尿排出，大部分从粪中排出。碱中毒时钙离子化减慢，血钙降低，可引起抽搐。

（4）镁：血清镁正常值0.75～1.25mmol/L。镁的分布特点是50%在骨骼中，49%在骨骼肌和其他器官组织中，仅1%在细胞外液中。食物含镁丰富，成人每天摄入10mmol/L足够。生理功能是抑制心肌，抑制神经肌肉的兴奋，是碳水化合物和蛋白质代谢中的重要辅酶。体液中镁从肾排出，低镁时肾排出减少。

（5）氯：血清氯正常值96～108mmol/L。氯是细胞外液中的主要阴离子。生理功能是与钠一起维持细胞外液中的晶体渗透压，参与调节酸碱平衡。高氯时HCO$_3^-$降低，可引起高氯性酸中毒；低氯时HCO$_3^-$增高，可引起低氯性碱中毒。

（6）碳酸氢根离子（HCO$_3^-$）：是细胞外液中主要阴离子。细胞外液中与钠结合，细胞内液中与钾结合，是血中的碱。生理功能主要是维持酸碱平衡。血浆中HCO$_3^-$浓度是以二氧化碳结合力（CO$_2$CP）来表示，是指血浆HCO$_3^-$中的CO$_2$含量。血浆中CO$_2$CP正常值23～31mmol/L，平均值27mmol/L；HCO$_3^-$正常值为22～27mmol/L，平均为24mmol/L。

（二）水盐平衡失调

1. 高渗性缺水

失水大于失钠，血清钠大于145mmol/L。

（1）病因：高热、大量出汗、烧伤暴露疗法等；入量少，如完全禁食病人补水不足，食道癌不能进食者；摄入大量高渗液。

（2）病理：细胞外液缺水，渗透压增高，刺激口渴中枢引起口渴而饮水。严重缺水还可引起细胞内液外移而细胞内脱水，引起循环和其他系统功能障碍，脑细胞脱水可出现嗜睡、肌肉抽搐、昏迷，甚至死亡。

（3）临床表现

①轻度：失水占体重的2%～4%。主要症状为口渴、尿少，无体征，无休克。

②中度：失水占体重的4%～6%。上述症状加重，软弱无力、烦躁，有皮肤弹性差、眼眶凹陷、口唇干燥等体征，但无休克。

③重度：失水量超过体重的6%。除有上述症状体征外出现躁狂、幻觉、昏迷、血压下降等休克表现。

（4）诊断：主要根据病史、表现及血钠值大于145mmol/L即可诊断。

（5）治疗：高渗性缺水补液原则是补水或低渗液。

①估计：根据临床表现估计出补液量，补液总量=累计丢失量（轻、中、重）+继失量+日需量。

②根据血钠值计算：所需补液量（mL）=（患者血钠-142mmol/L）×K（男为4，

女为3）×体重（kg）。

2. 低渗性缺水

失钠多于失水，血钠值低于135mmol/L。

（1）病因：消化液丢失，如肠瘘、长期胃肠道吸引等；排钠性利尿药使用，如利尿酸、氢氯噻嗪等；补水未补钠。

（2）病理：由于失钠细胞外液渗透压降低，细胞外液移向渗透压高的细胞内；同时也抑制了抗利尿激素的分泌，肾小管对水重吸收减少，早期尿排出增多，血容量降低。当血容量明显降低时，醛固酮、抗利尿激素分泌增加，如血容量继续减少则出现低钠性休克。

（3）临床表现

①轻度失钠：失钠量为0.5g/kg，血清钠130～135mmol/L。主要症状是乏力、头晕、手足麻木、口渴不明显、尿钠减少。

②中度失钠：失钠量为0.75g/kg，血清钠120～130mmol/L。除有上述症状外，还有视力模糊、站立性昏倒、恶心呕吐、血压不稳。

③重度失钠：失钠量为0.75～1.25g/kg，血清钠在120mmol/L以下。病人神志不清、肌腱反射减弱或消失，甚至昏迷、休克。

（4）诊断：主要根据病史、临床表现和血钠值低于135mmol/L即可诊断。

（5）治疗：低渗性缺水补液原则：首先应处理病因，先补高渗盐水后补等渗盐水。

①估计：按临床缺钠程度补给，轻度0.5g/kg，中度0.75g/kg，重度1g/kg。

②计算：按血钠浓度计算。

补钠量（g）=[血钠正常值（142mmol/L）–血钠实测值mmol/L]×体重（kg）×0.2÷17

（1g氯化钠含17mmol钠，故除以17折算为氯化钠量）

该公式算出的累计量，补时只补一半，且不能过快，一般以血钠每小时升高0.5mmol/L为宜。另加日需量4.5g，补法同上。

3. 等渗性缺水

是水钠同比例丢失，血清钠在正常范围内。

（1）病因：消化液急性丧失，如呕吐腹泻、肠梗阻、腹膜炎等。

（2）病理：水钠同比例丧失，细胞外渗透压正常，细胞内外间维持了水的平衡，细胞内液无变化，主要造成循环血量迅速减少，引起低血容量性休克。

（3）临床表现：病人既有缺水又有缺钠表现。将高渗性缺水和低渗性缺水表现相加即是等渗性缺水表现。临床仍以轻、中、重来估计脱水程度。

（4）诊断：根据病史、临床表现、血钠值在正常范围、尿少比重增高即可诊断。

（5）治疗：等渗性缺水补液原则是补等渗液（等渗盐水或平衡液）。

①估计：按临床表现程度（轻度2%、中度4%、重度6%）补给。当补等渗盐水时应注意血液中钠与氯是不相等的，血钠142mmol/L，血氯103mmol/L，氯少了三分之一，如都补NaCl会造成高氯性酸中毒。因此，当补盐水时应将三分之一量的液体用等渗1.25%NaHCO$_3$补给。

155

②计算：补液量（L）=（实测Hct–正常Hct）÷正常Hct×体重（kg）×0.2

计算出的补液量是累计量，当日只补二分之一，仍需加继失量和日需量。

（三）钾代谢失调

1. 低钾血症

血清钾低于3.5mmol/L为低血钾。

（1）病　因

①摄入不足。

②丧失过多，如呕吐、腹泻、持续胃肠减压、肠瘘等。

③从肾排出过多，如用速尿、利尿酸等利尿剂。

④钾转入细胞内：如大量输葡萄糖、胰岛素，碱中毒。

（2）临床表现

①中枢神经系统：淡漠、烦躁不安、神志不清。

②肌肉兴奋性降低：四肢肌肉软弱无力，肌腱反射迟钝或消失。腹胀、恶心、呕吐。

③心肌兴奋性增高：心动过速、心律不齐、血压下降，严重者心跳骤停。心电图示：T波低平或倒置、ST段降低、QT间期延长和U波。

（3）诊断：主要根据病史、表现、血钾值、心电图等可诊断。

（4）治疗：首先应重视治疗原发病。

补钾原则：能口服者尽量口服，不能口服者可静脉滴注，禁止静脉注射。

补钾注意事项：尿多补钾（每小时尿量超过40mL）；静脉补钾时，钾浓度不宜超过40mmol/L（即0.3%氯化钾）；每日总量不宜超过15g，一般5~6g；速度以20mmol/L为宜（即氯化钾1.5g/h）；切忌静脉推注；补钾时应密切观察患者生命体征，特别是心电监测。

补钾公式：

补钾量（g）=（血钾正常值mmol/L–实测血钾值mmol/L）×体重（kg）×0.6（女性0.5）÷13.4

（1g氯化钾含13.4mmol钾，故除以13.4折算为氯化钾量）

所算结果一般分3天补，每日再加日需量3g。

2. 高血钾症

血钾超过5.5mmol/L称高血钾症。据血钾升高程度，可分为三度：①轻度：血钾为5.5~6.5mmol/L；②中度：血钾为6.5~7.5mmol/L；③重度：血钾＞7.5mmol/L。

（1）病　因

①排钾障碍，如肾功衰少尿和无尿期。

②输入钾过多。

③细胞内钾外移，如溶血、大面积损伤、酸中毒等。

（2）临床表现

早期无明显症状。当血钾超过7mmol/L时，可肌肉乏力、全身极度软弱，甚至四肢麻痹。心率缓慢、心律失常、传导阻滞，严重者心室纤颤、心脏停搏于舒张期。

心电图示：T波高而尖，QT间期延长、QRS间期和PR间期延长。

（3）诊断：根据临床表现、血钾值、心电图可确诊。

（4）治　疗

①停止补钾，积极治疗原发病，如纠正酸中毒、休克等。

②静脉注射钙剂以对抗高钾对心脏毒性。在心电监控用10%葡萄糖酸钙10~20mL加入2.5%~5%葡萄糖溶液10~70mL中，静脉缓推（5~10分钟）注射，在数分钟后即可见效。仅是一种短时的急救药物，并不能减低血钾浓度，需采用其他措施来降低血钾浓度。

③促钾转移到细胞内。主要有两种方法：一为使用碱性药物，可用5%碳酸氢钠液60~100mL静滴。碱化细胞外液，使K^+迅速从细胞外液移入细胞内，血HCO_3^-每升高1mmol/L，血钾可降低0.13~0.18mmol/L。二为高渗葡萄糖及胰岛素的使用，可用10%葡萄糖500mL，按3~4g葡萄糖用1U的比例加入胰岛素静滴，可使钾转入细胞内。

④排钾：阳离子交换树脂15g口服，每日4次；或加10%GS 200mL做保留灌肠，从消化道带走钾离子；利尿，速尿20~40mL静注，可反复使用；透析疗法（腹膜透析、血液透析）；如仍无效可做肾移植术。

（四）钙代谢异常

1. 低钙血症

血钙正常值2.18~2.63mmol/L，低于2.18mmol/L为低钙血症，高于2.63mmol/L为高钙血症。

（1）病因：丢失过多，如急性胰腺炎、小肠瘘、严重腹泻（每天由肠道分泌600mg钙，腹泻肠道分泌增加，排泄增多）、急性肾衰（正常时每日肾小球滤过的钙10g，但原尿中的钙99%在肾近、远曲小管和髓袢升支重吸收。肾衰时钙磷从尿排泄障碍，60%~80%转向肠道排泄，与钙结成不溶解性磷酸钙而影响钙的吸收而出现低钙血症）。

（2）临床表现：表现为神经肌肉兴奋性增强，如手足抽搐、肌肉和腹部绞痛、腱反射亢进。

（3）治疗：10%葡萄糖酸钙20mL或5%氯化钙10mL静脉缓慢注射，必要时可多次给药。

2. 高钙血症

血钙高于2.63mmol/L。

（1）病因：甲状旁腺功能亢进、骨转移性癌。

（2）临床表现：神经肌肉兴奋性降低，如乏力、食欲减退、恶心呕吐，重者可头痛四肢痛、多尿、尿路结石。当血钙达4~5mmol/L时，即有生命危险。

（3）治疗：主要是治疗原发病。甲状旁腺功能亢进可手术切除腺瘤和增生的腺体组织，可彻底治愈。骨转移癌病人，可给低钙饮食，多饮水，输生理盐水，静脉注射硫酸钠可促使钙从尿中排出。

157

（五）镁代谢异常

1. 低镁血症

血镁正常值0.75~1.25mmol/L，低于0.75mmol/L称低镁血症，高于1.25mmol/L称高镁血症。镁从粪便排出60%，其余40%经肾排出。肾有良好的保镁作用。镁的生理功能是抑制神经肌肉和心肌的兴奋性。

（1）病　因

镁摄入不足：长期禁食、厌食、小肠大部切除术后短肠症等。

镁丧失过多：肠瘘、胆瘘、慢性腹泻等。

（2）临床表现

神经肌肉兴奋性增高：手足抽搐，小束肌纤维收缩震颤（Chvostek），神经反射亢进，对声光反应过强，焦虑紧张，易激动，烦躁不安等。对平滑肌抑制减弱而兴奋，出现呕吐或腹泻。

心肌兴奋增高：出现心动过速、心房纤颤、心律不齐、高血压。

（3）治　疗

①去除病因。

②补镁盐：一般可按0.25mmol/kg/d补给，严重者，但肾功能正常的患者可按1mmol/kg/d补。常用的镁盐有50%硫酸镁和氯化镁。

注意：1g硫酸镁=4mmol镁，50%硫酸镁1mL=2mmol镁；纠正低镁时间较长；症状控制后仍需继续补镁1~3周，一般每日用50%硫酸镁2.5~5mL（5~10mmol）肌注。如镁中毒时，应立即用10%葡萄糖酸钙10~20mL（2.5~5mmol）静脉注射，以对抗镁对心肌的抑制作用。

2. 高镁血症

血清镁高于1.25mmol/L称高镁血症。

（1）病因：主要是肾功衰排镁障碍，另外严重酸中毒、细胞外液不足也可引起血镁增高。

（2）临床表现：乏力、腱反射消失和血压下降、嗜睡、昏迷、呼吸心跳骤停。

（3）治　疗

治疗原发病，纠正肾衰、酸中毒、缺水。

10%葡萄糖酸钙10~20mL（2.5~5mmol）静脉注射。如症状不减或血镁仍高，应尽早透析疗法。

二、酸碱平衡失调

158

酸碱度是血液和其他体液的一个重要化学特性，以pH值表示。pH是H^+的负对数，是反映体液总的酸碱度的指标，受呼吸和代谢两个因素的影响。血液的酸碱平衡对机体的健康状态至关重要，较小地偏离正常范围都会对器官功能产生严重影响。机体通过化学缓冲系统、细胞内外电解质交换、肺和肾的复杂酸碱平衡调节机制，保证人体组织细胞内环境稳定。

正常人动脉血pH值为7.35～7.45，凡低于7.35为酸中毒，高于7.45为碱中毒。

（一）人体对酸碱平衡的调节

1. 血液缓冲系统

主要是碳酸盐系统，$NaHCO_3/H_2CO_3$两者之间的比例直接影响血液pH值，正常比值为27：1.35=20：1，血液pH恰好是7.4。其次还有磷酸盐系统，Na_2HPO_4/NaH_2PO_4；血红蛋白系统，$Na-Pr/H-Pr$。

2. 肺的调节

主要是通过呼出CO_2来调节血液中的H_2CO_3浓度。当血中碳酸增高时，呼吸中枢兴奋，呼吸加深加快，CO_2排出（血液中碳酸在碳酸酐酶的作用下分解为CO_2和H_2O）；反之呼吸变浅变慢，CO_2排出减少。

3. 肾的调节

主要是通过排出H^+来调节血中$NaHCO_3$的含量，维持血中pH值。肾小管细胞中含碳酸酐酶，它催化CO_2和H_2O化合为H_2CO_3再离解为H^+和HCO_3^-，$H+NH_3 \rightarrow NH_4$（铵）排出，HCO_3^-与Na^+结合成$NaHCO_3$回收入体内。即：$CO_2+H_2O \rightarrow H_2CO_3 \rightarrow H^+$（排出）$+HCO_3^- \rightarrow Na^+ \rightarrow NaHCO_3$（重吸收）。

酸碱平衡失调分为单纯性（原发性）和混合性（继发性）两大类。单纯性酸碱失衡，即代酸、代碱、呼酸、呼碱四类。混合性指同一病人有单纯性的2种或2种以上酸碱平衡失调，如呼酸合并代酸、代酸合并呼碱等。

（二）代谢性酸中毒

1. 病因

（1）体内产酸过多：如严重感染、重度缺水、糖尿病、休克等。

（2）碳酸氢钠丧失过多：如严重腹泻、肠瘘、胆瘘、胰瘘等。

（3）酸排出障碍：如急性肾功衰竭。

2. 病理

由于酸增多而消耗了碱使$NaHCO_3$：H_2CO_3的比值小于20：1，血中氢离子增多刺激颈动脉化学感受器而反射性兴奋呼吸中枢，使呼吸深快，CO_2排出增多。同时肾脏也加快H^+的排出和HCO_3^-的回吸收，恢复血液pH值，如超过代偿限度则出现明显的代谢性酸中毒。

3. 临床表现

轻度常被原发病所掩盖，重度可有下列表现：

（1）呼吸：最突出的表现是呼吸深而快，频率可达50次/分，呼出的气带有酮味。

（2）神志：乏力、眩晕、烦躁，重者嗜睡、昏迷。

（3）胃肠道：恶心呕吐、轻度腹痛腹泻等。

（4）循环系统：面部口唇潮红、心率增快、心律失常、休克等。

159

4．诊　断

（1）详细了解病史及病情变化，从中找出引起代谢性酸中毒的原因是诊断的最有力依据。

（2）临床表现具有非特导性，仅反映代谢性酸中毒的严重程度和代偿情况。

（3）辅助检查中动脉血气分析结果重要，原发变化是HCO_3^-、BE、SB、TCO_2减少，血液pH下降，代偿变化是$PaCO_2$下降，血液pH正常（高代偿）或降低（代偿不足）。

（4）诊断中需注意是否发生混合型酸碱失衡，可通过计算$PaCO_2$的代偿预计值来判断。凡实测$PaCO_2$落在预计代偿值，可诊断为代谢性酸中毒合并呼吸性酸中毒；凡实测$PaCO_2$<预计代偿值，可诊断为代谢性酸中毒合并呼吸性碱中毒。

5．治　疗

治则：治疗原发病去除病因和补碱。

（1）应用碱性药物纠正的适应证包括pH<7.20～7.25，或HCO_3^-<10～15mmol/L，可选用5%碳酸氢钠溶液，其纠正酸中毒作用迅速、确切。

（2）公式计算：5%碳酸氢钠溶液（mL）=（预期HCO_3^--测得HCO_3^-）×体重（kg）×0.5（公式中0.5即0.3/0.6，因细胞外液以系数0.3计算，而5%碳酸氢钠溶液1mL相当于0.6mmol/L）应注意碱性药物不宜补给过多，开始应给计算量的一半，以后根据监测结果适当补给。

（三）代谢性碱中毒

1．病　因

（1）酸性胃液丢失太多：如完全性幽门梗阻。

（2）补碱太多。

（3）低血钾：血钾浓度低时，每3个钾离子从细胞内外移，即有2个钠和1个氢进入细胞，造成细胞内酸中毒和细胞外碱中毒。

2．临床表现

轻度代谢性碱中毒症状常被原发症所掩盖，较重者可表现呼吸浅慢、烦躁不安、谵妄等中枢神经兴奋症状、严重者昏迷。神经肌肉应激性增高，可表现为面部和肢体肌肉抽搐和惊厥。低钾可有心律失常等症状。

3．诊　断

（1）病史和表现。

（2）动脉血气分析中原发性变化为HCO_3^-、BE、SB、TCO_2等增加，血液pH上升，代偿性变化为$PaCO_2$上升（代偿往往不全），肾排出碱性尿（低钾碱均呈酸性尿）。

4．治　疗

（1）积极治疗原发病。

（2）输0.9%NS或5%GNS纠正低氯性碱中毒。

（3）有低钾者应补钾。

（4）严重者（血浆HCO_3^- 45～50mmol/L，pH大于7.65）可静脉补0.1mol/L稀盐酸溶

160

液，可根据HCO_3^-计算：

补酸量（mmol）=（实测HCO_3^-值-24）×体重（kg）×0.5

以上公式算出的量，当日只补一半，应随时测血氯及尿氯含量，以便决定是否停补。

（四）呼吸性酸中毒

1. 病　因

CO_2排出障碍：肺部感染、肺气肿、支气管及喉痉挛、气胸、麻醉过深、心跳骤停等。

2. 病　理

常因H_2CO_3、$PaCO_2$浓度骤然升高肾脏不能及时代偿所致。

当呼酸时血中的H_2CO_3与Na_2HPO_4结合，形成$NaHCO_3$和NaH_2PO_4，后者经尿排出，使H_2CO_3减少，HCO_3^-增多。同时肾小管上皮细胞的碳酸酐酶活性增加，H^+与Na^+交换，H^++NH_3生成NH_4从尿排出，HCO_3^-+Na^+生成$NaHCO_3$重吸收入血而代偿。如超过代偿能力则出现呼吸性酸中毒。

3. 临床表现

呼吸困难、换气不足、气促、紫绀、头痛、胸闷，重者昏迷、血压下降。

4. 诊　断

根据病史表现、pH下降、$PaCO_2$增高即可诊断。

5. 治　疗

主要是治疗原发病改善通气功能。原则上不宜用碱性药物，只在pH<7.20，出现危及生命的酸血症而同时具备机械通气条件时行补碱。

（五）呼吸性碱中毒

1. 病　因

因过度换气，CO_2排出过多，体内H_2CO_3明显减少所致。如人工呼吸机通气过度、癔病、昏迷等。

2. 临床表现

头晕胸闷、呼吸由快深转为快浅或短促、间以叹息样呼吸。继而手足和面部麻木，伴针刺感，进而肌肉震颤、手足抽搐、心跳加快。重者昏迷、肌肉强直，将发生呼吸窘迫综合征。

3. 治　疗

处理原发病：用纸带罩住口鼻、减少呼出CO_2以提高血中$PaCO_2$，也可吸入含5%CO_2氧气，调整呼吸机。

161

第二十章
急性中毒

某种物质进入人体后，损害器官和组织，引起功能性或器质性病变，称为中毒。能引起中毒的物质称毒物。若毒物的毒性较剧或大量地突然进入体内，迅速引起症状甚至危及生命，称为急性中毒。

一、急性中毒概论

（一）病因病理

病因有职业中毒和生活中毒两种，前者在生产、接触有毒物质过程中，不注意劳动保护；后者是在生活中误食、意外接触毒物、用药过量、自杀或谋害等情况下，过量毒物进入人体所致。毒物对机体产生毒性作用的快慢、强度和表现与毒物侵入途径和吸收速度有关。通常，毒物侵入有消化道、呼吸道或皮肤黏膜等途径。消化道是生活中毒的常见途径。

毒物主要在肝脏通过氧化、还原、水解和结合等作用进行代谢，大多数毒物代谢后毒性降低，但少数毒物代谢后毒性反而增强，如甲醇氧化为毒性更强的甲醛。毒物经过代谢后大部分从肾脏排出体外，部分可从消化道、呼吸道、皮肤、乳腺等排出。有些毒物可蓄积在体内一些器官或组织内，排出缓慢，当再次释放时又可产生二次中毒。

毒物引起中毒的机制主要包括局部刺激和腐蚀作用；引起机体组织和器官缺氧；对机体的麻醉作用；抑制酶的活力；干扰细胞或细胞器的功能；竞争相关受体。许多毒物是通过多种作用机制产生毒性反应。

（二）诊断要点

急性中毒病情多凶险且发展快，诊断要及时准确，可以结合病史、临床表现、毒物检验及救治反应综合分析。须注意判断中毒的危重程度。

1. 细心询问病史

通常包括接触毒物时间、中毒环境和途径、毒物名称和剂量、初步治疗情况、既往史及健康状况。可向患者本人或同事、家属、亲友、现场目击者了解情况。自杀患者往往不能正确提供病史，应注意自杀现场的搜寻。

2. 认真分析临床特征

不同毒物的中毒表现不相同，可以涉及中毒者各个系统。严重中毒的共同表现有发绀、昏迷、惊厥、呼吸困难、休克和少尿等。诊断思路要宽阔。

（1）对于突然出现的紫绀、呕吐、抽搐、呼吸困难、休克而原因不明者，首先要考虑急性中毒的可能。

（2）对不明原因的昏迷要考虑有急性中毒的可能性。

（3）要特别注意各种毒物中毒的特殊临床特征，即所谓"中毒综合征"（见表20-1）。

表20-1 常见中毒的"中毒综合征"

中毒综合征	临床特征	常见毒物
抗胆碱能综合征	谵妄、尿潴留、皮肤发红或者干燥、肌阵挛、瞳孔大、心动过速	抗组织胺药、阿托品、东莨菪碱、金刚烷胺、抗精神病抑郁药、散瞳药、骨骼肌松弛药
拟交感综合征	妄想、高热、多汗、高血压、瞳孔大、心动过速、反射亢进。严重者表现癫痫发作、低血压	可卡因、盐酸去甲麻黄碱、麻黄碱、伪麻黄碱
胆碱能综合征	流涎、流泪、二便失禁、呕吐、多汗、腹绞痛、肌肉抽搐、瞳孔小、肺水肿、心动过缓或过速、癫痫发作	有机磷杀虫剂、氨基甲酸酯类杀虫剂、某些蕈
阿片制剂/镇静剂/乙醇综合征	昏迷、低温、低血压、呼吸抑制瞳孔小、心动过缓、反射减弱	麻醉剂、巴比妥类、苯二氮䓬类、乙醇、可乐定

3. 实验室检查

急性中毒时，应常规留取剩余的毒物或可能含毒的标本，如呕吐物、胃内容物、尿、粪和血标本等。必要时进行毒物鉴定。

4. 判断病情危重程度指标

（1）中毒性脑病：昏迷、抽搐、呼吸抑制。

（2）中毒性肺水肿、呼吸衰竭、吸入性肺炎。

（3）严重的心律失常、急性心力衰竭、休克、心脏骤停。

（4）急性溶血、急性肾功能衰竭、尿毒症。

（5）中毒性肝病。

（三）治　疗

163

1. 急救原则

立即切断毒源，尽快排出尚未吸收的毒物；对已被吸收的毒物，迅速采取排毒和解毒措施，尽快明确毒物种类，及时使用特效解毒剂，消除威胁生命的毒效应，对症治疗和早期器官支持为主。

2. 救治措施

（1）清除尚未吸收的毒物

①吸入中毒：应立即撤离中毒现场，保持呼吸道通畅，呼吸新鲜空气，吸氧。

②接触中毒：应立即脱去污染衣服，用微温清水（约37℃）洗净皮肤，不要用热水以免增加毒物的吸收；毒物如遇水能发生反应，应先用干布抹去沾染物，再用水冲洗。

③口服中毒：应采取催吐、洗胃、导泻、灌肠等法以排出尚未吸收毒物。腐蚀性毒物严禁催吐、导泻和洗胃。

a. 催吐：主要针对神志清醒合作的患者。一次饮温水200～300mL，然后刺激咽后壁或皮下注射阿扑吗啡催吐。腐蚀性中毒、挥发性烃类化学物中毒禁用此法。

b. 洗胃：口服毒物1小时以内者最有效；6小时以内仍应洗胃。对于服用吸收缓慢的毒物和胃蠕动功能减弱或消失者，6小时后仍应洗胃。某些毒物经肝肠循环反复进入胃肠道者应多次洗胃。洗胃液多以清水为宜，忌用热水。每次灌注量以200～300mL为宜，出入量要基本相等，一直至胃液清亮无味为止。注意防止吸入性肺炎、水中毒和脑水肿。对食管静脉曲张、惊厥、腐蚀性中毒、挥发性烃类化学物中毒不宜洗胃。

c. 导泻：洗胃后，灌入泻药以清除肠道内毒物。常用硫酸钠、硫酸镁等。

d. 灌肠：除腐蚀性毒物中毒外，用于口服中毒6小时以上、导泻无效及抑制肠蠕动毒物中毒者。

（2）促进已吸收毒物尽快排泄

①补液利尿：在快速补液的同时应用利尿剂，目的在于增加尿量和促进毒物尽快从肾脏排出。

②改变尿液酸碱度：根据毒物溶解后酸碱度不同，选用碱化尿液或酸化尿液的方法促使毒物排出。

③供氧：一氧化碳中毒时，吸氧可促使碳氧血红蛋白解离，加速一氧化碳排出。高压氧治疗是一氧化碳中毒的特效疗法。

④血液净化：是已吸收毒物清除的重要措施。适用于中毒剂量大、病情严重或发生急性肾功能衰竭的患者，且该毒物能被血液净化清除出体外。具体有血液透析、血液灌流和血浆置换等方法。

（3）及时足量使用特效解毒剂

某些毒物有特效的解毒剂见表20-2。使用解毒剂的原则是选择正确的给药途径，在注意解毒药配伍的同时早期、足量应用，尽快达到治疗有效量。

（4）对症支持治疗，维持内环境平衡，防止多器官功能损伤

急性中毒患者应卧床休息，注意保暖，加强营养，保持呼吸道通畅，维持血循环，纠正水、电解质、酸碱失衡。出现感染和其他并发症时应采取相应措施。注意早期器官保护和功能支持，防治MODS。

164

表20-2　　　　　　　　　　　　　　　　特效解毒剂

毒物	解毒药
有机磷农药	阿托品、解磷定
阿片类	纳洛酮
硫化氢	亚硝酸盐
亚硝酸盐	亚甲蓝
氰化物	亚硝酸盐、亚硝酸异戊酯、硫代硫酸钠
甲醇	乙醇、叶酸
安定	安易醒

二、常见急性中毒的急诊处理

（一）有机磷中毒

急性有机磷农药中毒（AOPP）是一种非常凶险的急危重症，其毒性主要是抑制胆碱酯酶活性，使乙酰胆碱在体内过多蓄积，胆碱能神经受到持续冲动，导致先兴奋后衰竭的一系列毒蕈碱样、烟碱样和中枢神经系统症状，严重者出现昏迷和呼吸衰竭，甚至死亡。有机磷进入体内与胆碱酯酶结合，形成磷酰化胆碱酯酶（中毒酶），不能水解乙酰胆碱。磷酰化胆碱酯酶可缓慢脱磷酰基，而使胆碱酯酶复活，但绝大多数是磷酰基部分脱落，即中毒酶"老化"，"老化"后中毒酶不能再活化，其水解乙酰胆碱的作用不能再恢复。

1. 临床特征

（1）胆碱能危象

①毒蕈碱样表现：这组症状出现最早，主要是副交感神经末梢兴奋所致，类似毒蕈碱作用，表现为平滑肌痉挛和腺体分泌增加。如腹痛、呕吐、多汗、流涎、瞳孔缩小、呼吸困难、支气管分泌物增多，严重者出现肺水肿。

②烟碱样表现：乙酰胆碱在横纹肌神经肌肉接头处过度蓄积和刺激，使肌肉兴奋出现肌纤维震颤，甚至全身肌肉强直性痉挛。患者开始时常有全身紧束感，而后发生肌力减退和瘫痪。严重时出现呼吸肌麻痹。

③中枢神经系统表现：头痛、头昏、乏力、嗜睡、意识障碍、抽搐等。严重者出现脑水肿，或因呼吸衰竭而死亡。

另外，交感神经节受乙酰胆碱刺激，其节后交感神经纤维末梢释放儿茶酚胺使血管收缩，引起血压增高、心跳加快和心律失常。

（2）中间型综合征：部分病例在急性中毒症状缓解后（急性中毒后2~4天）突然发生呼吸困难或死亡，称为"中间型综合征"。死亡前患者可先有颈、上肢和呼吸肌麻痹。累及脑神经者，可出现眼睑下垂、眼外展障碍和面瘫。

165

（3）迟发性多发性神经病变（OPIDP）：少数病例在急性中毒症状消失后2～3周可发生迟发性神经损害，主要累及肢体末端，严重时可发生下肢瘫痪、四肢肌肉萎缩等。

（4）局部损害：部分有机磷农药，如敌百虫、敌敌畏等接触皮肤后可引起过敏性皮炎，并可出现水疱和剥脱性皮炎。

2. 诊　断

根据有机磷农药的接触史，典型的中毒表现，胆碱酯酶活力降低<70%，即可确定诊断。但在临床上要注意判断病情的严重度，一般来说有机磷农药中毒根据其临床表现和胆碱酯酶活力指标，可将其分为轻、中、重三度。

（1）轻度中毒：表现为头昏、头痛、恶心、呕吐、多汗、视物模糊、瞳孔缩小，胆碱酯酶活力为50%～70%。

（2）中度中毒：除轻度中毒的症状外，还有肌纤维颤动、瞳孔缩小明显、呼吸困难、流涎、腹痛，胆碱酯酶活力为50%～30%。

（3）重度中毒：除上述症状外，出现昏迷、肺水肿、呼吸麻痹、脑水肿，胆碱酯酶活力<30%。

3. 治　疗

治疗原则是尽早使用足量胆碱酯酶复活剂和抗胆碱药；尽快切断毒源，清除未吸收的毒物；切实保障呼吸和循环功能；必要的对症、支持治疗。

（1）立即将病人移离有毒物的现场，用清水清洗污染的皮肤，如果毒物污染眼睛，可用生理盐水冲洗眼部，消化道中毒者应用清水或2%碳酸氢钠溶液及时洗胃，直至洗胃液无蒜臭味为止。必要时可重复洗胃。

（2）特效解毒药的应用

特效解毒药包括胆碱酯酶复能剂和抗胆碱药，使用原则是联合、早期、足量。一般情况下以肌肉注射给药为宜。但当患者病情危重、注射部位血流缓慢或出现休克时，应采取静脉注射给药，但不应静脉滴注给药。

复能剂应用足量的指标：毒蕈碱样症状肌颤消失和胆碱酯酶活力达50%～60%。达到指标可停药观察，如再次出现上述症状和指征，应该尽快补充用药，可再次给予首次用药的半量，一般来说超过24小时，中毒酶"老化"后，再应用复能剂意义不大。胆碱酯酶复能剂首次应用剂量见表20-3。

表20-3　　　　　　　　胆碱酯酶复能剂首次应用剂量（g）

药物名称	轻度中毒	中度中毒	重度中毒
氯解磷定	0.5～1.0	1.0～2.0	2.0～3.0
碘解磷定	0.75～1.5	1.5～3.0	3.0～4.5
双复磷	0.25～0.5	0.5～0.75	0.75～1.0

抗胆碱药足量的可靠指标为：口干、皮肤干燥和心率不低于正常值，即"阿托品

化"。抗胆碱药包括节后抗胆碱药，如阿托品等，这类药只能针对外周的毒蕈碱样症状，对烟碱样症状及中枢神经症状无效。中枢性抗胆碱药如东莨菪碱等，这类药有较强的中枢抗毒蕈碱样和烟碱样症状，但外周作用不明显。两类药可同时应用，同时应用时药物剂量均减半。另长托宁（盐酸戊乙奎醚）兼有上述两类药的作用，且毒副作用较少。抗胆碱药首次应用剂量见表20-4。

表20-4   抗胆碱药首次应用剂量（mg）

药物名称	轻度中毒	中度中毒	重度中毒
阿托品	2.0～4.0	4.0～10.0	10.0～20.0
东莨菪碱	0.3～0.5	0.5～1.5	1.5～4.0
长托宁	1～2	2～4	4～6

4. 全身支持与对症治疗

见急性中毒的处理原则。

危重患者可尽早行血液净化，加快毒物排出。

（二）镇静催眠药中毒

镇静催眠药中毒是由于服用过量的镇静催眠药而导致的一系列中枢神经系统过度抑制的病症。镇静催眠药是中枢神经系统抑制药，治疗剂量具有镇静、催眠作用，大剂量可出现中枢抑制包括呼吸中枢及血管运动中枢，导致呼吸衰竭或循环衰竭。镇静催眠药分为三类：①苯二氮䓬类：地西泮（安定）、阿普唑仑、艾司唑仑（舒乐安定）等；②苯巴比妥、异戊巴比妥、司可巴比妥等；③其他：水和氯醛、奋乃静、氯丙嗪等。

1. 临床表现

（1）神经系统：轻者头晕、嗜睡，有时意识蒙眬，可有躁动不安，共济失调。重症者有不同程度的昏迷。早期病人瞳孔缩小，晚期则瞳孔散大。早期肌张力高，晚期肌张力低，腱反射消失。氯丙嗪还可引起锥体外系功能障碍，表现为震颤麻痹。

（2）呼吸系统：严重者可出现呼吸变慢、浅弱、不规律，危重者呈潮式呼吸，甚至因呼吸衰竭而死亡。

（3）循环系统：可出现心率加快、四肢冰冷、脉细弱、尿量减少、血压下降等循环衰竭表现。尤其是氯丙嗪类中毒更容易发生血压下降，应予以注意。

（4）其他：可因肝脏受损而影响肝功能，甚至有肝大、黄疸出现。肾脏受损时可有尿量减少、蛋白尿等。也有的出现血液系统改变，如粒细胞减少等。

2. 诊 断

有服用大量镇静催眠药史，出现意识障碍和呼吸抑制和血压下降，呕吐物、血液、尿液中检出镇静催眠药，即可以确定诊断。注意中枢抑制剂混合中毒的情况，例如同时还服用了大量酒精。另外应注意与其他原因的中枢抑制相鉴别。

167

3. 治 疗

（1）清除毒物：洗胃可用1：5000高锰酸钾溶液或用温水。补液利尿可尽快促进毒物的排泄。对巴比妥类药物中毒可应用碱性药碱化尿液，促进药物从肾脏排泄。血液透析、血液灌流对巴比妥类药物中毒有效，危重病人可考虑应用，但对苯二氮䓬类无效。

（2）特殊解毒剂的应用：氟马西尼（安易醒）是苯二氮䓬类药物受体特异性拮抗剂，是苯二氮䓬类药物中毒的解毒剂，起始一次静脉注射0.2mg，此后每2~3分钟使用0.1mg，直至患者清醒。如仍有嗜睡可每小时静滴0.1~0.4mg，一般总量不超过2mg。氟马西尼对巴比妥类和其他镇静催眠药无效。

危重患者可尽早行血液净化，加快毒物排出。

（3）对症支持治疗：吸氧，保持呼吸道通畅，呼吸衰竭者应立即行气管插管呼吸机辅助呼吸。对意识障碍、反射减弱或消失、呼吸受抑制的患者，也可适当应用中枢或呼吸兴奋剂如美解眠、可拉明、洛贝林等。血压下降者应注意补液，必要时可加用血管活性药如多巴胺、间羟胺。昏迷患者注意保暖，维持内环境稳定，防止感染，注意营养支持治疗。

（三）一氧化碳中毒

一氧化碳是一种无色、无味气体，是含碳物质燃烧不完全时的产物。经呼吸道吸入一定量后可引起中毒。在生产过程中和日常生活中很常见。在日常生活中，家庭用火、取暖、洗浴时缺乏预防措施，是导致一氧化碳中毒的主要原因。一氧化碳与血红蛋白的亲和力比氧与血红蛋白的亲和力高200~300倍，所以一氧化碳吸收入血后迅速与血红蛋白结合形成碳氧血红蛋白，使血红蛋白丧失携氧的能力和作用，造成组织缺氧窒息。

1. 临床表现

（1）轻度中毒：血液中碳氧血红蛋白为10%~30%。表现为头痛眩晕、心悸、恶心、呕吐、四肢无力，一般神志尚清醒，治愈后不留后遗症。

（2）中度中毒：血液中碳氧血红蛋白占30%~40%，在轻型症状的基础上，可出现虚脱或昏迷。皮肤和黏膜呈现煤气中毒特有的樱桃红色。

（3）重度中毒：血液碳氧血红蛋白浓度常在40%以上，病人除以上表现外出现深度昏迷，各种反射消失，大小便失禁，四肢厥冷，血压下降，呼吸急促。部分患者在吸入高浓度的一氧化碳后很短时间内出现昏迷、痉挛、呼吸麻痹，即所谓"闪电样中毒"；部分患者经治疗清醒后，可出现迟发性脑病的表现，如痴呆、记忆力和理解力减退、肢体瘫痪等。

2. 诊 断

根据吸入一氧化碳的病史和发生中枢神经损害的症状和体征，特别是皮肤、黏膜特征性的樱桃红改变，结合血液中碳氧血红蛋白测定的结果，可做出诊断。但应与其他疾病及其他中毒引起的昏迷相鉴别。既往史、体检、实验室检查有助于鉴别诊断。

3. 治 疗

在现场迅速将患者转移到空气新鲜处，松开衣领，保持呼吸道畅通。

168

（1）氧疗：一般患者予以鼻导管或面罩吸氧，可吸入高浓度氧，严重时可高压氧舱治疗。高压氧治疗能增加血液中物理溶解氧，提高总体氧含量，促进氧释放和加速一氧化碳排出，可迅速纠正组织缺氧，缩短昏迷时间和病程，预防中毒引发的迟发性脑病。出现呼吸抑制或呼吸停止，应立即行气管插管呼吸机控制通气，氧浓度可设定为100%。

（2）对症支持治疗：严重中毒患者，可出现脑水肿。如出现脑水肿应给予脱水治疗。如有频繁抽搐者，首选地西泮静注。昏迷患者可应用催醒剂，如氯酯醒。出现心律失常或血压下降时要及时予以纠正。注意加强营养，防止水、电解质及酸碱失衡，注意预防和控制继发感染。

（3）促进脑细胞代谢：常用药物有三磷酸腺苷、辅酶A、细胞色素C、大量维生素C、胞磷胆碱和脑活素等。

（4）防治并发症和迟发性脑病：加强监护和治疗，保持呼吸道通畅，出现并发症，及时处理，严防神经系统和心脏并发症的发生。及时有效的治疗，特别是氧疗和脑细胞代谢药物的应用可以防止迟发性脑病的发生。

（四）硫化氢中毒

硫化氢是具有刺激性和窒息性的无色气体，有臭鸡蛋气味。低浓度接触仅有呼吸道及眼的局部刺激作用，高浓度时全身作用较明显，表现为中枢神经系统症状和窒息症状。采矿、冶炼等工业生产中有硫化氢产生；有机物腐败场所如沼泽地、阴沟、化粪池、污物沉淀池可有大量硫化氢。硫化氢进入机体后，小部分以原形从呼吸道排出，大部分氧化后生成硫化物或硫酸盐排出体外，过量的硫化氢可与高铁血红蛋白结合形成硫化高铁血红蛋白或直接进入组织细胞与细胞色素氧化酶及二硫键起作用，造成组织和细胞缺氧。吸入极高浓度硫化氢，可强烈刺激颈动脉窦，反射性地引起呼吸停止，也可直接麻痹呼吸中枢，即"闪电样中毒"。

1. 临床表现

按吸入硫化氢浓度及时间不同，临床表现轻重不一。轻者主要是眼部和呼吸道的刺激症状，表现为流泪、眼刺痛、流涕、咽喉部灼热感，也可出现头痛、头晕、乏力、恶心等症状，体检可见结膜充血、肺部听诊有哮鸣音；中度中毒者刺激症状加重，出现喘促、胸闷、视物模糊、结膜水肿及角膜溃疡，有明显头痛、头晕等症状，呼出气体有臭鸡蛋味，可出现轻度意识障碍，肺部可闻及干湿性啰音；重度中毒出现抽搐、昏迷、肺水肿、呼吸循环衰竭，吸入极高浓度时，可出现"闪电样死亡"。严重中毒可留有神经、精神后遗症。

2. 诊　断

根据有硫化氢接触史，中毒的临床表现，呼出气有臭鸡蛋味，即可确定诊断。有条件也可检测血或尿中的硫酸盐含量和血中硫化高铁血红蛋白含量。

3. 治　疗

在现场立即将病人移离中毒场所，呼吸新鲜空气。出现心脏骤停立即行徒手心肺复苏。眼部损伤用清水或2%碳酸氢钠冲洗，后滴入醋酸可的松滴眼液。气管痉挛可

169

应用氨茶碱或糖皮质激素。余同一氧化碳中毒的治疗。关于亚硝酸异戊酯、美蓝等高铁血红蛋白形成剂的应用，临床争议很大，有可能加重缺氧。对于致死性中毒患者，可考虑应用。

（五）毒蕈中毒

毒蕈俗称毒蘑菇，常因误食而引起中毒。毒蕈的种类较多，目前在我国已发现的约80余种。各种毒蕈所含的毒素不同，引起中毒的临床表现也各异。主要毒素可分为以下几类：①胃肠毒素，该类毒素种类较多；②溶血毒素，如毒伞溶血素；③神经毒素：毒蕈碱、异噁唑衍生物、蟾蜍素、光盖伞素；④肝脏毒素：毒肽、毒伞肽。

1. 临床表现

（1）胃肠炎型：潜伏期约0.5～6小时。表现为恶心、呕吐、腹痛、腹泻等，严重者出现休克、昏迷。经过适当的对症处理，中毒者即可迅速康复，死亡率甚低。

（2）神经精神型：潜伏期约1～6小时。其临床表现与所食蕈类和所含毒素的不同而异。毒蕈碱除引起胃肠道的症状外，尚有副交感神经兴奋症状，如多汗、流涎、流泪、脉搏缓慢、瞳孔缩小等，少数病情严重者可有谵妄、幻觉、呼吸抑制等表现。误食牛肝蕈引起者，多有幻视、谵妄等，部分病例有迫害妄想等类似精神分裂症的表现。

（3）溶血型：潜伏期6～12小时。发病时除肠胃炎症状外，并有溶血表现。可引起贫血、肝脾肿大等体征。

（4）中毒性肝炎型：此型中毒的临床经过可分为6期。①潜伏期：食后15～30小时，一般无任何症状。②肠胃炎期：可有吐泻，但多不严重，常在一天内自愈。③假愈期：此时病人多无症状，或仅感轻微乏力、不思饮食等。实际上肝脏损害已经开始。轻度中毒病人肝损害不严重，可由此进入恢复期。④内脏损害期：此期肝、脑、心、肾等器官可有损害，但以肝脏的损害最为严重。可有黄疸、转氨酶升高、肝肿大、出血倾向等表现。少数病例有心律失常、少尿、尿闭等表现。⑤精神症状期：部分病人呈烦躁不安或淡漠嗜睡，甚至昏迷惊厥。可因呼吸、循环中枢抑制或肝昏迷而死亡。⑥恢复期：经过积极治疗的病例一般在2～3周后进入恢复期，各项症状体征渐次消失而痊愈。此外，有少数病例呈暴发型经过，潜伏期后1～2日突然死亡。可能为中毒性心肌炎或中毒性脑炎等所致。

2. 诊断

在临床上毒蕈中毒的诊断主要根据食蕈史，如有食用野蕈史、结合临床表现，诊断不难确定。毒蕈中毒临床表现虽各有不同，但起病时多有胃肠道症状，如不注意询问食蕈史常易被误诊为急性胃肠炎、食物中毒等。

3. 治疗

（1）清除毒物和促进毒物排泄：及时采用催吐、洗胃、导泻、灌肠等方法迅速清除尚未吸收的毒物，对肝脏毒素中毒者，6小时以上仍应洗胃，洗胃后口服活性炭50～100g，并予硫酸镁导泻。大量补液，适当应用利尿剂，尽快使已吸收的毒物随尿液排泄。对于病情危重者尽早采用血液透析或血液灌注治疗。

（2）对症治疗：加强营养支持，注意保暖。对各型中毒，均应积极补液，防止水、电解质及酸碱平衡紊乱。对有肝损伤患者应积极保肝治疗。对有精神症状或有惊厥者应予镇静或抗惊厥治疗。危重患者可尽早行血液净化，加快毒物排出。

（3）药物的应用

①巯基解毒药：主要针对肝脏毒素，如毒伞肽。巯基解毒药与毒素结合，打断其分子中的硫醚键而保护体内含巯基酶的活性。常用药有二巯基丁二钠0.5～1g稀释后静注，每6小时重复1次，症状改善后减量。或用5%二巯基丙磺酸钠5mL，肌注，每6小时重复1次，症状改善后减量。

②阿托品：主要针对蕈中毒所引起的毒蕈碱样症状。一般0.5～2mg皮下注射，必要时可重复。

③肾上腺皮质激素：对毒蕈的溶血素引起的溶血疗效较好。也可应用于毒蕈中毒引起的中毒性心肌炎、中毒性脑炎等。常用氢化考的松200～300mg/d或地塞米松10～20mg/d静脉滴注。

④细胞色素C和青霉素：主要是阻断毒伞肽等与蛋白结合而加快毒素的排泄。

危重患者可尽早行血液净化，加快毒物排出。

（六）阿片类中毒

阿片类药物具有强烈镇静、镇痛、止咳、止泻、解痉、麻醉等作用。包括吗啡、杜冷丁、可待因、复方樟脑酊和罂粟碱等。治疗剂量一般不会引起急性中毒，但应注意呼吸衰竭患者慎用。长期应用可产生成瘾性。阿片、海洛因一般不应用于临床，属毒品，临床上急性中毒常见于吸毒者一次用量过大所致。正常人体内均存在有阿片受体，阿片类药物或毒物是阿片受体激动剂，进入体内后与受体结合，作用于中枢神经系统、内分泌系统及消化系统，产生作用。如果过量可抑制中枢神经，特别是延髓呼吸中枢。

1. 临床表现

（1）轻度中毒：头痛、头昏、恶心、呕吐、幻想、时间和空间感消失。

（2）重度中毒：发绀、面色苍白、肌肉无力，且可出现昏迷、针尖样瞳孔、呼吸抑制，即"海洛因中毒三联征"。严重时可出现抽搐、惊厥、肺水肿、休克等。

2. 诊 断

有应用过量阿片类药物史特别是吸毒史和临床表现，特别是出现昏迷、针尖样瞳孔和呼吸抑制三联征可以做出诊断，病史不明确，可以做尿液毒物测定。

3. 治 疗

（1）清除毒物：明确中毒途径，口服中毒及时采用催吐、洗胃、导泻、灌肠等，即使超过6小时仍可考虑洗胃，主要是由于幽门痉挛，药物有可能长时间贮留胃内。禁用阿扑吗啡催吐。如为注射中毒，迅速扎紧注射部位上方，局部冷敷，以延缓吸收。积极补液，应用利尿剂，尽快使毒物排泄。必要时可采用血液透析或血液灌注治疗。

（2）对症治疗：加强营养支持，注意保暖。防止水、电解质及酸碱平衡紊乱。保持呼吸道通畅、吸氧，出现呼吸抑制可适当应用呼吸兴奋剂，如可拉明、洛贝林等，必要时气管插管呼吸机支持通气。

（3）特效解毒药：纳洛酮是阿片受体拮抗剂，可阻断阿片类药物或毒物对中枢神

171

经的作用。用法：每次0.4～0.8mg肌注或静注，5～10分钟可重复，总量不超过10mg。如应用无效，应考虑诊断是否准确或存在混合中毒的情况。

（七）急性酒精中毒

急性乙醇（酒精）中毒，是指短期内饮入过量乙醇而出现的中枢神经系统先兴奋后抑制的一种状态。酒精进入人体3小时几乎完全吸收。吸收入血后部分经肾脏和肺以原形排出，绝大多数经门静脉进入肝脏，经乙醇脱氢酶和过氧化酶氧化为乙醛，再经醛脱氢酶氧化为乙酸。乙醇具有脂溶性，可迅速透过血脑屏障，作用于神经细胞膜上的某些酶而影响其功能，开始大脑皮质功能受抑制，病人表现为兴奋，随着血中浓度的增加，皮质下中枢和小脑受累后，出现共济失调或昏睡。严重时可出现昏迷，最后可因抑制延髓生命中枢出现休克和呼吸麻痹。

1. 临床表现

患者临床表现与饮酒量、速度以及个人耐受性有关。大量、快速饮酒可直接抑制中枢神经系统，甚至抑制延髓生命中枢，导致死亡。一般来说临床上据其临床表现分为三期。

（1）兴奋期：患者感欣快、兴奋。患者表现健谈、饶舌、情绪不稳定、自负、易激怒，可有粗鲁行为或攻击行动，也可出现沉默、孤僻。

（2）共济失调期：患者出现明显共济失调，如行动笨拙，步态不稳，言语含糊不清，视力模糊，复视，出现恶心、呕吐、困倦等。

（3）昏迷期：患者表现为昏睡、瞳孔散大、体温降低。严重时表现为昏迷，心率快、血压下降，呼吸慢而有鼾音，甚至可出现呼吸、循环麻痹而危及生命。

另病人酒醒后可有头痛、头晕、乏力、恶心、震颤、口干等症状。部分病人可出现轻度酸碱平衡失常、电解质紊乱、低血糖表现等。

2. 诊　断

根据饮酒史、呼出气呈酒味结合临床表现可以确立诊断。主要应与引起昏迷的其他疾病相鉴别，如镇静催眠药中毒、海洛因中毒等，注意是否存在混合中毒，如既饮酒又吸食海洛因。另应注意患者是否存在有基础疾病或饮酒后是否出现外伤。

3. 治　疗

（1）清除毒物：因乙醇在3小时内即完全吸收，且大部分酒精中毒患者有呕吐，洗胃意义不大，如中毒时间短，仍有洗胃的必要，特别是短时间大量饮入。清醒患者可予以催吐。危重患者可尽早行血液净化，加快酒精排出。

（2）对症支持治疗：轻症患者无须特殊治疗，兴奋躁动的患者必要时加以约束，防止外伤。严重患者注意保暖，保持呼吸道通畅，吸氧、防止误吸。积极补液，防止水、电解质及酸碱失衡，维持循环功能。应用高渗糖，同时肌注B_1、B_3、B_6等B族维生素各100mg，以防止低血糖和促进酒精氧化代谢。意识障碍、呼吸抑制患者可应用纳洛酮，纳洛酮不是酒精中毒的特效解毒药，主要是针对酒精中毒所产生的内啡肽对大脑的抑制作用，用0.4～0.8mg缓慢静脉注射，必要时可重复给药。注意维持生命脏器的功能，呼吸抑制可适当应用呼吸兴奋剂，必要时气管插管行人工呼吸。对烦躁不安或过度

172

兴奋者，可适当小剂量应用地西泮，注意防治脑水肿。

三、中医治则与急救措施

中医学认为中毒是指毒物经人体食道、气道、血脉、皮肤侵入体内，致使气血失调，津液、水精施布机能受阻，甚则损伤脏器的急性病证。

急性中毒的病位可因中毒原因、中毒途径而不同，但多见于肺胃，累及心脑、肝肾及血脉等。病性初起多为实证，后期可转为虚证或虚实夹杂证。

（一）中医治则

根据"其高者，因而越之""其下者，引而竭之"的原则，毒邪去之不速，留则生变，故须清除之。驱邪与扶正乃两大治疗大法。

（二）急救措施

1. 催 吐

适用于毒量不大，口服毒物2～3小时之内，机体正气充实者。瓜蒂散，水煎顿服；三圣散，水煎顿服；白矾6g，胆矾1g，温水冲服，或以手指，压舌板探吐。

2. 泻下与利尿

毒物已进入肠道，但尚未被完全吸收，可应用泻法使毒物从大便排出，如用生大黄15～20g或番泻叶15g，水煎服；车前子、白茅根各30g，水煎服。若口服药物导泻仍不能使毒物完全排出者，可用洗肠的方法。

3. 中和毒物与解毒排毒

（1）通用解毒剂：玉枢丹1锭或绿豆甘草汤（生绿豆200g，甘草100g）水煎服。

（2）特效解毒剂：半夏、南星中毒用生姜；砒霜中毒用防风；绿豆解巴豆毒；天仙子、洋金花中毒用毛果芸香碱；苦杏仁中毒用杏树皮煎水服，附子中毒用萝卜汁入黄连、半夏、水牛角；菌类中毒用甘草、香油煎服；食蟹中毒用紫苏煎服；莨菪中毒用甘草；食鱼类中毒用橘皮汁、冬瓜汁、橄榄汁服之；食肉类中毒用白扁豆、甘草水煎服或紫金锭；饮酒中毒用葛根花；亚硝酸盐类中毒给美蓝。

173

第二十一章
传染病急症

传染病（communicable diseases）是指由病原微生物，如朊毒体、病毒、衣原体、立克次体、支原体、细菌、蠕虫、医学昆虫感染人体后产生的有传染性、在一定条件下可造成流行的疾病。急性传染病是指由上述病原微生物造成的在一定条件下出现的急性起病、病情较重、症状相似、具有强烈传染性和流行性的疾病。

临床上可碰到各种形式的传染情况。人体初次被某种病原微生物感染称为首发感染。有些传染病很少出现再次感染，如麻疹、水痘、流行性腮腺炎等，人体在被某种病原微生物感染的基础上再次被同一种病原微生物感染称为重复感染，较常见于疟疾、血吸虫病和钩虫病等。人体同时被两种或两种以上的病原微生物感染称为混合感染。人体在某种病原微生物感染的基础上再被另外的病原微生物感染称为重叠感染。

本病属于中医学"温疫""外感高热""厥脱""昏迷""暴喘"等范畴，是指邪毒内陷，内伤脏器，或亡阴亡阳，正气耗脱的一类病证。如鼠疫、霍乱、天花、疟疾、艾滋病、非典等。

一、病　因

（一）西医病因

1. 朊毒体病（prion diseases）

是一种神经系统退行性疾病，潜伏期长，一旦出现临床症状就迅速进展直至死亡。目前人类认识的有5种朊毒体病：库鲁病、克雅病、新型克雅病、格斯特曼综合征和致死性家族性失眠症。牛海绵状脑病俗称"疯牛病"，是动物感染朊毒体后发生的一种疾病，其与人新型克雅病的联系使得这一病原体引起广泛的社会关注。

2. 病毒感染性疾病

（1）病毒性肝炎（viral hepatitis）：是由多种肝炎病毒引起的，以肝脏损害为主的一组全身性传染病。目前按病原学明确分类的有甲型、乙型、丙型、丁型、戊型五型肝炎病毒。其他相关病毒：庚型和Sen病毒是否引起肝炎尚未有定论。

（2）病毒感染性腹泻（viral infections diarrhea）又称病毒性胃肠炎。有多种病毒可引起胃肠炎，其中最常见的是轮状病毒，其次为诺沃克病毒和肠腺病毒，其他如星状病毒、嵌杯病毒、柯萨奇病毒、埃克病毒和冠状病毒等。

（3）脊髓灰质炎（Poliomyelitis）：是由脊髓灰质炎病毒引起的一种急性传染病。

（4）流感病毒（Influenza virus）。

（5）人禽流感（Human avian influenza）：是由甲型流感病毒某些感染禽类亚型中的一些毒株引起的急性呼吸道传染病。

（6）麻疹病毒（Measles virus）。

（7）水痘-带状疱疹病毒（Varicella-zoster virus）。

（8）腮腺炎病毒（Paramyxovirus parotitis）。

（9）汉坦病毒（Hantan virus）。

（10）乙型脑炎病毒（Japanese encephalitis virus）。

（11）登革病毒（Dengue virus）。

（12）EB病毒（Epstein Barr virus）。

（13）狂犬病毒（Rabies virus）。

（14）人免疫缺陷病毒（Human immunodeficiency virus）。

（15）SARS冠状病毒（SARS cornavirus）。

3. 立克次体感染

（1）普氏立克次体（*Rickettsia prowazwki*）。

（2）莫氏立史次体（*Rickettsia mooseri*）。

（3）恙虫病东方体（*Orientia tsutsugamushi*）。

4. 细菌感染性疾病

（1）伤寒杆菌（*Salmonella typhi*）。

（2）胃肠型食物中毒。

①沙门菌属（*Salmonella*）；

②副溶血性弧菌（*Vibrio parahaemolyticus*）；

③变形杆菌（*Proteus species*）；

④葡萄球菌（*Staphylococcus aureus*）；

⑤蜡样芽孢杆菌（*Bacillus cereus*）。

（3）神经性食物中毒（肉毒中毒）：肉毒杆菌（*Clostridium botulinum*）亦称腊肠杆菌属革兰阳性厌氧梭状芽孢杆菌，可分为A、B、C（CaCb）、D、E、F、G 8种血清。

（4）细菌感染性腹泻。

①大肠埃希菌；

②耶尔森菌；

③变形杆菌；

④艰难梭菌；

⑤类志贺邻单胞菌；

⑥亲水气单胞菌。

（5）霍乱弧菌（*Vibrio cholerae*）。

175

（6）志贺菌属（*Shigella*）。

（7）鼠疫耶尔森菌（*Yersinia pestis*）。

（8）炭疽杆菌（*Bacillus anthracis*）。

（9）脑膜炎奈瑟菌（*Neisseria meningitidis*）。

（10）猪链球菌（*Streptococcus suis*）。

（11）结核分枝杆菌（*Mycobacterium tuberculosis*）。

5. 真菌感染

新型隐球菌（*Cryptococcus neoformans*）。

6. 螺旋体感染

回归热螺旋体（*Borrelia recurrentis*）。

7. 原虫感染性疾病

雌性按蚊（*Anopheline mosquito*）。

（二）中医病因

（1）外感因素：①六淫。②戾气。

（2）情志因素。

（3）虫兽所伤。

（4）急性中毒。

二、生理病理

（一）发　热

发热常见于传染病，但并非传染病所特有。外源性致热原（病原体及其产物、免疫复合物、异性蛋白、大分子化合物或药物等）进入人体后，激活单核–吞噬细胞、内皮细胞和B淋巴细胞等，使后者释放内源性致热原，如白细胞介素–1（interleukin–1，il–1）、TNF、IL–6和干扰素（IFN）等。内源性致热原通过血循环刺激体温调节中枢，释放前列腺素E2（PGE2）。后者把恒温点调高，使产热超过散热而引起体温上升。

（二）代谢改变

传染病患者发生的代谢改变主要为进食量下降，能量吸收减少，消耗增加，蛋白、糖原和脂肪分解增多，水、电解质平衡紊乱和内分泌改变。于疾病早期，胰高血糖素和胰岛素的分泌增加，血液甲状腺素水平下降，后期随着垂体反应刺激甲状腺素分泌而升高。于恢复期则各种物质的代谢逐渐恢复正常。

（三）中医病机

（1）辨气机的升降出入逆乱。

（2）辨气血逆乱。

（3）辨邪陷心包与心神逆。

（4）辨阴阳离决。

三、主要临床表现

（一）病程发展的阶段性

急性传染病的发生、发展和转归，通常分为4个阶段。

1. 潜伏期

从病原体侵入人体起，至开始出现临床症状为止的时期，称为潜伏期。每一个传染病的潜伏期都有一个范围（最短、最长），并呈常态分布，是检疫工作观察、留验接触者的重要依据。潜伏期相当于病原体在体内定位、繁殖和转移、引起组织损伤和功能改变导致临床症状出现之前的整个过程。因此，潜伏期的长短一般与病原体在体内的感染量成反比。如果主要由毒素引起病理生理改变的传染病，则与毒素产生和播散所需时间有关。如细菌性食物中毒，毒素在食物中已预先存在，则潜伏期可短至数十分钟。狂犬病的潜伏期取决于狂犬病毒进入体内的部位，距离中枢神经系统越近则潜伏期越短。

2. 前驱期

从起病至症状明显开始为止的时期称为前驱期。在前驱期中的临床表现通常是非特异性的，如头痛、发热、疲乏、食欲下降和肌肉酸痛等，为许多传染病所共有，一般持续1~3天。起病急骤者，可无前驱期。

3. 症状明显期

急性传染病患者度过前驱期后，某些传染病，如麻疹、水痘患者绝大多数转入症状明显期。在此期间该传染病所特有的症状和体征都通常获得充分的表现，如具有特征性的皮疹、黄疸、肝、脾大和脑膜刺激征等。然而，在某些传染病，如脊髓灰质炎、乙型脑炎等，大部分患者可随即进入恢复期，临床上称为顿挫型，仅少部分患者进入症状明显期。

4. 恢复期

当机体的免疫力增长至一定程度，体内病理生理过程基本终止，患者的症状及体征基本消失，临床上称为恢复期。在此期间，体内可能还有残余病理改变（如伤寒）或生化改变（如病毒性肝炎），病原体尚未能被完全清除（如霍乱、痢疾），但食欲和体力均逐渐恢复，血清中的抗体效价亦逐渐上升至最高水平。

有些传染病病人病程中可出现再燃或复发。再燃是指当传染病患者的临床症状和体征逐渐减轻，但体温尚未完全恢复正常的缓解阶段，由于潜伏于血液或组织中的病原

177

体再度繁殖，使体温再次升高，初发病的症状与体征再度出现的情形。复发是指当患者进入恢复期后，已稳定退热一段时间，由于体内残存的病原体再度繁殖而使临床表现再度出现的情形。再燃和复发可见于伤寒、疟疾和细菌性痢疾等传染病。

后遗症是指有些传染病患者在恢复期结束后，某些器官功能长期都有未能恢复正常的情形。

（二）常见的症状和体征

1. 发热

大多数传染病都可引起发热，如流行性感冒、恙虫病、结核病和疟疾等。

（1）发热程度：临床上可在口腔舌下、腋下或直肠探测体温。其中，口腔和直肠需探测3分钟。腋下需探测10分钟。以口腔温度为标准，发热的程度可分为：低热：体温为37.5~37.9℃；中度发热：体温为38~38.9℃；高热：体温为39~40.9℃；超高热：体温达41℃以上。

（2）传染病的发热过程分为3个阶段

①体温上升期：是指病人于病程式中体温上升的时期。若体温逐渐升高，患者可出现畏寒，可见于伤寒、细菌性痢疾等；若体温急剧上升至39℃以上，则常伴寒战，可见疟疾、登革热等。

②极期：是指体温上升至一定高度，然后持续一段时间的时期。

③体温下降期：是指升高的体温缓慢或快速下降的时期。有些传染病，如伤寒、结核病等多需经数天后才能降至正常水平；有些传染病，如疟疾等则可于数十分钟内降至正常水平，同时常伴有大量出汗。

（3）热型及其意义：热型是传染病的重要特征之一，具有鉴别诊断意义。较常见的有5种热型

①稽留热：体温升高达39℃以上而且24小时相差不超过1℃，可见于伤寒、斑疹伤寒等的极期。

②弛张热：24小时体温相差超过1℃，但最低点未达正常水平，常见于败血症。

③间歇热：24小时内体温波动于高热与正常体温之下，可见于疟疾等。

④回归热：是指高热持续数日后自行消退，但数日后又再出现高热，可见于布鲁菌病等。若在病程中多次重复出现并持续数月之久时称为波状热。

⑤不规则热：是指发热病人的体温曲线无一定规律的热型，可见于流行性感冒等。

2. 发疹

许多传染病在发热时伴有发疹，称为发疹性传染病。发疹时可出现皮疹，分为外疹和内疹两大类。出疹时间、部位和先后次序对诊断和鉴别诊断有重要参考价值。如水痘、风疹多于病程的第一日出皮疹，猩红热多于第二日，麻疹多于第三日，斑疹伤寒多于第五日，伤寒多于第六日等。水痘的皮疹主要分布于躯干；麻疹的皮疹先出现于耳后、面部，然后向躯干、四肢蔓延，同时有黏膜疹（科氏斑）。

皮疹的形态可分为4大类：

178

斑丘疹：斑疹呈红色不凸出皮肤，可见于斑疹伤寒、猩红热等。丘疹呈红色凸出皮肤，可见于麻疹、恙虫病和传染性单核细胞增多症等。玫瑰疹属于丘疹，呈粉红色，可见于伤寒等。斑丘疹是指斑疹与丘疹同时存在，可见于登革热、科萨奇病毒感染等传染病。

出血疹（亦称瘀点）：多见于肾综合征出血热、登革热、流脑等传染病。出血疹可相互融合形成瘀斑。

疱疹：多见于水痘等病毒性传染病，亦可见于立克次体痘及金黄色葡萄球菌败血症等。若疱疹液呈脓性则称为脓疱疹。

荨麻疹：可见于病毒性肝炎等。可同时出现斑丘疹和出血疹。焦痂发生于昆虫传播媒介叮咬处，可见于恙虫病。

3. 毒血症状

病原体的各种代谢产物，包括细菌毒素在内，可引起除出热以外的多种症状，如疲乏、全身不适、头痛等。严重者可有意识障碍、谵妄、脑膜刺激征、中毒性脑病、呼吸衰竭及休克等表现，有时还可引起肝、肾损害，表现为肝、肾功能的改变。

（三）临床类型

根据传染病临床过程的长短可分为急性、亚急性和慢性型；按病情轻重可分为轻型、典型，也称中型或普通型、重型暴发型。

（四）急性传染病过程的三个基本条件

1. 传染源

传染源是病原体在体内生长繁殖并将其排出体外的人和动物。可以是患者、隐性感染者、病原携带者和受感染的动物。

2. 传播途径

传播途径是病原体离开传染源到达易感人群的途径。包括空气、飞沫、尘埃，水、食物，手、用具、玩具，吸血节肢动物、苍蝇，血液、体液、血制品，土壤等。

3. 人群易感性及免疫性

人群易感性及免疫性：易感者在某一特定人群中的比例决定该人群的易感性。对某一传染病缺乏特异性免疫的人称为易感者。

表21-1 影响传染病的流行过程的因素

	自然因素	社会因素
内容	自然环境中的各种因素，主要是地理、气候及生态条件等	社会制度、经济发达程度、生活条件、卫生设施及文化水平等
影响	对流行过程的发生和发展有重要影响	对传染病发生及流行有决定性的影响

四、实验室及辅助检查

（一）实验室检查

1. 三大常规检查

（1）血常规：大部分细菌性传染病白细胞总数及中性粒细胞增多，唯伤寒减少，布鲁氏菌病减少或正常。绝大多数病毒性传染病白细胞总数减少且淋巴细胞比例增高，但流行性出血热、流行性乙型脑炎总数增高。血中出现异型淋巴细胞，见于流行性出血热。传染性单核细胞增多症。原虫病白细胞总数偏低或正常。

（2）尿常规：流行性出血热、钩端螺旋体病患者尿内有蛋白、白细胞、红细胞且前者尿内有膜状物。黄疸型肝炎尿胆红质阳性。

（3）粪常规：菌痢、肠阿米巴病，呈黏脓血便和果浆样便；细菌性肠道感染多呈水样便或血水样便或混有脓及黏液。病毒性肠道感染多为水样便或混有黏液。

2. 病原学检查

（1）直接检查：脑膜炎双球菌、疟原虫、微丝蚴、溶组织阿米巴原虫及包囊，血吸虫卵，螺旋体等病原体可在镜下查到及时确定诊断。

（2）病原体分离：依不同疾病取血液、尿、粪、脑脊液、骨髓、鼻咽分泌物、渗出液，活检组织等进行培养与分离鉴定。细菌能在普通培养基或特殊培养基内生长，病毒及立克次体必须在活组织细胞内增殖，培养时根据不同的病原体，选择不同的组织与培养基或动物接种。

3. 免疫学检查

免疫学检查是一种特异性的诊断方法，广泛用于临床检查，以确定诊断和流行病学调查。血清学检查可用已知抗原检查未知抗体，也可用已知抗体检查未知抗原。抗体检查抗原的称反向试验，抗原抗体直接结合的称直接反应，抗原和抗体利用载体后相结合的称间接反应。测定血清中的特异性抗体需检查双份血清，恢复期抗体滴度需超过病初滴度4倍才有诊断意义。免疫学检查包括：

（1）特异抗体检测：①直接凝集试验；②间接凝集试验；③沉淀试验；④补体结合试验；⑤中和试验；⑥免疫荧光检查；⑦放射免疫测定；⑧酶联免疫吸附试验。

（2）细胞免疫功能检查常用的有皮肤试验，E玫瑰花形成试验，淋巴细胞转化试验，血液淋巴细胞计数，T淋巴细胞计数及用单克隆抗体检测T细胞亚群以了解各亚群T细胞数和比例。

4. 分子生物学检测

利用同位素^{32}P或生物素标记的分子探针可以检出特异性的病毒核酸。近年发展起来的聚合酶链反应技术（polymerase chain reaction，PCR）是利用人工合成的核苷酸序列作为"引物"，在耐热DNA聚合酶的作用下，通过变化反应温度，扩增目的基因，用于检测体液，组织中相应核酸的存在，在扩增循环中DNA片段上百万倍增加是很特异和非常灵敏的方法。随着分子生物学技术的进步发展，可以设想分子生物学技术在传染病诊断方面有着光辉的前景。

（二）辅助检查

有气相色谱、鲎试验、诊断性穿刺、乙状结肠镜检查、活体组织检查、生物化学检查、X线检查、超声波检查、同位素扫描检查、电子计算机体层扫描（CT）等检查。

五、诊断与鉴别诊断

（一）诊　断

1. 临床诊断

全面而准确的临床资料来源于详尽的病史询问和细致的体格检查。发病的诱因和起病的方式对传染病的诊断有重要参考价值。热型及伴随症状，如腹泻、头痛和黄疸等都要从鉴别诊断的角度来加以描述。进行全身体格检查时不要忽略有重要诊断意义的体征，如玫瑰疹、焦痂、科氏斑等。

2. 流行病学资料

流行病学资料在传染病的诊断中占重要地位。由于某些传染病在发病年龄、职业、季节、地区及生活习惯方面有高度选择性，考虑诊断时必须取得有关流行病学资料作为参考。预防接种史和过去病史有助于了解患者免疫状况，当地或同一集体中传染病发生情况也有助于诊断。

3. 实验室及其他检查资料

实验室检查对传染病的诊断具有特殊意义，因为病原体的检出或被分离培养可直接确定诊断，而免疫学检查亦可提供重要依据。详见实验室及辅助检查。

（二）鉴别诊断

1. 发热的鉴别诊断

发热很少是单一病理过程，肿瘤与结缔组织病在发热过程中可夹杂感染因素，致使临床表现复杂，但绝大多数根据临床特点与全面检查后仍可明确诊断。了解原因不明发热病因分布的频率，有助于提供临床诊断的逻辑思维。根据热程热型与临床特点，可分为急性发热（热程小于2周）、长期发热（热程超过2周且多次体温在38℃以上）和反复发热（周期热）。一般认为急性发热病因中感染占首位，其次为肿瘤、血管−结缔组织病。这三类病因概括了90%原因不明发热的病因诊断。感染性疾病在原因不明发热中占多数，以细菌引起的全身性感染、局限性脓肿、泌尿系感染、胆道感染为多见，结核病居第二位，其中肺外结核远多于肺结核。恶性肿瘤以发热为主要表现者，依次为淋巴瘤、恶性组织细胞瘤和各种实质性肿瘤，发热的鉴别诊断在原因不明发热中所占比例较既往增高。

原因不明发热的诊断原则是对临床资料要综合分析判断，热程长短对诊断具有较大的参考价值。感染性疾病热程相对为最短。如热程短呈渐进性消耗衰竭者，则以肿瘤为多见。热程长无中毒症状，发作与缓解交替出现者，则有利于血管–结缔组织病的诊断。在原因不明发热诊治过程中，要密切观察病情，重视新出现的症状和体征，并据此做进一步检查，对明确诊断很有意义。

病史与体格检查：详细询问病史（包括流行病学资料），认真系统的体格检查非常重要。如起病缓急，发热期限与体温的高度和变化。有认为畏寒多数提示感染，然而淋巴瘤、恶性组织细胞瘤等约三分之二也有畏寒，说明畏寒并非感染性疾病所特有。但有明显寒战则常见于严重的细菌感染（肺炎双球菌性肺炎、败血症急性肾盂肾炎、急性胆囊炎等）、疟疾、输血或输液反应等。在结核病、伤寒、立克次体病与病毒感染则少见。发热的鉴别诊断一般不见于风湿热。发热同时常伴有头昏、头晕、头痛、乏力、食欲减退等非特异症状，无鉴别诊断意义。但是定位的局部症状有重要参考价值。如发热伴有神经系统症状，如剧烈头痛、呕吐。意识障碍及惊厥、脑膜刺激征等则提示病变在中枢神经系统，应考虑脑炎、脑膜炎。老年患者有严重感染时，常有神志变化，而体温不一定很高，值得注意。询问流行病学史，如发病地区、季节、年龄、职业、生活习惯、旅游史，与同样病者密切接触史、手术史、输血及血制品史、外伤史、牛羊接触史等，在诊断上均有重要意义。有时一点的发现即可提供重要的诊断线索。

2. 传染性斑疹的鉴别诊断

（1）需与风疹、麻疹相鉴别。

（2）需与皮肤、血管受损性疾病鉴别。

①血管性紫癜：患者有小儿，也有成人。首先出现发热、咽痛、流涕等，48小时后出现皮疹，其特征为血管性紫癜。先出现于四肢，后向躯干、颈部，甚至面部扩展。紫癜持续数天即退，同时可伴有短期白细胞和血小板减少。部分患者伴有腹痛或大关节痛。组织学检查有坏死性血管炎亦有非坏死性血管炎表现。

②传染性红斑：本病亦称第五病。

1889年Tschamer对此病已做过详细描述。在世界各地曾有多次流行，直到1981年才明确HPV–B19为其病原。

小儿患传染性红斑的临床表现：先有发热、全身不适、咽痛、鼻流涕等症状。2～3天后出现皮疹，多始于面部，很快融合成片并伴有轻度水肿，形成"巴掌脸"特殊表现。皮疹很快扩展到躯干及四肢。先为斑丘疹，后中间先褪色形成网状或花边样。皮疹可因日晒、运动、洗澡而加重，伴有瘙痒感。持续2～4天皮疹消退，留有色素沉着可于数天后消退，全病程为5～9天。

成人感染HPV–B19亦有少数表现为传染性红斑者，但很少出现"巴掌脸"，皮疹亦较少。但在病后数天至数周，80%的人出现关节痛。

③猩红热：本病呈急性病容，临床表现咽痛、高热、皮疹为弥漫性红斑，口周有苍白圈，草莓舌及愈后脱皮等征象。帕氏征：阳性。

④风疹：上呼吸道卡他症状较明显、发热、麻疹样皮疹，耳后、枕后淋巴结肿大。

⑤麻疹：高热、上呼吸道卡他症状明显、皮疹为斑丘疹，皮疹之间有正常皮肤。早期颊黏膜可见费克斑（Koplik斑）。

六、治　疗

（一）西医治疗

1. 一般治疗

一般治疗是指非针对病原而对机体具有支持与保护的治疗。

（1）隔离：根据传染病传染性的强弱、传播途径的不同和传染期的长短，收住相应隔离病室。隔离分为严密隔离、呼吸道隔离、消化道隔离、接触与昆虫隔离等。隔离的同时要做好消毒工作。

（2）护理：病室保持安静清洁，空气流通新鲜，使病人保持良好的休息状态。良好的基础与临床护理，可谓治疗的基础。对休克、出血、昏迷、抽风、窒息、呼吸衰竭、循环障碍等专项特殊护理，对降低病死率、防止各种并发症的发生有重要意义。

（3）饮食：保证一定热量的供应，根据不同的病情给予流质、半流质软食等，并补充各种维生素。对进食困难的病人需喂食、鼻饲或静脉补给必要的营养品。

2. 病原与免疫治疗

（1）抗生素疗法：病原疗法中抗生素的应用最为广泛。选用抗生素的原则是：①严格掌握适应证。先用针对性强的抗生素。②病毒感染性疾病抗生素无效不宜选用。③用抗生素前需要做病原培养，并按药敏试验选药。④多种抗生素治疗无效的未明热患者，不宜继续使用抗生素，因抗生素的使用发生菌群失调或严重副作用者，应停用或改用其他合适的抗生素。⑤对疑似细菌感染又无培养结果的危急病人，或免疫力低下的传染病患者可试用抗生素。⑥预防性应用抗生素必须目的性明确。

（2）免疫疗法：①抗毒素，用于治疗白喉、破伤风、肉毒杆菌中毒等外毒素引起的疾病。②免疫调节剂，用于临床的有左旋咪唑、胎盘肽、白细胞介素–α等。

（3）抗病毒疗法：①金钢烷胺、金钢烷乙胺可改变膜表面电荷阻止病毒进入细胞，用于甲型流感的预防。②碘苷（疱疹净）、阿糖腺苷、病毒唑等用于疱疹性脑炎、乙脑炎、乙型肝炎、流行性出血热等治疗，此类药可阻止病毒基因的复制。③干扰素、骤肌胞等药用于乙型肝炎、流行性出血热等疾病的治疗，此类药物通过抑制病毒基因起作用。

（4）化学疗法：常有磺胺药治疗流行性脑脊髓膜炎，氯化喹啉、伯氨喹啉治疗疟疾，吡喹酮治疗血吸虫病和肺吸虫病，灭滴灵治疗阿米巴病，海群生治疗丝虫病。喹诺酮类药物如吡哌酸、甲氟哌酸、丙氟哌酸、氟嗪酸、氟啶酸等对沙门氏菌、各种革氏阴性菌、厌氧菌、支原体、衣原体有较强的杀菌作用。

3. 对症与支持治疗

（1）降温：对高热病人可用头部放置冰袋、酒精擦浴、温水灌肠等物理疗法，亦可针刺合谷、曲池、大椎等穴位，超高热病人可用亚冬眠疗法，亦可间断肾上腺皮质激素。

（2）纠正酸碱失衡及电解质紊乱：高热、呕吐、腹泻、大汗、多尿等所致失水、失盐酸中毒等，通过口服及静脉输注及时补充纠正。

（3）镇静止惊：因高热、脑缺氧、脑水肿、脑疝等发生的惊厥或抽风，应立即采用降温、镇静药物、脱水剂等处理。

（4）心功能不全：应给予强心药，改善血循环，纠正与解除引起心功能不全的诸因素。

（5）微循环障碍：补充血容量，纠正酸中毒调整血管舒缩功能。

（6）呼吸衰竭：去除呼吸衰竭的原因，保持呼吸道通畅，吸氧，呼吸兴奋药，人工呼吸器。

（二）中医治疗

中医的辨证论治对调整患者各系统的机能起着相当重要的作用。某些中药，如黄连、青蒿、大蒜、板蓝根等还有一定的抗微生物作用。

（三）中西医结合治疗传染病急症要点

（1）辨明主因，论治主证。

（2）急则治其标，缓则治其本，标本兼治。

（3）辨其真假，别其疑似。

（4）明察起病原因，掌握病情先兆。

（四）中西医结合治疗急性传染病举例

1. 狂犬病（rabies）

狂犬病乃狂犬病毒所致的急性传染病，人兽共患，多见于犬、狼、猫等肉食动物，人多因被病兽咬伤而感染，临床表现为特有的恐水怕风、咽肌痉挛、进行性瘫痪等。因恐水症状比较突出，故本病又名恐水症。

（1）病原学：狂犬病病毒属核糖核酸型弹状病毒。狂犬病毒具有两种主要抗原：一种为病毒外膜上的糖蛋白抗原，能与乙酰胆碱受体结合使病毒具有神经毒性，并使体内产生中和抗体及血凝抑制抗体。中和抗体具有保护作用；另一种为内层的核蛋白抗原，可使体内产生补体结合抗体和沉淀素，无保护作用。从患者和病兽体内所分离的病毒，称自然病毒，其特点是毒力强，但经多次通过兔脑后，毒力降低，可制作疫苗。

（2）流行病学：狂犬病在60余个国家存在，其中东南亚国家的发病率尤高。国内的发病率0.4/10万～1.58/10万不等。均有明显增高。死亡人数在法定传染病中的地位已跃居首位或第二位。

184　　①传染源

国内的主要传染源是病犬，人狂犬病由病犬传播者占80%～90%。但部分地区检测"健康犬"带毒率可达17%以上，应引起关注。我国猪、猫及牛占有重要地位。狼（东欧）、獴（南非、加勒比海）、狐狸（西欧）及吸血蝙蝠（拉丁美洲）分别为世界各地区的传染源。

②传播途径

就传播方式而言，可分为城市型，由未经免疫的犬、猫传播；森林型乃由臭鼬、狐狸、浣熊、獴、狼及蝙蝠引起。

病犬、病猫等动物的唾液中含病毒较多，病毒通过被咬伤的伤口浸入体内。黏膜也是侵入门户，人也可因眼结膜被病兽唾液沾污、肛门黏膜被病犬触舔等而获得感染。此外，偶可通过剥病兽皮、进食染毒肉类而发病，尚有因吸入蝙蝠群聚洞穴中的含病毒气溶胶而得病者。

③易感人群

人对狂犬病病毒普遍易感，狩猎者、兽医及饲养动物者更易感染。农村青少年与病兽接触机会多，故发病者也多。热带和亚热带地区任何季节均有狂犬病发生，我国东北地区则以春夏季为多见。

人被病犬咬伤后的平均发病率为15%~20%，被病狼咬后为50%~60%（均指未做预防注射者）。发病与否与下列因素有关：a. 咬伤部位：头、面颈、手指等处的发病机会较多；b. 创伤程度：创口深而大者发病率高，头面部深伤者的发病率可达80%左右；c. 局部处理情况：咬伤后迅速彻底清洗者的发病机会较少；d. 衣着厚薄：冬季衣着厚，受染机会少；e. 注意疫苗情况：及时、全程、足量注射狂犬疫苗者的发病率低。国内报告全程注射后的发病率为0.15%（国外为0.016%~0.48%），未注完全程为13.93%。

（3）临床表现：潜伏期长短不一，多数在3个月以内，潜伏期的长短与年龄（儿童较短）、伤口部位（头面部咬伤的发病较早）、伤口深浅（伤口深者潜伏期短）、入侵病毒的数量及毒力等因素有关。其他如清创不彻底、外伤、受寒、过度劳累等，均可能使疾病提前发生。典型临床表现过程可分为以下3期：

①前驱期或侵袭期

在兴奋状态出现之前，大多数患者有低热、食欲不振、恶心、头痛、倦怠、周身不适等，酷似"感冒"；继而出现恐惧不安，对声、光、风、痛等较敏感，并有喉咙紧缩感。较有诊断意义的早期症状是伤口及其附近感觉异常，有麻、痒、痛及蚁走感等，此乃病毒繁殖时刺激神经元所致，持续2~4日。

②兴奋期

患者逐渐进入高度兴奋状态，突出表现为极度恐怖、恐水、怕风、发作性咽肌痉挛、呼吸困难、排尿排便困难及多汗流涎等。本期持续1~3日。

恐水是狂犬病的特殊症状，典型者见水、饮水、听流水声甚至仅提及饮水时，均可引起严重咽喉肌痉挛。怕风也是常见症状之一，微风或其他刺激如光、声、触动等，均可引起咽肌痉挛，严重时尚可引起全身疼痛性抽搐。

③麻痹期

痉挛停止，患者逐渐安静，但出现迟缓性瘫痪，尤以肢体软瘫为多见。眼肌、颜面肌肉及咀嚼肌也可受累，表现为斜视、眼球运动失调、下颌下坠、口不能闭、面部缺少表情的等。本期持续6~18小时。

185

狂犬病的整个病程一般不超过6日，偶见超过10日者。此外，尚有已瘫痪为主要表现的"麻痹型"或"静型"，也称哑狂犬病，该型患者无兴奋期及恐水现象，而以高热、头痛、呕吐、咬伤处疼痛开始，继而出现肢体软弱、腹胀、共济失调、肌肉瘫痪、大小便失禁等。病程长达10日，最终因呼吸肌麻痹与延髓性麻痹而死亡。吸血蝙蝠啮咬所致的狂犬病常属此型。

（4）实验室检查

①血、尿常规及脑脊液检查：周围血白细胞总数（12～30）×10^9/L不等，中性粒细胞一般占80%以上，尿常规检查可发现轻度蛋白尿，偶有透明管型，脑脊液压力可稍增高，细胞数稍微增多，一般不超过200×10^6/L，主要为淋巴细胞，蛋白质增高，可达2.0g/L以上，糖及氯化物正常。

②病毒分离：唾液及脑脊液常用来分离病毒，唾液的分离率较高。

③抗原检查：采用皮肤或脑活检行免疫荧光检查。

④核酸测定：采用PCR法测定RNA，唾液、脑脊液或颈后带毛囊的皮肤组织标本检查的阳性率较高。

⑤动物接种：标本接种于小鼠后取脑组织做免疫荧光试验检测病原体，做病理切片检查Negri小体。

⑥抗体检查：用于检测早期的IgM，病后8日，50%血清为阳性，15日时全部阳性。血清中和抗体于病后6日测得，细胞疫苗注射后，中和抗体效价可达数千，接种疫苗后不超过1∶1000，而患者可达1∶10000以上。

（5）诊断：早期易误诊，儿童及咬伤史不明确者犹然。已在发作阶段的患者，根据被咬伤史、突出的临床表现，即可初步诊断。免疫荧光试验阳性则可确立诊断。

（6）鉴别诊断：本病需与类狂犬病性癔症、破伤风、病毒性脑膜脑炎、脊髓灰质炎等鉴别。

①类狂犬病性癔症：由于狂犬病是一种非常恐怖的疾病，一些癔病患者在暴露后想象自己患有此病。表现为被动物咬伤后不定时出现喉紧缩感，饮水困难且兴奋，但无怕风、流涎、发热和瘫痪。通过暗示、说服、对症治疗后，患者的病情不再发展。

②破伤风：破伤风的早期症状是牙关紧闭，以后出现苦笑面容及角弓反张，但不恐水。破伤风受累的肌群在痉挛的间歇期仍保持较高的肌张力，而狂犬病患者的这些肌群在间歇期却是完全松弛的。

③病毒性脑膜脑炎：有明显的颅内高压和脑膜刺激征，神志改变明显，脑脊液检查有助于鉴别。

④脊髓灰质炎：麻痹型脊髓灰质炎易与麻痹型狂犬病混淆。此病呈双向热型起病，双侧肢体出现不对称弛缓性瘫痪，无恐水症状，肌痛较明显。

（7）并发症：可出现不适当抗利尿激素分泌，尚可并发肺炎、气胸、纵隔气肿、心律不齐、心衰、动静脉栓塞、上腔静脉阻塞、上消化道出血、急性肾衰竭等。

186

（8）中西医结合治疗要点

①单室严格隔离，专人护理

安静卧床休息，防止一切音、光、风等刺激，中心静脉穿刺行高营养疗法，医护人员须戴口罩及手套、穿隔离衣。患者的分泌物、排泄物及其污染物，均须严格消毒。

②积极做好对症处理，防治各种并发症

a. 神经系统：有恐水现象者应禁食禁饮，尽量减少各种刺激。痉挛发作可予苯妥英钠、地西泮等。脑水肿可予甘露醇及速尿等脱水剂，无效时可予侧脑室引流。

b. 垂体功能障碍：抗利尿激素过多者应限制水分摄入，尿崩症者予静脉补液，用垂体后叶升压素。

c. 呼吸系统：吸气困难者予气管切开，发绀、缺氧、肺萎陷不张者给氧、人工呼吸，并发肺炎者予物理疗法及抗菌药物。气胸者，施行肺复张术。注意防止误吸性肺炎。

d. 心血管系统：心律失常多数为室上性，与低氧血症有关者应给氧，与病毒性心肌炎有关者按心肌炎处理。低血压者予血管收缩剂及扩容补液。心力衰竭者限制水分，应用地高辛等强心剂。动脉或静脉血栓形成者，可换静脉插管；如有上腔静脉阻塞现象，应拔除静脉插管。心动骤停者施行复苏术。

e. 其他：贫血者输血，胃肠出血者输血、补液。高热者用冷褥，体温过低者予热毯，血容量过低或过高者，应及时予以调整。

③外治法

a. 如有伤口，可用三棱针刺破伤口以泻毒，或以药筒拔火罐以泄毒。

b. 葱白60g，生甘草15g。煎汤洗伤口处，并外敷玉真散。

④单方验方

a. 乌桕根30g，水煎服。

b. 扶危散（斑蝥、滑石、雄黄、麝香），温酒送服。

2. 霍乱（cholera）

霍乱是一种急性腹泻疾病，由不洁的海鲜食品引起，病发高峰期在夏季，能在数小时内造成腹泻脱水甚至死亡。霍乱是由霍乱弧菌所引起的，通常是血清型O1的霍乱弧菌所致，但是在1992年曾经有O139的新血清型造成流行。霍乱弧菌存在于水中，最常见的感染原因是食用被病人粪便污染过的水。霍乱弧菌能产生霍乱毒素，造成分泌性腹泻，即使不再进食也会不断腹泻，洗米水状的粪便是霍乱的特征。

（1）病原学

霍乱弧菌属于弧菌科的弧菌属，G⁻，短小弓形杆菌，镜下鱼群样排列，一端有鞭毛运动活泼。霍乱弧菌有两个生物型：古典生物型和埃尔托生物型。都属于菌体抗原（O）1群，近来发现O139群也具有霍乱毒素基因，是能引起霍乱流行的非O1群霍乱弧菌。能产生内毒素、外毒素（霍乱肠毒素，主要致病因素）及血凝素。O1群细菌无荚膜和芽孢，而O139能产生多糖荚膜O抗原，抵抗人体血清杀伤细菌的作用，可进入血液引起菌血症。

对日光、热、干燥、酸及一般常用消毒剂均敏感，煮沸立即死亡，55℃1分钟即可死亡。

（2）流行病学

①传染源：患者和带菌者是霍乱的传染源。重症患者吐泻物带菌较多，极易污染环境，是重要传染源。轻型患者和无症状感染者作为传染源的意义更大。

②传播途径：本病主要通过水、食物、生活密切接触和苍蝇媒介而传播，以经水传播最为重要。患者吐泻物和带菌者粪便污染水源后易引起局部暴发流行。通常先发生于边疆地区、沿海港口、江河沿岸及水网地区，然后再借水路、陆路、空中交通传播。

③人群易感性：人群普遍易感。新疫区成人发病多，而老疫区儿童发病率高。感染霍乱弧菌后是否发病取决于机体特异和非特异的免疫力，如胃酸的pH、肠道的SIgA以及血清中特异性凝集抗体、杀菌抗体及抗毒素抗体等的杀菌作用。病后可获一定的免疫力。

（3）流行特征

①地区分布：两型弧菌引起的霍乱均有地方性疫源地，印度素有"人类霍乱的故乡"之称，印度尼西亚的苏拉威西岛则是EL-Tor弧菌的疫源地，每次世界大流行都是从上述地区扩散而来。

②季节分布：我国发病季节一般在5~11月，而流行高峰多在7~10月。

③流行方式：有暴发及迁延散发两种形式，前者常为经水或食物传播引起暴发流行，多见于新疫区，而后者多发生在老疫区。

（4）临床表现

潜伏期约为1~3天，短者数小时，长者5~6天。典型患者多急骤起病，少数病例病前1~2天有头昏、倦怠、腹胀及轻度腹泻等前驱症状。病程通常分为3期。

①泻吐期：多数病人无前驱症状，突然发生剧烈腹泻，继之呕吐，少数先吐后泻，多无腹痛，亦无里急后重，少数有轻度腹痛，个别有阵发性腹部绞痛。腹泻每日10余次至数十次，甚至大便从肛门直流而出，难以计数。大便初为黄色稀便，迅速变为"米泔水"样或无色透明水样，少数重症患者可有洗肉水样便。呕吐一般为喷射性、连续性，呕吐物初为胃内食物残渣，继之呈"米泔水"样或清水样。一般无发热，或低热，共持续数小时或1~2天进入脱水期。

②脱水期（脱水虚脱期）：由于剧烈吐泻，病人迅速呈现脱水和周围循环衰竭。轻度脱水仅有皮肤和口舌干燥，眼窝稍陷，神志无改变。重度脱水则出现"霍乱面容"，眼眶下陷，两颊深凹，口唇干燥，神志淡漠甚至不清。皮肤皱缩湿冷，弹性消失；手指干瘪似"洗衣工"手，腹凹陷如舟。当大量钠盐丢失体内碱储备下降时，可引起肌肉痛性痉挛，以腓肠肌、腹直肌最为突出。钾盐大量丧失时主要表现为肌张力减低、反射消失、腹胀、心律不齐等。脱水严重者有效循环血量不足，脉搏细速或不能触及，血压下降，心音低弱，呼吸浅促，尿量减少或无尿，血尿素氮升高，出现明显尿毒症和酸中毒。

③反应恢复期：患者脱水纠正后，大多数症状消失，逐渐恢复正常。约三分之一患者因循环改善残存于肠腔的毒素被吸收，又出现发热反应，体温约38~39℃，持续1~3天自行消退。

（5）实验室检查

霍乱常用的实验室检查有：

①直接镜检

a. 直接涂片染色：将标本涂片，固定后用1：10稀释石碳酸复红染色和革兰氏染色，镜检有无典型弧菌。典型霍乱弧菌互相连接平行排列，有如"鱼群"。

b. 悬滴标本：将标本制成悬滴，镜检细菌动力，最好用暗视野显微镜。霍乱弧菌运动活泼，呈小鱼穿梭状。

②分离培养：将吐泻物直接或先经碱性胨水增菌后，接种于庆大霉素琼脂等培养基，容易检出霍乱弧菌。应用荧光抗体检测粪便中霍乱弧菌，可于1~2小时内获得结果。

③血清学检查：可做血清凝集试验。在发病第1~3日及第10~15日各取1份血清，若第2份血清的抗体效价比第1份增高4倍或4倍以上，有诊断参考价值。

④制动试验—快速诊断：在急性病人的水样便中含有大量弧菌，如悬滴检查阳性，再滴加不含防腐剂的霍乱多价血清（使用浓度为1∶64），几分钟内细菌运动停止，凝集成块即为阳性。

（6）诊　断

①疑似霍乱诊断标准

a. 凡有典型临床症状，如剧烈腹泻，水样便（黄水样、清水样、米泔样或血水样），伴有呕吐，迅速出现严重脱水，循环衰竭及肌肉痉挛（特别是腓肠肌）的首发病例，在病原学检查尚未肯定前。

b. 霍乱流行期间有明确接触史（如同餐、同住或护理者等），并发生泻吐症状，而无其他原因可查者。

具有上述项目之一者诊断为疑似霍乱。

②确定诊断标准

a. 凡有腹泻症状，粪便培养O1群或O139群霍乱弧菌阳性。

b. 霍乱流行期间的疫区内，凡有霍乱典型症状（见前文），粪便培养O1群和O139群霍乱弧菌阴性，但无其他原因可查者。

c. 在流行期间的疫区内有腹泻症状，做双份血清抗体效价测定，如血清凝集试验呈4倍以上或杀弧菌抗体测定呈8倍以上增长者。

d. 在疫源检查中，首次粪便培养检出O1群或O139群霍乱弧菌前后各5天内有腹泻症状者。

临床诊断：具备b。

确诊病例：具备a或c或d。

③临床分型标准

a. 轻型：仅有腹泻症状，极少伴呕吐，大便一天少于10次，大便性状为软便、稀便或黄水样便，个别患者粪便带黏液或血，皮肤弹性正常或略差，大多数患者能照常进食及起床活动，脉搏、血压、尿量均正常。

b. 中型：腹泻次数一日10~20次，精神表现淡漠，有音哑，皮肤干而缺乏弹性，眼窝下陷，有肌肉痉挛，脉搏细速，血压（收缩压）儿童＜9.33kPa（70mmHg），成人12~9.33kPa（90~70mmHg），尿量每日＜400mL，脱水程度相当体重儿童为5%~10%，成人为4%~8%。

c. 重型：腹泻次数一日20次以上，极度烦躁甚至昏迷，皮肤弹性消失，眼窝深凹，明显发绀，严重肌肉痉挛，脉搏微弱而速，甚或无脉，血压（收缩压）儿童＜6.67kPa（50mmHg），成人＜9.33kPa（70mmHg）或测不到等循环衰竭的表现，尿量每日＜50mL或无尿，脱水程度儿童相当于体重10%以上，成人8%以上。

d. 中毒型（干性霍乱）：为一较罕见类型，起病后迅速进入休克状态，无泻吐或泻吐较轻，无脱水或仅轻度脱水，但有严重中毒性循环衰竭。

④并发症：急性肾衰竭与急性肺水肿。

（7）鉴别诊断：本病应与其他弧菌（非O1、非O139）感染、急性细菌性胃肠炎、病毒性胃肠炎与急性细菌性痢疾相鉴别。

（8）中西医结合治疗要点

①按甲类传染病隔离治疗。危重病人应先就地抢救，待病情稳定后在医护人员陪同下送往指定的隔离病房。确诊与疑似病例应分开隔离。

②轻度脱水病人，以口服补液为主。口服补液治疗。

③中、重型脱水病人，须立即进行静脉输液抢救，待病情稳定、脱水程度减轻、呕吐停止后改为口服补液。

④在液体疗法的同时，给予抗菌药物治疗以减少腹泻量和缩短排菌期。可根据药品来源及引起流行的霍乱弧菌对抗菌药物的敏感性，选定一种常用抗菌药物，连服3天。

⑤中医治疗

a. 寒霍乱

淡盐水米汤加生姜汁少许口服，参照口服补液量。

藿香正气水，每次1～2支，日服2～3次。

纯阳正气丸3g，日服2次。

b. 热霍乱

蚕矢汤。

红灵丹0.2g或玉枢丹1g，日服1～2次。

双黄连粉针剂3g加入生理盐水静脉滴注。

c. 亡阳证

参脉散。

参脉注射液40mL加入0.9%生理盐水500mL中静脉滴注。

增液注射液40mL加入0.9%生理盐水500mL中静脉滴注。

d. 亡阳证

通脉四逆汤。

参附注射液60mL，或丽参注射液40mL加入0.9%生理盐水500mL中静脉滴注。

e. 干霍乱

玉枢丹。

用三棱针在十宣、曲泽、委中急刺出血。

吴茱萸、青盐各30g，略研，炒热、布包，熨脐下。

3. 鼠疫（plague）

鼠疫是鼠疫杆菌借鼠蚤传播为主的烈性传染病，系广泛流行于野生啮齿动物间的

190

一种自然疫源性疾病。临床上表现为发热、严重毒血症症状、淋巴结肿大、肺炎、出血倾向等。鼠疫在世界历史上曾有多次大流行，死者以千万计，我国在1949年前也曾发生多次流行，病死率极高。

（1）病原学

鼠疫杆菌属耶尔森氏菌属。为革兰染色阴性短小杆菌，长约$1 \sim 1.5 \mu m$，宽约$0.5 \sim 0.7 \mu m$，两端染色较深。无鞭毛，不能活动，不形成芽孢。在动物体内和早期培养中有荚膜。可在变通培养基上生长。在陈旧培养基及化脓病灶中呈多形性。

鼠疫杆菌对外界抵抗力较弱，对干燥、热和一般消毒剂均甚敏感。阳光直射、$100^{\circ}C$ 1分钟、5%甲酚皂溶液、5% ~ 10%氯氨等均可致细菌死亡。但在潮湿、低温与有机物存活时间则较久，在痰和脓液中可存活10 ~ 20天，在蚤粪中可存活1个月，在尸体中可存活数周至数月。

（2）流行病学

①传染源

主要为鼠类和其他野生啮齿动物，其中以黄鼠属、旱獭属等尤为重要，借鼠蚤传播。肺鼠疫患者是人传人的传染源。

②传播途径

人鼠疫流行前每先有鼠间鼠疫流行，一般先由野鼠传家鼠。家鼠死亡后鼠蚤另觅宿主。鼠蚤吮吸病鼠血液后，病原菌在蚤前胃大量繁殖而发生壅塞，受染蚤再附人体吸血时，除散布含病菌的粪便于皮肤外，含菌血栓常因反流而侵入人体内。蚤粪中的病菌偶也可被擦入创口而使人受染，当人将蚤打扁压碎时，蚤体内病菌也可经创口进入人体。此种"鼠—蚤—人"是人鼠疫（腺型）的主要传播方式。

腺鼠疫可并发败血症而导致肺鼠疫，患者痰中的鼠疫杆菌可借飞沫或气溶胶以"人—人"的方式传播，造成人鼠疫的大流行。此外，直接接触患者的痰、脓液，病兽的皮、血、肉，吸入染菌尘土、以口嚼蚤、进食未煮熟野生啮齿动物等，也有感染患病的机会。最近研究发现，本病有由蜱类传播的可能性。

③易感者

人群对鼠疫普遍易感，预防接种使易感性降低，患病后有持久免疫力。

流行季节与鼠类活动（黄鼠与旱獭能带菌冬眠）和鼠蚤繁殖有关，南方多始于春而终于夏，北方则多起于夏秋而延及冬季。肺鼠疫以冬季为多。

（3）临床表现

潜伏期一般为2 ~ 5天。腺鼠疫或败血型鼠疫2 ~ 7天；原发性肺鼠疫1 ~ 3天，甚至短仅数小时；曾预防接种者，可长至12天。

临床上有腺型、肺型、败血型及轻型四型，除轻型外，各型初期的全身中毒症状大致相同。

①腺鼠疫：占85% ~ 90%。除全身中毒症状外，以急性淋巴结炎为特征。因下肢被蚤咬机会较多，故腹股沟淋巴结炎最多见，约占70%；其次为腋下，颈及颌下。也可几个部位淋巴结同时受累。局部淋巴结起病即肿痛，病后第2 ~ 3天症状迅速加剧，红、肿、热、痛并与周围组织粘连成块，剧烈触痛，病人处于强迫体位。4 ~ 5日后淋巴结化

191

脓溃破，随之病情缓解。部分可发展成败血症、严重毒血症及心力衰竭或肺鼠疫而死。用抗生素治疗后，病死率可降至5%～10%。

②肺鼠疫：是最严重的一型，病死率极高。该型起病急骤，发展迅速，除严重中毒症状外，在起病24～36小时内出现剧烈胸痛、咳嗽、咯大量泡沫血痰或鲜红色痰；呼吸急促，并迅速呈现呼吸困难和紫绀；肺部可闻及少量散在湿啰音，可出现胸膜摩擦音；胸部X线呈支气管炎表现，与病情严重程度极不一致。如抢救不及时，多于2～3日内，因心力衰竭，出血而死亡。

③败血型鼠疫：又称暴发型鼠疫。可原发或继发。原发型鼠疫因免疫功能差，菌量多，毒力强，所以发展极速。常突然高热或体温不升，神志不清，谵妄或昏迷，无淋巴结肿。皮肤黏膜出血、鼻衄、呕吐、便血或血尿、DIC和心力衰竭，多在发病后24小时内死亡，很少超过3天。病死率高达100%。因皮肤广泛出血、瘀斑、紫绀、坏死，故死后尸体呈紫黑色，俗称"黑死病"。

继发性败血型鼠疫，可由肺鼠疫、腺鼠疫发展而来，症状轻重不一。

④轻型鼠疫：又称小鼠疫，发热轻，患者可照常工作，局部淋巴结肿大，轻度压痛，偶见化脓。血培养可阳性。多见于流行初、末期或预防接种者。

⑤其他少见类型

a.皮肤型：皮肤鼠疫病菌侵入局部皮肤出现疼痛性红斑点，数小时后发展成水泡，形成脓疱，表面附有黑色痂皮，周围有暗红色浸润，基底为坚硬溃疡，颇似皮肤炭疽。偶见全身性脓疱，类似天花，有天花样鼠疫之称。

b.脑膜脑炎型：多继发于腺型或其他型鼠疫。在出现脑膜脑炎症状、体征时，脑脊液为脓性，涂片或培养可检出鼠疫杆菌。

c.眼型：病菌侵入眼结膜，致化脓性结膜炎。

d.肠炎型：除全身中毒症状外，有腹泻及黏液血样便，并有呕吐、腹痛、里急后重，粪便可检出病菌。

e.咽喉型：为隐性感染。无症状，但从鼻咽部可分离出鼠疫杆菌。见于预防接种者。

（4）实验室检查

①鼠疫杆菌常规检查

a.血象：白细胞总数大多升高，常达20～30×10^9/L以上。初为淋巴细胞增高，以后中性粒细胞显著增高，红细胞、血红蛋白与血小板减少。

b.尿：尿量减少，有蛋白尿及血尿。

c.大便：肠炎型者呈血性或黏液血便，培养常阳性。

②细菌学检查采淋巴结穿刺液、脓、痰、血、脑脊液进行检查。

a.涂片检查：用上述材料做涂片或印片，革兰氏染色，可找到革兰氏阴性两端浓染的短杆菌，约50%～80%阳性。

b.细菌培养：检材接种于普通琼脂或肉汤培养基。血培养在腺鼠疫早期阳性率为70%，晚期可达90%左右，败血症时可达100%阳性。

c.动物接种：将标本制成生理盐水乳剂，注射于豚鼠或小白鼠皮下或腹腔内，动物于24～72小时死亡，取其内脏做细菌检查。

d. 噬菌体裂解试验：用鼠疫噬菌体加入已检出的可疑细菌中，可看到裂体及溶菌现象。

③血清学检查

a. 间接血凝法（PHA）：以鼠疫杆菌F1抗原检测血中F1抗体，感染后5～7天出现阳性，2～4周达高峰，此后逐渐下降，可持续4年，常用于回顾性诊断和流行病学调查。

b. 酶联免疫吸附试验（EHSA）：用于测定F1抗体，亦可用抗鼠疫的IgG测定F1抗原。滴度1：400以上为阳性。

c. 放射免疫沉淀试验（RIP）：此法可查出28～32年患过鼠疫康复者体内微量的F1抗体，用于追溯诊断及免疫学研究。

d. 荧光抗体法（FA）：用荧光标记的特异性抗血清检测可疑标本，可快速准确诊断。

e. 分子生物学检测：主要有DNA探针和聚合酶链反应（PCR），近年来应用较多，具有快速、敏感、特异的优点。

（5）诊　断

①接触史：患者发病前10天到过鼠疫动物病流行区或接触过鼠疫疫区内的疫源动物、动物制品及鼠疫病人，进入过鼠疫实验室或接触过鼠疫实验用品。

②临床表现：突然发病，高热，白细胞剧增，在未用抗菌药物（青霉素无效）情况下，病情在24小时内迅速恶化并具有下列症候群之一者：

a. 急性淋巴结炎，肿胀，剧烈疼痛并出现强迫体位。

b. 出现重度毒血症、休克症候群而无明显淋巴结肿胀。

c. 咳嗽、胸痛、咯痰带血或咳血。

d. 重症结膜炎并有严重的上下眼睑水肿。

e. 血性腹泻并有重症腹痛、高热及休克症候群。

f. 皮肤出现剧痛性红色丘疹，其后逐渐隆起，形成血性水泡，周边呈灰黑色，基底坚硬。水泡破溃，创面也呈灰黑色。

g. 剧烈头痛、昏睡、颈部强直、谵语妄动、脑压高、脑脊液浊浑。

③实验室检查

a. 患者的淋巴结穿刺液、血液、痰液，咽部或眼分泌物，或尸体脏器、管状骨髓端标本中分离到鼠疫菌。

b. 上述标本中针对鼠疫菌cafl及pla基因的PCR扩增阳性，同时各项对照成立。

c. 上述标本中使用胶体金抗原检测、酶联免疫吸附试验或反相血凝试验中任何一种方法，检出鼠疫F1抗原。

d. 患者急性期与恢复期血清使用酶联免疫吸附试验或被动血凝试验监测，针对鼠疫F1抗原的抗体滴度呈4倍以上增长。

④诊断标准

A. 疑似病例：具备流行病学史及临床表现中的任何一项，都可以诊断疑似病例。

B. 确诊病例：急热待查或疑似鼠疫患者，获得第1项检验结果或第2+3项检验结果，或者4项检验结果，应做出确诊鼠疫诊断。

C. 诊断分型：具有临床表现的第2～8项表现者分别称为腺型鼠疫、败血型鼠疫、肺型鼠疫、眼型鼠疫、肠型鼠疫、皮肤型鼠疫、脑膜炎型鼠疫。

D. 排除鼠疫诊断

a. 在疾病过程中，确诊为其他疾病，可以解释所有的临床表现，且针对鼠疫进行的所有实验室检测结果均为阴性。

b. 在疾病过程中未确诊鼠疫，在发病30天后，针对鼠疫F1抗原的抗体检验结果仍为阴性或达不到升高4倍的标准。

鼠疫的诊断需根据流行病学史、临床表现及实验室检查结果综合分析。

（6）鉴别诊断

①腺鼠疫应与下列疾病鉴别。

a. 急性淋巴结炎：此病有明显的外伤，常有淋巴管炎，全身症状轻。

b. 丝虫病的淋巴结肿：本病急性期，淋巴结炎与淋巴管炎常同时发生，数天后可自行消退，全身症状轻微，晚上血片检查可找到微丝蚴。

c. 免热病：由免热病菌感染引起，全身症状轻，腺肿境界明显，可移动，皮色正常，无痛，无被迫体姿，预后较好。

②败血型鼠疫须与其他原因所致败血症、钩端螺旋体病、流行性出血热、流行性脑脊髓膜炎相鉴别。应及时检测相应疾病的病原或抗体，并根据流行病学、症状体征鉴别。

③肺鼠疫须与大叶性肺炎、支原体肺炎、肺型炭疽等鉴别。主要依据临床表现及痰的病原学检查鉴别。

④皮肤鼠疫应与皮肤炭疽相鉴别。

（7）中西医结合治疗要点

①链霉素：为治疗各型鼠疫特效药。成人首剂量1g，以后每次0.5g，每4小时1次，肌注，1～2天后改为每6小时1次。小儿20～40mg/kg/d，新生儿10～20mg/kg/d，分2～4次肌注。对严重病例应加大剂量，最初二日，每日4g，继以每日2g，分4次肌注。

②链霉素可与磺胺类或四环素等联合应用，以提高疗效。疗程一般7～10天，甚者用至15天。

③中医治疗

a. 腺鼠疫：寒战高热，淋巴结肿大，面红耳赤，烦渴欲饮，甚或神识模糊，苔黄，脉弦数。

治法：解表清热，解毒消肿。

方药：黄芩10g，黄连10g，板蓝根30g，连翘18g，元参15g，生石膏60g^{先煎}，知母10g，薄荷10g，赤芍15g，大贝母10g，夏枯草15g，生地30g，马勃10g，生甘草6g。

b. 肺鼠疫：高热烦渴，咳嗽气急，胸痛，咯血或咯痰带血，面红目赤，苔黄舌红紫，脉滑数。

治法：清热解毒，化痰散结，凉血止血。

方药：生石膏60g^{先煎}，大黄15g，知母10g，水牛角15g^{先煎}，丹皮10g，赤芍15g，生地30g，黄连10g，黄芩10g，全瓜蒌30g，法半夏10g，连翘15g，白茅根30g，仙鹤草30g，三七粉3g^冲。

c.败血型鼠疫：高热神昏，斑疹紫黑，鼻衄呕血，便血尿血，舌绛，脉细数，或体温骤降，面白肢冷，脉微欲绝。

治法：清营解毒，凉血止血。

方药：生石膏60g^{先煎}，水牛角15g^{先煎}，生地30g，丹皮10g，赤芍15g，淡竹叶15g，连翘15g，黄连10g，元参30g，麦冬15g，白茅根30g，紫草15g，侧柏叶10g。气血暴脱者，参附龙牡汤合安宫牛黄丸，固脱、并窍并用。

4. 埃博拉病毒感染

埃博拉病毒病是由纤丝病毒科（Filoviridae）的埃博拉病毒（Ebola virus，EBOV）所引起的一种急性出血性传染病。主要通过患者的血液和排泄物传播，临床主要表现为急性起病发热，肌痛，出血，皮疹和肝肾功能损害。

（1）病原学：病毒呈长短不一的线状体，直径70～90nm，长0.5～1400nm，内含直径40nm的内螺旋壳体，大多呈分枝形。病毒基因组为单股负链RNA，约长19kb，能编码核蛋白及VP35、VP40、VP30、VP24、糖蛋白（GP）和RNA聚合酶等7个结构蛋白，其中GP基因对EBOV复制有独特的编码和转录功能。病毒在感染细胞的胞质中复制、装配，以芽生方式释放。然而该病毒复制的具体步骤尚不清楚。病毒外膜由脂蛋白组成，膜上有10nm长的呈刷状排列的突起，为病毒的糖蛋白。病毒可实验感染多种哺乳动物的细胞，在Vero-E6细胞中生长良好，且能出现致细胞病变作用。埃博拉病毒主要分为4个亚型：扎伊尔型（EBOV-Z）、苏丹型（EBOV-S）、科特迪瓦型（EBOV-C）及雷斯顿型（EBOV-R）。不同亚型的毒力不同，其中扎伊尔型毒力最强，苏丹型次之，两者对人类和非人灵长类的致死率很高。雷斯顿型和科特迪瓦型对人的毒力较低，表现为亚临床感染，但对非人灵长类具有致命性。

（2）临床表现

该病是一种多器官损害的疾病，主要影响肝、脾和肾。潜伏期3～18天，临床主要表现为突起发病，有发热、剧烈头痛、肌肉关节酸痛，时而有腹痛，发病2～3天可出现恶心、呕吐、腹痛，腹泻黏液便或血便，腹泻可持续数天。病程4～5天进入极期，发热持续，出现意识变化，如谵妄、嗜睡。此期出血常见，可有呕血、黑便、注射部位出血、鼻出血、咯血等，孕妇出现流产和产后大出血。病程6～7天可在躯干出现麻疹样斑丘疹并扩散至全身各部，数天后脱屑，以肩部、手心、脚掌多见。重症患者常因出血、肝、肾衰竭或严重的并发症死于病程第8～9天。非重症患者，发病后2周逐渐恢复，大多数患者出现非对称性关节痛，可呈游走性，以累及大关节为主，部分患者出现肌痛、乏力、化脓性腮腺炎、听力丧失或耳鸣、眼结膜炎、单眼失明、葡萄膜炎等迟发损害。另外，还可因病毒持续存在于精液中，引起睾丸炎、睾丸萎缩等。急性期并发症有心肌炎、肺炎等。

195

EHF暴发流行中有部分无症状感染者，血清存在EBOV IgG，无症状感染者在流行病学上的意义不大，其病毒水平低，感染后在短期内被机体有效的免疫应答清除，炎症反应可于2~3天内迅速消失，从而避免了发热和组织脏器的损伤。

（3）实验室检查：可见白细胞及血小板减少，凝血酶原时间延长和肝功能异常，血清淀粉酶常升高，可出现蛋白尿。一些病例曾证实存在DIC。诊断主要依靠病毒分离和免疫学检查。发病第1周取血接种于豚鼠或Vero细胞用于分离埃博拉病毒。血清特异性IgM、IgG抗体最早可于病程10天左右出现，IgM抗体可持续存在3个月，是近期感染的标志，IgG抗体可持续存在很长时间，主要用于血清流行病学调查。另外也有用双抗夹心法检测病毒抗原和PCR技术检测病毒核酸，但这些检查必须在P4级实验室中进行，以防止感染扩散。

（4）诊断：根据流行病学的特点、临床表现及实验室检查做出诊断。

（5）鉴别诊断：本病必须与大肠杆菌、沙门菌等引起的细菌感染性腹泻以及隐孢子虫等寄生虫性腹泻相鉴别。

（6）中西医结合治疗要点

①埃博拉病毒病尚无特效治疗方法，一些抗病毒药如干扰素和利巴韦林无效，主要是支持和对症治疗，包括注意水、电解质平衡，控制出血；肾衰竭时进行透析治疗等。用恢复期患者的血浆治疗埃博拉病毒病患者尚存在争议。

②当毒邪进入卫分证时加味银翘散。

组成：金银花、连翘各17.5~35g，薄荷、竹叶、淡豆豉、牛蒡子各10.5g，荆芥穗7g，桔梗10.5g，生甘草14g，鲜芦根35g，党参、杭芍、升麻各10.5g，葛根14g。

用法：每日1剂（病重者日服2剂）。每剂加水600mL，大火煮沸，慢火煎煮30分钟，过滤取汁200mL，煎二次总量400mL，每服200mL，每日2次，早、晚饭前温服。

功用：辛凉解表，透热解毒，益气护阴，散血净血。

参考文献

［1］任继学. 中医急诊学［M］. 上海：上海科学技术出版社，1997.

［2］邵孝鉷. 急诊医学［M］. 上海：上海科学技术出版社，1992.

［3］苏鸿熙. 重症加强监护学［M］. 北京：人民卫生出版社，1996.

［4］王一山. 实用重症监护治疗学［M］. 上海：上海科学技术出版社，2000.

［5］詹文涛. 内科急危重症中医证治［M］. 昆明：云南科技出版社，2000.

［6］赵怀壁. 急诊医学［M］. 昆明：云南大学出版社，1999.

［7］上海中医学院中医基础理论教研组校. 伤寒论［M］. 上海：上海人民出版社，1976.

［8］戴自英. 实用内科学（第9版）［M］. 北京：人民卫生出版社，1996.

［9］成都中医学院. 伤寒论释义［M］. 上海：上海人民出版社，1964.

［10］杨百弗，李培生. 实用经方集成［M］. 北京：人民卫生出版社，1996：232.

［11］宗全和. 中医方剂通释［M］. 石家庄：河北科学技术出版社，1995.

［12］2004严重感染和感染性休克治疗指南.

［13］心源性休克诊治规范指南.

［14］中华医学会急诊医学分会. 低血容量休克复苏指南，2007.

［15］国家中医药管理局颁布. 中医急症诊疗规范.

［16］2007国际心肺复苏（CPR）与心血管急救（ECC）指南.

［17］中华医学会急诊医学分会复苏组. 中国心肺复苏指南.

［18］肝衰竭的诊治指南.

［19］周仲瑛. 重症肝炎辨治述要［J］. 新中医，2002，34（3）.

［20］惠小平. 中意合作能力建设项目培训教材汇编，严重心律失常.

［21］吴以岭. 络病与心脑血管疾病相关性及治疗研究进展.

［22］中华医学会消化病学分会胰腺疾病学组. 中国急性胰腺炎诊治指南（草案）.

［23］中西医结合治急性胰腺炎［J］. 中国中医药报，2006.

［24］危重患者严重感染的降阶梯治疗策略.

［25］国家中医药管理局. 薪火传承集——第三批全国老中医药专家学术经验传承精选［M］. 北京：
中国中医药出版社，2008.

［26］陆再英，钟南山. 内科学（第7版）［M］. 北京：人民卫生出版社，2008.

［27］急性非静脉曲张性上消化道出血诊治指南［J］. 中华消化内镜杂志，2009（9）.

197

［28］詹文涛，吴生元. 云南师承名老中医学术经验荟萃［M］. 昆明：云南民族出版社，2004.

［29］临床医学诊疗指南急诊分册，2009.

［30］临床医学诊疗指南重症医学分册，2009.

［31］ACC/AHA2009心力衰竭指南.

［32］2007年ACC/AHA/ESC室性心律失常治疗和心脏性猝死预防指南.

［33］2009中国心肺复苏指南.

［34］2009年中国急性胰腺炎诊治指南（草案）.

［35］2009年中国高血压防治指南（基层版）.

［36］2005年中国高血压防治指南.

［37］中国急性缺血性脑卒中诊治指南，2010.

［38］中华医学会重症医学分会. 急性肺损伤/急性呼吸窘迫综合征诊断和诊疗指南（草案），2006.

［39］中华医学会重症医学分会. 成人严重感染与感染性休克血流动力学监测与支持指南，2006.

［40］中华医学会重症医学分会. 中国重症加强诊疗病房危重患者营养支持指导意见，2006.

［41］甲型H1N1流感防控指南，2010.

［42］中医药预防甲型H1N1流感指南，2009.

［43］中国COPD指南，2007.

［44］脓毒症中西医结合诊治专家共识，2008.

［45］2005年中国肝衰竭诊治指南.

［46］BNC脑血管病临床指南，2007.

［47］中国脑血管病治疗指南，2005.

［48］中国癫痫诊疗指南，2007.

［49］邓普珍，等. 急诊临床诊疗指南（第2版）［M］. 北京：科学出版社，2007.